belle vue

人 生 風 景 · 全 球 視 野 · 獨 到 觀 點 · 深 度 探 索

belle vue 35

造反的細胞
生命最古老的叛變，癌症治療的最新演化出路

作　　者　凱特・艾尼博士（Dr. Kat Arney）
譯　　者　甘錫安
執 行 長　陳蕙慧
總 編 輯　曹　慧
主　　編　曹　慧
編輯協力　陳以音
封面設計　Bianco Tsai
內頁排版　思　思
行銷企畫　陳雅雯、林芳如、汪佳穎
社　　長　郭重興
發行人兼出版總監　曾大福
編輯出版　奇光出版／遠足文化事業股份有限公司
E-mail: lumieres@bookrep.com.tw
粉絲團：https://www.facebook.com/lumierespublishing
發　　行　遠足文化事業股份有限公司
http://www.bookrep.com.tw
23141新北市新店區民權路108-4號8樓
電話：(02) 22181417
客服專線：0800-221029　傳真：(02) 86671065
郵撥帳號：19504465　戶名：遠足文化事業股份有限公司
法律顧問　華洋法律事務所　蘇文生律師
印　　製　成陽印刷股份有限公司
初版一刷　2022年7月
定　　價　440元
I S B N　978-626-95845-8-1
978-6269584598（EPUB）
978-6269613908（PDF）

歡迎團體訂購，另有優惠，請洽業務部（02）22181417分機1124、1135

造反的細胞：生命最古老的叛變，癌症治療的最新演化出路 / 凱特・艾尼（Kat Arney）著；甘錫安譯. -- 初版. -- 新北市：奇光出版：遠足文化事業股份有限公司發行, 2022.07

面；　公分

譯自：Rebel cell : cancer, evolution, and the new science of life's oldest betrayal

ISBN 978-626-95845-8-1（平裝）

1. CST：癌症　2. CST：腫瘤細胞

417.8　　111006801

線上讀者回函

Rebel Cell

Cancer, Evolution,
and the Science of Life

造反的細胞

生命最古老的叛變，癌症治療的最新演化出路

Dr. Kat Arney

凱特・艾尼博士 著　　甘錫安 譯

Contents

獻給生命、愛與失去

迴旋復迴旋，於愈益擴大的漩渦
獵鷹聽不見放鷹的人
一切都崩落，再無核心可以掌握
只剩下混亂，漫溢世間

葉慈
楊渡譯

前言

「癌症起於一個細胞出現基因突變並開始失控地增殖。」

我踏入科學寫作領域以來，包括我在全世界首屈一指的癌症研究基金會科學傳播團隊工作的十二年間，不知道以各種方式寫了多少次這個句子。但我從來沒有思考過這句話真正的意義，或是這句話可能根本不對。

癌症是影響全人類的疾病。即使我們自己或鍾愛的人幸運地沒有被癌症找上，這種疾病依然是全球健康問題，每年有數百萬人因而失去生命。幾千年來，科學家和醫師一直在努力發掘它的原因、結果和治療方法，但直到二十世紀後半才算取得重大進展。現在英國的癌症確診患者中，大約有一半可以存活十年以上，這個數字未來應該只會增加而不會減少。對樂觀者而言，這個玻璃杯是半滿的。

我們已經知道如何治療癌症。更正確地說，我們已經知道如何治療**某些**癌症。最好的方法是盡早發現癌細胞，趁癌細胞還沒擴散到體內各處（稱為轉移〔metastasis〕），就以精密的外科手術摘除。在遏阻乳癌和攝護腺癌方面，如果運用時機正確，放射治療可能有效，荷爾蒙療法的效果可能相當好。化療對許多血液癌症效果非常好，尤其是用在兒童身上；藥物治療甚至連晚期睪丸癌也可完全治癒。新一代免疫療法的成效相當優異，但目前這種療法只對不到五分之一的患者有效。然而，對於大多數已不幸面臨癌症開始在體內肆虐的患者而言，問題就從「我能不能好轉？」變成「我還有多少時間？」。沒有**疑問**，只是**時間問題**。

這個狀況相當類似於一九七一年美國前總統尼克森宣告「抗癌戰爭」開始時的狀況。尼克森為了轉移大眾對越戰的注意，同時企圖藉助阿波羅登月任務激發的冒險精神，因而投入數百萬美元，希望在十年內找出治療癌症藥物。然而，正如在遠東地區不幸失利一樣，他低估了對手。一九八六年，統計學家約翰．貝拉爾（John Bailar）做了計算：儘管有少數病例成功治癒，晚期癌症絕大多數依然無法治癒。依據貝拉爾的說法，這場抗癌戰爭已視為「雖敗猶榮」。

雖然我們對抗某幾種癌症已經取得一些進展（其中最值得注意的是可怕的黑色素瘤），但如果仔細觀察現在的統計數字，也可發現相同的模式。越來越多人在早期即診斷出預後良好的癌症，因此大幅提高整體數字。但晚期轉移性癌症的存活時間仍然只能以月或年計算，難以達到數十年以上。

主要問題是外科手術和放射治療等精密工具對擴散的癌症沒有效果，而化療的原理是消滅癌細胞的速度快於癌細胞攻占正常細胞，效果並不佳。即使有效，腫瘤也幾乎一定會復發，可能是幾星期、幾個月或幾年後，而且其後每次治療對健康危害更大，效果則越來越差。這半滿的玻璃杯其實極難裝滿。

二十世紀開始時，剛成立的英國皇家癌症研究基金會的科學家忙著在實驗室培養小鼠癌細胞，希望發掘這類異常增殖的奧祕。研究人員對這些細胞無窮無盡的再生能力大感驚奇，研究總監恩尼斯特・巴希弗德（Ernest Bashford）一九〇五年在基金會的科學報告中指出：「在人工繁殖下，一個小鼠腫瘤生成的組織總量，足以組成體型和聖伯納犬相仿的超大型老鼠。」

現在我們已經比較了解細胞掙脫分子約束的全貌。造反者出現在文明有序的多元細胞社會中，對正常生命發出混雜無章的嘲弄，失控地生長和分裂。一個細胞變成兩個，兩個變成四個，四個變成八個，不斷累積，形成數百萬以上的暴徒。但它們還不滿足。這些造反者侵略破壞周圍的正常組織，讓人體內的警察亦即免疫系統忽視它們。它們偷偷潛入血液，經由血管四處遊走，成立分支和安置潛伏細胞。每個癌細胞都受我們自身脫序的基因驅動——基因是告知細胞何時分裂、發育成什麼，甚至何時死亡的遺傳說明書。

長久以來我們一直認為，「癌症靈藥」的關鍵是了解腫瘤細胞內出錯的基因和分子。二十世紀的大半時間，有一小群科學家一直在做這項工作，花費的金錢難以估計。研究人員從全世界數千名癌症患者的腫瘤和健康組織樣本提取、判讀和分析

DNA，數不清的字母拼寫出生命的說明手冊，其中的錯字被認為是導致癌細胞生長與擴散的原因。但這些資訊沒有提出解答，反而揭露腫瘤內部比以往所知更多的遺傳混亂。

我們能觀察到菸草煙霧或太陽紫外線在基因組中造成的傷害。有證據指出保護細胞的生物防衛機制可能失效，甚至轉而攻擊我們。有些奇怪的痕跡則原因不明，或許有一天能歸因於環境中的有害化學物質或新的分子過程。DNA分析發現了規模或大或小的損傷跡象，有些是少許錯字，有些則是整個染色體打散後重新結合的大規模遺傳災難。更令人困惑的是，現在我們知道即使是完全健康的組織，到我們中年時也會有許多突變細胞，其中有許多可歸類為癌症突變。

更令人不安的是，這些研究指出，使一個細胞變成腫瘤的基因改變不一致也不固定。世界上沒有單一的「癌症基因」，所以也沒有單一的「癌症靈藥」。每個人的腫瘤基因組成都有明顯差異，連每一顆腫瘤的微小範圍內的基因錯誤也有變化。每種癌症都是由不同細胞群構成的基因拼布，任何一種都可能帶有阻礙治療效果的基因改變。癌症一旦發展到一定的大小和多樣性，復發將無可避免。

科學家已經開始把癌症病程視為演化的縮影，細胞不斷出現新突變，在發展和擴散過程中接受天擇，類似達爾文的生命之樹。我們在這裡發現癌症另一個令人不安的生物學真相：癌症在我們體內發展時，驅動地球生物演化的過程無可避免地也在發揮作用。

更糟的是，原本用於挽救生命的療法反而成為協助癌症演化的選擇壓力，這些療法消滅對藥物敏感的癌細胞，讓具抗藥性的細胞更加繁盛。不幸的是，沒有殺死癌症的，一定會使它更強大；等它捲土重來，則將勢不可擋。難怪目前的治療方法對如此可怕的怪物束手無策。

我們迫切需要新的思維來面對癌症的形成，並且依據演化事實來預防和治療癌症。我們必須更清楚地了解在腫瘤內演化的脫序細胞，以及它們生活的環境，把它們視為隨時間改變的族群，而不是能以簡單的突變清單描述的固定實體。德國生物學家理查·戈德施密特（Richard Goldschmidt）提出「有希望的怪物」（hopeful monster）這個名詞來描述寒武紀史前海洋中在極短時間內發展出全新特性的生物。癌細胞則是「自私的怪物」，瘋狂又急速地在患者的生存時間內演化。饑荒或掠食者往往成為塑造物種的選擇壓力，同樣地，癌細胞也會回應選擇，在人體內的生態系中上演演化戲碼。

在這個新世界中，每種癌症在遺傳上都是獨一無二，藉由演化逃脫困境，舊有的藥物開發和臨床試驗模型已經不再適用。它已經成為極度科層化的產業，使用的工具越來越精密，收穫卻越來越少。我們必須大幅進步，才能擊敗如此狡猾的對手。但我們終於開始破解癌症神祕的演化劇本，同時揭露這些脫序細胞生活環境中的生態。我們越來越有希望能運用這些知識預測及阻絕它的下一步，熟練地操縱演化過程本身，控制及塑造腫瘤旺盛的生長。

二〇一九年一月，我正在撰寫本書第一版初稿時，我的推特出現一則消息，一家以色列生技公司開發出能治療各種癌症的藥物，並將於一年內上市。儘管有許多未經驗證的轉推和媒體報導，但這種療法僅在小鼠身上測試過，也沒有臨床資料足以支持，代表這項宣布造福的對象很可能只有公司財務，而不是可預見的將來的癌症患者。可以想見，一年之後，這種「神奇靈藥」仍然還在開發中，而且沒有任何患者接受過治療。

令人氣憤的是，揭穿這類過度吹捧的神奇靈藥和徹底胡扯的文章所得到的點擊通常比原始報導少很多。這個問題由來已久。一九〇四年，倫敦聖巴托羅繆醫院（St Bartholomew's Hospital）外科醫師達西・鮑爾爵士（D'Arcy Power）在《英國醫學期刊》（*British Medical Journal*）上寫了一篇措辭激烈的論文，批評德國的奧圖・史密特醫師（Otto Schmidt）偽造癌症藥物。他指出，史密特的無效藥物「出乎意料地廣為流行，如同刊載在《每日郵報》上的長摘要」。

我們願意相信世界上有「癌症靈藥」，這個名詞已經深植於我們的文化意識，代表能完全根治這種疾病。我們希望這些時間、金錢、心力、痛苦與失去的生命都能讓我們更接近發現這種靈藥。我們很容易受特效藥、靈丹和奇蹟等話題吸引。改以演化和生態的新方式來思考癌症，需要改變心態——不只從科學和醫學界的觀點，還要從患者和大眾的觀點來看，因為期待已久的解決方案可能會和我們的預期不完全相同。

本書探討的不是癌症，而是生命。我想告訴讀者的是，癌症不是現代人的疾病，而是生物學基本過程的一部分。我們將會發現這群反賊如何從多細胞生物出現開始，建立有條理的結構，由此產生巧取豪奪的細胞。回顧一百多年來的研究過程，將可了解科學家如何得知癌症的遺傳奧祕。這些知識既具革命性，又很容易造成誤導。我們將會了解，演化的力量不僅塑造地球生物驚人的多樣性，也作用到脫序細胞的層級。要想擊敗癌症，我們必須與這些演化力量合作，而不是和它們作對。儘管我們無法否定人類的生物運作，也沒有人能長生不老，但我們依然盼望未來醫師說出「你得了癌症」時，接下來說的會是「不過請放心，我們知道該怎麼處理」。

1 細說從頭
Let's Begin at the Very Beginning

一切都從一個細胞開始。

大約三十八億年前，原生湯（primordial soup）裡可能漂浮著許多類似的東西，但路卡（LUCA）是其中的幸運兒[1]。路卡是類似細菌的簡單細胞，存活在古代深海熱泉周圍灼熱、黑暗又窒悶的環境中，因為機緣巧合，湊足了成為獨立生物的所有要素：一組分子機制和遺傳指令，讓它可產生能量，維持自身生存，以及最重要的一點：不斷複製。

一個細胞變成兩個，兩個變成四個，四個變成八個，如此一直繼續下去。幾十億年之後，成為現在的人類。我們體內的每個細胞、窗外樹木的每個細胞、在樹上唱歌

1 作者註：LUCA是「最近共同祖先」（Last Universal Common Ancestor）的縮寫，代表距離現在最近、所有地球生物都由它演化而來的生物（不過四十億年真的把「最近」這個概念帶進新境界了）。

的金翅雀或馬桶裡的菌落的每個細胞，全都是路卡經過一連串綿延不絕的細胞分化過程形成的。這個細胞複製過程是讓地球充滿形形色色生物的基本動力。這個過程使橡實變成橡樹、酵母麵團變成鬆軟的麵包、受精卵變成嬰兒，也讓一個癌細胞變成致命的腫瘤。

古代與現代

當人聽到自己得了癌症，第一個問題通常是：「為什麼是我？」但我想問的第一個問題是：「為什麼是我們？」

如果經常讀到宣稱癌症罹患率不斷攀升的新聞，很容易以為癌症是現代才有的疾病，原因是現代生活方式不健康。但其實任何多細胞物種都必然有癌症，所以這個說法並不正確。

二〇一〇年十月，我在公益團體英國癌症研究中心（Cancer Research UK）的科學傳播團隊工作時，曼徹斯特大學發布新聞稿，主旨是羅莎莉・大衛（Rosalie David）和麥可・齊瑪曼（Michael Zimmerman）兩位研究人員發表在《自然評論・癌症》（*Nature Reviews Cancer*）上的一篇綜述。他們推斷，癌症在埃及木乃伊和其他古人遺骸身上相當少見，所以癌症一定是現代才有的疾病，因此只能歸因於我們自己。可以想見，這篇文章吸引媒體大量關注。它很快就出現在報紙和網路上，讓我不得不採取行動，在研究中心的部落格上貼文，指出這些說法不只有誤導之嫌，而且完全錯誤。

首先，少見不等於不存在。我們無從得知出現在考古紀錄中的癌症罹患比例是否能正確反映相關族群的健康狀況。要計算早已作古的人類族群的精確癌症發生率幾乎不可能，因為出土的古代遺骸與當時實際人口相較之下比例太低。此外，癌症大多侵襲年紀較長的人，超過六十歲後罹患率大幅提高。許多現代人幸運地躲過讓祖先提早進入墳墓的各種危害，例如傳染病、營養不良、分娩死亡，以及通常不理想的生活條件等，但平均預期壽命明顯增加時，活到罹癌風險增加的機率也明顯提高。

在古埃及，有錢又營養充足的人或許能活到五十歲以上，但貧窮的大眾則要運氣很好才能活過三十歲。在十五世紀的英國，男性平均約可活到五十歲，女性則只有三十歲上下，可能是因為分娩時的死亡率相當高。考古學家可以觀察牙齒和骨骼狀況或是伴隨的人工物品等，嘗試推測出土死者的年齡，但很難針對這些死於幾千年前的人畫出年齡標準化的癌症發生率曲線。

第二，考古樣本大多只有骨骸。雖然有些癌症可能在骨骼上留下痕跡，但其他癌症通常只限於很快就分解的體內器官。有些軟組織保存完整的木乃伊上發現腫瘤，對我而言其實不算「極為少見」。當然，這種疾病相當常見，所以古埃及、羅馬和希臘醫師都曾經提到。二世紀羅馬醫師蓋倫（Galen）曾經指出：「胸部經常出現腫瘤……這種疾病剛開始時通常可以治癒，但發展到相當大時，不動手術無法治癒。」後面我們將會看到，二十世紀之前，有紀錄的癌症病例超過兩百七十五個，包括極為少見的兒童腫瘤和比較常見的癌症，這還只是我們知道的數字。蓋倫的乳癌患者中有多少人因為沒有實體或文字紀錄，因而消失在歷史中？

事實上，原先那篇綜述遠比媒體報導謹慎得多。齊瑪曼是頗受敬重的科學家，曾經詳細研究過木乃伊身上的腫瘤，那篇論文也十分詳細地說明古代癌症的考古和文化證據。這究竟是否符合「少見」的定義或許沒有定論，但目前我對這篇報導最大的疑問在於那所大學發布的新聞稿，其中引用了一段羅莎莉．大衛的文字：「自然界中沒有可能引發癌症的事物，所以它一定是人為造成的疾病，肇因於污染和我們的飲食與生活方式改變。」

抱歉，不是這樣的。古老的過去完全不是健康快樂的理想國。接下來幾章我們會看到，現代生活方式和習慣無疑會提高罹患癌症的風險，但自然環境中也充斥各種導致癌症的事物，從病毒和其他傳染病，到食物黴菌和植物中的天然化學物質（就算「有機」植物也有）。世界上許多地區因為自然作用而從地下洩出放射性氡氣，尤其是有大量火山岩的地區。大約一千年前居住在美洲西南部一群村民的遺骸中，癌症發生率高得出奇，原因可能就是這種氡氣。連太陽也天天放射可能導致癌症的紫外線，照耀著我們。煮食和取暖用的明火產生的炭灰和黑煙含有大量致癌物質，但人類已經使用超過十萬年，甚至在洞穴或廚房等極為狹小的空間裡使用。大多數兒童癌症更和環境因素關聯極小，而是正常發育過程失控的結果（參見第131頁）。

為了進一步了解癌症從古到今對人類造成的困擾，我走訪古腫瘤學研究組織（PRO）共同創辦人凱希・寇克派屈克（Casey Kirkpatrick）。這個機構由女性科學家組成，致力於研究古代癌症，規模雖小但意志堅定。她們追隨幾位古代疾病研究（古生物病理學）先鋒，尤其是原本為醫師的埃及學家歐根・史特羅哈爾（Eugen Strouhal）和美國人類學家珍・畢克史特拉（Jane Buikstra），採取十分系統化的方法來研究這個問題。PRO最先執行的計畫之一是成立古代遺體癌症研究資料庫（縮寫是CRAB，以向這種疾病的古代語源致敬，參見第193頁），蒐羅生活在二十世紀以前人類罹患癌症的所有相關資料。

這項工作仍在進行中，但我撰寫本書時，資料庫裡有兩百七十五個條目，遠多於二〇一〇年齊瑪曼和大衛發表的綜述中提到的數字。這個數字看來或許不多，但古代癌症一定還有很多，只是尚未發現。要診斷一千多年前去世的人是否罹患癌症，尤其又只有幾根骨頭作為依據，畢竟還是相當困難的。

診斷古代遺骸內癌症的主要工具是X光和電腦斷層掃描。事實上，史上第一張木乃伊X光影像由英國埃及學先驅弗林德斯・派特里（Flinders Petrie）發表於一八九六年初，距離X光發現才四個月（不過他當時要找的是藏在裹屍布底下的珠寶或避邪物，而非腫瘤）。木乃伊體內癌症最早發現於一九五〇年代，但一九七〇年代的３Ｄ電腦斷層掃描帶來重大改變。考古學家能以虛擬方式透視木乃伊，一窺內部狀況，因而發現更多癌症病例。

在古代骨骸或木乃伊中發現奇怪的腫塊或異常構造，不代表一定是癌症。它可能是無害的腫瘤、囊腫，或其他任何一種疾病。它可能是氟中毒的徵兆，這種病症是環境中有高劑量的氟而使軟組織變成骨骼，通常發生在火山附近。此外也可能是假性病理現象（pseudopathology），就是正常骨骼分解造成的疾病假象。不過，其實有些線索可循。

有些癌症看起來相當特別，寇克派屈克和同事會說它具有特定**病徵**。有些癌症則沒那麼顯而易見。電腦斷層掃描和X光或許能看出某幾種癌症，但往往很難確定是哪種癌症，所以古生物病理學家最多只能提供幾個可能選項，而不是確定的答案。侵襲骨髓中白血球的骨髓癌（Myeloma）在骨骼上留下的痕跡和從體內其他地方擴散到各處的腫瘤相同。而白血病和淋巴瘤在古代遺骸中幾乎無法分辨。現在疑似罹患癌症的患者會進行一整套系統化的檢驗和掃描來確定疾病，但古代遺骸沒有類似的標準化癌症評估程序，這正是ＰＲＯ團隊要處理的問題。

另一個問題是了解疾病在遙遠的過去如何在人體內作亂。現代族群的癌症原因、數量和種類在世界各地差異相當大。現代富裕國家的人很少完全不接受治療就死於癌症。所以要比較四千年前的埃及人、三世紀的因紐特人、殖民時代前的祕魯鄉村居民和現代西方人相當困難。有些研究者想以開發程度較低的文化和沒有充足醫療照護的族群進行更實際的比較，但在這些地區要取得精確的資料和統計數字也是一大難題。

診斷上的困難引發長年不斷的爭議，爭論古代遺骸中奇怪的腫塊和凸塊究竟真的是癌症或是出自其他原因。最著名也最具爭議性的例子是卡南人（Kanam Man）下顎骨上的大腫塊。卡南人是一九三二年化石獵人路易·利奇（Louis Leakey）團隊在維多利亞湖肯亞沿岸附近挖出的化石遺骸。這具化石的確實年代和它在人類族譜中的位置引發許多爭議，但據信至少有七十萬年，化石表面凸塊的真實本質同樣眾說紛紜。假使如同某些人的說法，它是骨腫瘤或勃氏淋巴瘤的殘餘物，那麼這個腫塊將是目前已知最早的人類癌症。但如果另一些人的說法正確，它就只是下顎骨折後癒合不良造成的骨骼過度生長。

其他有爭議的例子包括一具年輕南方古猿骨骸化石上的脊椎腫瘤，南方古猿是最古老的靈長類祖先，約兩百萬年前生活在非洲東部。此外還有出土於現今克羅埃西亞克拉匹納（Krapina）的尼安德塔人肋骨上的怪異贅生物，距今十二萬年。後面這個例子很有可能不是癌症，而是纖維性發育不全（fibrous dysplasia）。這種病症是正常骨骼逐漸被脆弱的纖維組織取代。

比較確切的診斷出自南非史瓦特克蘭斯（Swartkrans）洞穴的腳趾骨，該地稱為

「人類的搖籃」，據信是人類最初出現的地方。這個骨骼距今超過一百六十萬年，雖然無法確知物種，但很可能屬於與人類有關的個體。可惜的是這些骨骼可能遭到骨肉瘤破壞，這種凶惡的骨癌通常侵襲青少年，目前所知與環境或生活方式無關。它是目前已知人類祖先身上最古老的癌症，但隨著發現的骨骼越來越多以及診斷技術進步，這個紀錄可能隨時會改寫。

還有許多可能的古老癌症病例散布在世界各地。二十五萬年前的納萊迪人（*Homo naledi*）是已滅絕的人類祖先中最新加入的成員，二〇一五年在南非升星洞（Rising Star）發現了他們許多骨骼，其中一個成年納萊蒂人下顎骨曾經發現無害的腫瘤。有個屬於尼安德塔人的祖先海德堡人（*Homo heidelbergensis*）的頭骨，其主人三十五萬年前可能因為腫瘤死於現在稱為德國的歐洲境內。此外還有藍布都女性（Lemdubu woman），這是一位結實強健、下顎粗壯的二十多歲女性，一萬八千年前埋在印尼一處洞穴中，她的骨骼上有許多洞，看來很像轉移性癌症造成的空洞。令人沮喪的是，古代骨骸化石沒有保存良好的病例紀錄，所以我們無從得知這些古人的真實狀況。

分子生物學新技術帶來前進的契機。由於ＤＮＡ偵測技術靈敏度提高，費用也降低許多，現在研究人員可以分析取自古代遺骸的微小ＤＮＡ片段。這個方法最著名的運用案例是文藝復興時期義大利的阿拉貢國王費迪南一世（King Ferrante I of Aragon）的木乃伊。科學家發現這具木乃伊的骨盆上有個保存十分良好的腫瘤。在顯微鏡下，癌細胞似乎生長在國王的腸道或攝護腺。基因檢測發現這個腫瘤的KRAS基因有個錯誤，這個錯誤在腸癌中相當常見，但幾乎從未出現在攝護腺癌中。因此費迪南一世去世足足五百年後，終於有了確定的診斷。

然而基因技術的用處有其限制，因為必須先從保存的器官或骨骼擴散處取得腫瘤的DNA樣本。此外我們現在知道，連正常細胞也可能含有顯然「像癌症」的突變（參見第106頁）。另一個想法是找出有錯誤的蛋白質分子當成比較可靠的癌症指標，稱為蛋白質體學（proteomics）法。分辨蛋白質在技術上比簡單直接的DNA定序困難，費用也比較高，所以蛋白質體分析通常用於比較特殊的古病理學樣本。不過相關費用一直在降低，所以未來可能會更加普及。

可用的工具越來越多，但真正有限的一直是要運用這些工具研究的人類遺骸。統計上完全均衡的骸骨族群不可能憑空出現，我們只能就現有資源進行研究。此外，人類學家詹姆斯·伍德（James Wood）等人於一九九二年首先提出「骨科悖論」（osteological paradox），指出考古紀錄絕對不可能真實反映族群的病理狀態。一方面是因為有些人類很快就死於不會在遺骸留下線索的疾病，此外我們只能得知一個人死亡時的健康狀況。舉例來說，發現死於兩千年前的十五歲女性骨骸，無法讓我們得知這位女性年紀更大的其他朋友的健康狀況。但我們確實知道的是世界各地都發現許多種癌症，範圍遍及各個文化，時間橫跨數千年，包括以現今標準而言十分罕見的腫瘤。

還有其他更模糊不清的事物，可能影響研究人員在考古紀錄或相關資訊中發現特定種類的人和疾病的機率。如果某個人罹患發展十分迅速的癌症，可能還沒有診斷或在骨骼留下痕跡就突然死亡。即使解剖驗屍，也由於許多文化對癌症有偏見，認為它象徵罪惡或可能傳染，所以家人往往不願意記錄死因。此外，與生死有關的文化傳統可能影響多年之後考古學家發現的遺骸種類。舉例來說，有些社會把嬰兒埋在房屋的牆壁或地板內，有些社會把男性與女性墳墓分開，或是把罹患鼠疫或痲瘋病等某些疾病的死者埋在特定地點。

歸根結柢，這其實是數字問題。在特定區域發現三具有癌症徵兆的骨骸，在有一百人的村莊中代表百分之三，在一千人的城鎮中代表百分之零點三，而在只有三十人的群落中則是百分之十。癌症或許真的在歷史和史前族群中相當少見，也可能因為科學家尚未有系統地尋找，所以會比我們所以為的更常見。想想DNA或蛋白質體分析可能透露的新線索，以及藉助X光或電腦斷層掃描透視遺骸，更有系統尋找癌症徵兆的方法，確實令人激動。但有一件事越來越清楚，就是我們花費越多時間在古代遺骸中尋找癌症證據，找到的癌症病例越多。

雖然有些令人驚奇的案例出現在保存下來的皮肉多於一般骨骸的木乃伊身上，但我們對腫瘤在木乃伊製作過程中的保留狀況仍有許多不明之處。我們不可能拿起刀來解剖木乃伊，研究人員只能依靠電腦斷層掃描來觀察體內狀況。但寇克派屈克表示，我們其實不知道透視木乃伊腫瘤的效果如何，所以也不知道可能漏失什麼細節。為了了解這點，她和同事珍妮佛・韋洛比（Jennifer Willoughby）決定做個不尋常的實驗。

她們先和鄰近醫院的一群研究人員合作，這些研究人員經常有罹患各種癌症的小鼠可用。接下來，她們開始以各種所知的方法把小鼠製作成木乃伊。有些方法是放進當地的沼澤，模仿在泥煤池中發現的木乃伊，有些則封在冰裡或埋在灼熱的沙中。在最後的壓軸部分，寇克派屈克和韋洛比甚至以全套古埃及方法處理幾隻小鼠，仔細地取出細小的內臟，再以泡鹼和天然樹脂包裹屍體，最後用繃帶包紮起來[2]。木乃伊製作程序完成後，最後一步是把小鼠放進電腦斷層掃描器，觀察腫瘤歷經整個過程後的保存狀況。令人欣慰的是，製作成木乃伊的小鼠全都清楚呈現出癌症徵兆，表示我們研究古代人類木乃伊時，電腦斷層掃描應該沒有漏失太多固態腫瘤的細節。寇克派屈克強調：「癌症不是現代疾病，從古到今都經常出現。環境中有致癌物，此外還有遺傳因素和傳染，癌症幾乎不可能避免。我認為我們真的需要讓大眾了解這點，尤其是現在

---

2 作者註：寇克派屈克告訴我，她們沒打算建造小型金字塔。

很多人罹患癌症，而且認為癌症都是自己的錯。」

遍及所有生靈

癌症不是人類獨有的苦痛。自從我們的第一隻狗席巴死於白血病之後，我就非常清楚這點。席巴是威爾斯史賓格獵犬，我們非常愛牠。雖然有人主張人為的馴養壓力導致寵物甚至人類長出腫瘤（並因此把腫瘤歸類為「現代疾病」），但把癌症視為多細胞生物的必然結果，則讓我們知道，任何物種都可能發生癌症。除了少數值得注意的例外，這點確實沒錯。

二〇一四年，克羅埃西亞遺傳學家托米斯拉夫・多馬澤特－洛索（Tomislav Domazet-Lošo）和他在德國基爾大學的同事發表了驚人的論文，提出在兩種水螅體內發現腫瘤。水螅是體型極小的淡水生物，也是目前已知最簡單的罹癌生物。水螅只有一條管子和幾條觸手，由兩層細胞組成，以三種不同的幹細胞維持生存。兩種幹細胞形成管子的各層，另一種間質幹細胞則多才多藝，能製造水螅全身的各部分和生殖細胞，生殖細胞後來又成為卵子和精子。這些幹細胞就在成為卵子的過程中遭到擾亂，轉而變成腫瘤。雖然我們很難得知水螅是否會感到不舒服，但這個癌症當然有影響，會嚴重降低水螅的生長速率和繁殖能力。此外有一件重要的事必須指出，就是多馬澤特－洛索等人沒有干擾這些生物，包括改造基因或在水中加入不良化學物質，腫瘤完全是自然生成的。這項發現帶出一個有趣的問題：如果連水螅這麼簡單的生物都會罹患癌症，其他動物呢？

美國加州大學聖巴巴拉分校人類學系助理教授艾美・巴迪（Amy Boddy）想解答這個問題。她和團隊成員蒐集關於各物種腫瘤發生率的大量資料，這個構想稱為比較腫瘤學（comparative oncology）。

巴迪說：「最困難的是我們究竟該如何定義癌症，尤其是觀察差別很大的許多物種時。我們可以相當確定狗或小鼠的癌症很像人類的腫瘤，但貽貝上的奇怪細胞或是蘑菇上的怪異腫塊呢？我們開始討論其他生物體內癌症的概念時，才發現我們對這種疾病所知不多。我們撰寫第一篇關於生命之樹各處癌症的評論，探討什麼狀況應該歸類成癌症時，發生很嚴重的爭論，因為現在的醫學定義完全以人類為中心。」

人類體內的侵襲性癌症定義為腫瘤細胞是否已經穿透基底膜。基底膜是包在組織和器官表面一層薄薄的分子「保鮮膜」。許多生物沒有這層屏障，但仍然可能因為脫序細胞失控地增殖而遭到危害。植物長出的龐大增生物稱為癭（gall），產生原因通常是細菌、病毒或真菌感染，或者是黃蜂的傑作。此外還有其他奇怪現象，例如下一章將會提到的帶化仙人掌。

紅藻內也發現類似腫瘤的塊狀物，甚至連真菌都無法倖免：例如菇類中發現了非侵襲性增生物，而簡單的黴菌則可能反常地過度生長。雖然這類腫塊都是細胞過度努力增殖的結果，但直接稱之為癌症也不正確，因為真菌和植物有堅硬的細胞壁和結實的內部結構，讓脫序細胞難以擴散到整個生物體內。

再看看動物界，癌症幾乎隨處可見。一份新近發表的清單列出目前已知可能罹患癌症的動物，總篇幅超過二十頁。體內曾經發現腫瘤的海洋生物名單看起來猶如全世界最怪異的壽司店菜單，包括：烏蛤、蛤蜊、螃蟹、鯰魚、洞穴魚、鱈魚、珊瑚和蚌蠣、雀鯛、神仙魚、寶石魚和金魚、胡瓜魚、鮭魚、鯛魚和草海龍……列名其上的還有很多很多。

青蛙、蟾蜍和其他兩棲類動物有長腫瘤的紀錄，蛇、烏龜、陸龜和蜥蜴等爬蟲類動物也有。癌症曾經出現在許多種鳥類身上，包括鸚鵡、企鵝、小鸚鵡、鶴鴕、紅嘴樹鴨，以及一般或花園虎皮鸚鵡等。更有個奇怪的案例是一九一九年某天，芝加哥的柯爾先生（Mr. H. K. Coale）的產業上跑來一隻長了三隻腳、肚子上有個癌症腫瘤的知更鳥。從土狼到斑馬，其他哺乳類動物也可能罹患各種癌症，包括鯨魚、岩袋鼠、狒狒、獾、斑哥羚羊，以及其間幾乎所有動物。

早已去世的人類遺骸上發現了腫瘤，同樣地化石紀錄也可以看到癌症的證據。二〇〇三年，美國東北俄亥俄大學醫學院的布魯斯．羅斯柴爾德（Bruce Rothschild）主持的研究團隊，帶著攜帶式X光機跑遍北美地區各大博物館，拍下一萬多張恐龍骨骼影像。他們雖然只在一群恐龍身上發現腫瘤（是大約七千萬年前的草食性鴨嘴龍），但在九十七隻個體中竟然發現多達二十九個腫瘤。甚至有個腫瘤出現在大約兩億四千萬年前的原龜化石腿骨上，這種原龜生活在三疊紀的海洋中，範圍是現今德國一帶。其他種類的恐龍身上也發現罹患癌症的證據，包括一頭巨大的偉龍，但某些觀察結果尚有爭議。[3]

針對各種生物進行的癌症調查也挑戰了鯊魚不會罹患癌症的想法。這個流傳不歇但不正確的奇怪說法出現於一九七〇年代，美國約翰霍普金斯大學醫學院的猶大・福克曼（Judah Folkman）和亨利・布瑞姆（Henry Brem）發現，骨骼兩端的保護層，也就是軟骨，可防止新生血管進入腫瘤。鯊魚骨架完全是軟骨，沒有骨骼，所以許多人開始好奇，鯊魚是否比其他動物更少罹患癌症。

實驗指出鯊魚軟骨阻止腫瘤血管生長的效果非常好，而且嘗試以化學物質使鯊魚罹患癌症都不成功。加上沒有人曾經發現野生鯊魚罹患癌症，所以這個說法似乎站得住腳。由此似乎很容易推論出鯊魚軟骨能預防甚至治療癌症。在一九九二年威廉・雷恩（William Lane）的暢銷書《鯊魚不會得癌症》（*Sharks Don't Get Cancer*）推波助瀾下，價值高達數百萬美元的產業就此誕生。幾百萬隻鯊魚遭到撈捕、圈養和屠殺，製

3 作者註：軟組織中的腫瘤很難保存下來，這點和正確診斷古代人類疾病面臨的挑戰相同。可惜的是，化石沒有獸醫檢驗報告，所以有很多爭議之處。

成軟骨錠賣給走投無路的癌症患者，但至少有三項臨床試驗指出這類產品沒有效果。

更重要的是，這個基本前提並不正確：許多種鯊魚身上都發現過腫瘤，二〇一三年澳洲海岸一條大白鯊強壯的下顎就有。美國海洋生物學家大衛・席夫曼（David Shiffman）在一篇提到大白鯊身上發現腫瘤的文章中指出，「鯊魚也會得癌症。即使鯊魚真的不會得癌症，吃鯊魚製品治療癌症也跟我吃喬丹的肉來增進籃球技巧一樣荒謬。」

鯊魚軟骨或許無法預防或治療任何疾病，但比較各種生物的癌症則有助於深入了解人體的狀況。如果我們問的不是任何一種動物身上**是否**曾經出現過腫瘤（如果癌症是多細胞生物必有的現象，就一定出現過），而是腫瘤出現的**頻率**，結果將變得格外有趣。

或許令人驚訝的是，我們不僅能確定癌症不是人類特有的疾病，而且人類也不是最容易得癌症的物種。許多人認為人類比其他物種更容易得癌症，但這個說法其實源自不完整的資訊。我們沒有系統化地蒐集資料，就無從知道古代人罹患癌症的比例，同樣地，也沒有人系統化地觀察過各個物種的癌症發生率。

列出一長串曾經發現癌症的物種清單是一回事，但要了解這些癌症是否常見則是另一回事。艾美・巴迪和聖塔芭芭拉分校的同事成了動物流行病學家，耙梳動物園提供的資料，以及所有找得到的野生族群相關資料，了解各個物種罹患癌症的比例究竟是多少。

她警告：「動物園動物的壽命確實比野生動物長很多，我們的樣本數目相當少。但我們的初步資料顯示，小型哺乳類動物的癌症罹患率和人類比起來相當高。我們在許多雪貂體內發現腫瘤，體型極小的鼠狐猴（mouse lemur）似乎也很容易得癌症。」

巴迪解釋，經歷過瓶頸效應[4]的動物似乎比較容易罹患癌症。瓶頸事件使這種動物的數量大幅減少，因此現在個體之間的基因變得比未發生事件更加相似。敘利亞倉鼠（Golden Syrian hamster）經歷的瓶頸事件格外嚴重，現在世界上絕大多數馴養倉鼠源自一九三〇年發現於敘利亞沙漠中的一窩倉鼠，因此倉鼠自己長出腫瘤的比例高得出奇。

其他純種及馴養物種也比較容易罹患癌症。狗的癌症風險和人類大致相同，不同腫瘤在各個品種身上的普遍程度不一。大約有三分之一的養殖母雞因為必須不停生蛋而罹患卵巢癌。

有趣的是，人類在歷史上也經歷過好幾次這類危機。舉例來說，有證據指出大約一百萬年前，生育人口曾經減少到低於兩萬而使人類瀕臨滅絕邊緣，該次事件或許是

4 編按：瓶頸效應（bottleneck effect）意指某個族群數量因天災造成死亡、出生率下降、棲地破壞等因素造成數量銳減的現象。

現在人類容易罹患癌症的原因之一。

研究人員還發現，在演化樹上，同樣源自恐龍的鳥類和爬蟲類等「有鱗動物」罹患癌症的比例遠低於有毛皮的動物，原因目前仍是個謎，但巴迪有些想法。

她說：「我認為這與懷孕和有胎盤有關。」她進一步說明，鳥類和爬蟲類會生蛋，哺乳類則必須維持產生侵入性組織的能力，這個組織中的血管會進入子宮壁，由母體吸收氧和養分，供應給發育中的胎兒。來自胎盤和胎兒的細胞也會進入母體的血液，甚至成為母體正常組織的一部分，這個過程稱為微嵌合（microchimerism）。這個過程和癌症發展和擴散時運用的生物手法幾乎相同，許多腫瘤甚至會占用相同的基因和分子，在人體內取得一席之地。

有個概念曾經流行過一段時間，認為胎盤侵入性較強的哺乳類（包含人類）可能比馬或牛等表層系統較多的哺乳類容易罹患癌症，貓和狗也有胎盤，癌症風險則介於兩者之間。令人沮喪的是，巴迪等人蒐集更多來自不同物種的資料後，發現這個簡潔的理論似乎不正確。此外，她還缺少無胎盤動物的癌症罹患率資料。無胎盤動物包括生下幼兒後立刻放進位於身前育兒袋的有袋類動物，以及鴨嘴獸等卵生的單孔類動物。即使如此，她仍然相信能長出胎盤和罹患癌症機率較高之間有關。

她說：「我認為這兩者之間有關聯。」並指出胎兒細胞的基因和母體類似但不完全相同，這種狀況往往可能引發免疫系統嚴重排斥。「人類原本可以藉助演化把一切放在子宮裡，但我們演化出胎盤，讓胎盤進入母體並和所有組織結合，所以我認為哺乳類動物可能不夠敏感，無法偵測出與自己略微不同的腫瘤。」

大小確實有關係

關於人類和其他物種的癌症發生率，還有一事更加令人好奇。這個問題是這樣的：如果癌症是多細胞生物的必然結果，而且無論細胞數量多少都可能出現，那麼動物體內的細胞越多，罹患癌症的機率應該越大。細胞越多代表細胞增殖越旺盛，也代表出問題的機率越高。體型較大意味著高風險，而且對壽命很長的動物而言，這個問題應該更嚴重。

巴迪解釋：「我們知道在一個物種中，個體體型越大，癌症發生率越高。比如高大的人風險比矮小的人來得高，狗也是這樣。我們可以把它當成細胞較多的機率問題，但也有可能是性選擇。如果能迅速長大，就能早一點加入求偶競爭。」

巴迪透過例子告訴我劍尾魚的求偶習慣。這種五顏六色的小魚原生於中美洲，世界各地的水族館都看得到。有些公魚帶有某個基因錯誤，因此體型異常龐大，格外吸引母魚。不幸的是，這個突變也使這些公魚容易罹患黑色素瘤。等到癌症開始影響健康時通常已經來不及了——這些公魚已經長成並開始交配，把脫序基因傳給下一代。

白尾鹿的狀況也大致相同。公鹿花費大量時間和睪固酮長出吸引目光的鹿角（對母鹿而言，角長得越大越棒），但代價是發生鹿角瘤（antleroma）的風險提高。鹿角瘤是一種深入頭骨，造成腦部損傷，甚至導致死亡的纖維瘤。

但奇怪之處就在這裡。我們比較相同物種的個體時，體型較大和癌症風險提高確實有關聯，但如果把比較對象擴大到生命樹上的不同物種，這個關聯又消失了。鯨魚和大象等體型龐大、壽命又長的動物罹患癌症的比例，和老鼠等體型較小、壽命較短的生物差不多。這個觀察結果很值得注意，因為體重兩百噸的藍鯨足足比二十公克的老鼠重一千萬倍，代表分量相當於老鼠體重的一塊藍鯨肉發生癌症的機率只有老鼠的一千萬分之一。

人類顯然是異數，以體型而言，我們罹患癌症的比例高得出奇。但如果排除人類的壞習慣（尤其是抽菸），我們罹患癌症的機率似乎比體型較小的生物低上許多，但又比哺乳類動物圈的大傢伙高了許多。癌症風險不一定與體型成正比的觀察結果稱為「佩托悖論」（Peto's Paradox），名稱源自一九七六年首先發現此現象的英國統計學家理查．佩托（Richard Peto）。這個以他命名的悖論雖然看似矛盾，卻是個很棒的工具，可以用來研究人類或其他生物為何在生命中某個階段可能會或可能不會罹患癌症。其實只要運用一點策略思考，就能破解這個悖論。

各種動物除了體型不同，壽命也不一樣。在野外持續不斷的掠食壓力下，老鼠能活到一年就算幸運。即使在實驗室舒適的牢籠裡，最多也只能活到兩年。相反地，目前已知最古老的脊椎動物小頭睡鯊（Greenland shark）要到極熟的一百五十歲才算性成熟。科學家透過一九五〇年代放射性炸彈試爆對眼部水晶體的影響來判定年代，發現目前檢驗過年紀最大的小頭睡鯊可能已經超過五百歲，早在英國伊莉莎白一世女王即位時，就已經在冰冷的北極海裡悠游。非洲大象的平均壽命是六十到七十歲，但天竺鼠通常活不到八歲。現在全球人類的平均壽命是七十歲左右，但近親黑猩猩大約只能活到五十歲。在靈長類的另一端，鼠狐猴的平均繁殖壽命是五歲左右，但在動物園中可能活到十五歲。

破解佩托悖論必須知道發育、長壽和性之間的演化取捨。簡而言之，演化通常會有兩種結果，其一是活得快死得也早，也就是生命短暫又危險，同時盡可能繁衍後代。另一個結果是活得慢但體型龐大，通常吃其他動物而不是被吃，年齡較大才開始繁殖，並且花費很長的時間養育後代。

顯而易見，如果人類全都在開始繁殖前就得到癌症，就不可能延續到現在，天擇就是這樣。但要讓龐大的身體維持健康數十年都不罹患癌症，必須耗費許多能量和資源，所以物種演化成盡量在繁殖階段維持健康，至於這個階段多長都沒有關係，維持身體健康的價值消失時就可能遭到癌症侵襲。因此人類癌症九成以上都發生在五十歲之後。人類因為演化而能健康地活過生命的全盛時期，但小孩出生長大之後，狀況就很難說了[5]。

「活得快死得也早」這種生命模式的終極代表是闊腳袋鼩（*Antechinus*）。八月正值澳洲的隆冬，大約有兩個星期的時間，雄袋鼩會瘋狂地盡可能跟雌袋鼩交配，持續長達十四個小時。但交配期接近結束時，這些小動物身上開始出現恐怖的狀況：毛皮脫落、內臟開始分解，立刻發生感染。短短幾星期內，所有雄袋鼩把全部精力投入繁殖，然後迅速死亡。

雌袋鼩也好不到哪裡去，母親通常在小袋鼩斷奶後死亡，讓小袋鼩自立更生，到了第二年，整個循環再重來一次。這種生物的繁殖策略和人類的生活方式比起來似乎很奇怪，但對牠們而言，在演化上相當合理。闊腳袋鼩以昆蟲為主食，而昆蟲通常是週期性大量出現。袋鼩瘋狂交配的時間正好是食物來源最充沛的時期，所以母親餵養幼兒時食物充足，雄袋鼩則不過是用後即丟的精子供應工具。

而在另一個極端，研究自然界慢活成員的人員獲得幾項有趣的發現，了解這些物種如何抵擋癌症如此之久。DNA定序技術的進展，讓我們得以深入探究這些動物的基因組，發掘牠們健康長壽的奧祕。

長壽又少罹癌的哺乳類動物中，最著名的代表是裸隱鼠。這種沙漠小動物生活在非洲沙漠底下的大型聚落中，不斷挖掘通道，尋找美味的植物根部，同時防止牙齒過度生長。牠曬不到撒哈拉沙漠以南的太陽，巢穴裡終年都是攝氏三十度，所以不需要像其他哺乳類動物一樣花力氣維持較高的體溫。牠們似乎感受不到疼痛，也能在氧濃度低得出奇的環境中生存，沒有掠食者煩擾，很少冒險跑到灼熱的陽光下。就齧齒類動物而言更奇怪的是，牠們是真社會性動物。聚落中只有幾隻有性活動，包括統治鼠群的女王和幾隻幸運的公鼠。其他隱鼠是沒有繁殖能力的工作鼠，負責挖掘、維護和看守錯綜複雜的通道網。

研究人員起初因為裸隱鼠的社會結構特別而對牠感興趣，但很快就發現放進圈養實驗動物群中的裸隱鼠有個奇怪之處：牠們不會死。二〇〇二年，位於紐約的研究人員發表研究報告，提到實驗動物群中的一隻裸隱鼠已經活了至少二十八年，超越原先的齧齒類動物長壽紀錄保持者（二十七歲的豪豬）。二〇一〇年，這個紀錄又被一隻叫做「老頭」（Old Man）的裸隱鼠打破，牠最後以三十二歲高齡回到天上。裸隱鼠大多能活到接近三十歲，而且癌症幾乎聞所未聞，在一千多隻圈養裸隱鼠中只有少數病例。

裸隱鼠能活那麼久又極少得癌症的原因目前還不完全清楚，可能因為牠們低熱量和低溫的生活方式，可減少有害化學物質自由基（free radical）生成；自由基是細胞製

---

5 作者註：男女兩性的癌症發生率有神祕的差異，而且這個差異似乎和其他因素無關，男性年輕時罹患癌症的機率略高一點。這個看法還有爭議，但祖母假說（Grandmother Hypothesis）指出祖母可協助養育孫子，所以還算有用，祖父在養育子女上扮演的角色較不重要，就演化而言必要性較低。

造能量時的產物。其他解釋還包括荷爾蒙和其他促進細胞生長的分子濃度改變，或是牠們吃的素食中富含多酚。二〇一三年，科學家發現隱鼠能製造異常龐大和黏稠的細胞膠質，玻尿酸（hyaluronan）。科學家猜測這種膠質可能有助於強化細胞間的接觸和溝通，防止細胞失控變成癌細胞。

某些與製造能量有關的基因在隱鼠體內比在老鼠體內數量更多，而且更為活躍。這些更多的DNA或許可緩和基因損傷的致癌效果，讓隱鼠順利地一路活到老。此外，與因應DNA損傷和其他老化過程有關的基因也有關鍵差別。裸隱鼠細胞比其他小型齧齒類動物的細胞更能承受壓力和損傷。二〇一九年發表的一項研究指出，裸隱鼠的免疫細胞量比老鼠多得出奇，或許也有助於讓牠們健康地活得更久。

更厲害的是，裸隱鼠還有另一項防止細胞過度生長的利器：牠的忍耐能力很差。生物學中有種現象稱為「接觸抑制」（contact inhibition），可說是細胞之間的「個人空間」。細胞如果變得太擁擠，就會停止生長。裸隱鼠細胞對接觸抑制格外敏感，只要一感覺到其他細胞距離太近，就會立刻停止生長，防止出現可能引發腫瘤的推擠。

壽命同樣很長的盲隱鼠（和裸隱鼠沒有關係）則以另一種方式破解佩托悖論。這種鼠的體型和一般大鼠差不多，但壽命長達五倍，而且癌症罹患率非常低，通常可以活到二十歲。盲隱鼠能這麼長壽的原因，似乎是牠的細胞對癌症導致的DNA損傷的修復效果高達一般大鼠的五倍。盲隱鼠演化出這個能力，可能是為了預防地下洞穴中忽高忽低的氧濃度循環對牠造成傷害。

一向以動物園中最友善的動物聞名，可愛又悠閒自在的南美洲大型天竺鼠水豚（capybara），對這個問題則有另一個解決方法。牠們超乎尋常的龐大體型似乎是胰島素活動過度旺盛的結果，胰島素的主要功能是控制細胞生長和新陳代謝。牠們成為齧齒類動物之王時，一定也演化出一套抑制癌症的方法（別忘了，體型越大，細胞越多，癌症風險也越高）。研究人員深入探尋水豚的基因組，最近發現水豚體內有害的基因突變雖然比其他齧齒類動物來得多，但免疫細胞的警戒性似乎也特別高，隨時尋找及摧毀脫序的細胞，防止它發展成腫瘤。

大象的狀況又完全不同。牠不打算修復DNA中可能導致癌症的損傷或加強免疫系統，而是演化出許多生成p53分子的基因，p53是所謂的「基因組守護者」，可在細胞剛出現問題時命令細胞死亡，藉以保護全體。以大象的龐大體型而言，這麼做相當合理。大象體內細胞很多，所以最好的方法就是立刻消滅有問題的細胞。

科學家也在深入研究體重一百噸的弓頭鯨的基因。弓頭鯨的壽命長達兩百年，而且很少罹患癌症，是全世界相當長壽的哺乳類動物之一。目前還不清楚弓頭鯨為什麼能這樣，原因可能是獲得或失去某些與DNA損傷修復或控制細胞增殖有關的基因。

在體型的另外一個極端，布氏鼠耳蝠（Brandt's bat）的體重只有十公克，是龐然大物座頭鯨的一千萬分之一，實驗室小鼠的一半左右，但牠是同體型生物的長壽紀錄保持者，有紀錄的個體中最長活到四十一歲之久。布氏鼠耳蝠雖然是壽命奧運會的金牌得主，但其他種蝙蝠的壽命也比體型相仿的地面囓齒類動物長很多。會飛本身當然是長壽的一大優勢，因為蝙蝠只要一發現有掠食者就能馬上逃走。但蝙蝠似乎也具備某些有用的分子適應特質。

一九六一年，美國微生物學家雷奧納德．海弗利克（Leonard Hayflick）發現，大多數細胞只能分裂五十次左右，接著就會耗盡能量死亡。現在我們知道，這個「海弗利克極限」（Hayflick limit）的關鍵因素是端粒（telomere）。端粒是染色體兩端的DNA和蛋白質套蓋，負責保護脆弱的末端，功能類似包在鞋帶兩端的塑膠環，用來防止磨損。大多數正常細胞中，細胞每分裂一次，端粒就變短一點點，原因是DNA複製機制的奇特變化。端粒縮短到一定程度時，細胞會死亡。然而胚胎幹細胞能直接超越海弗利克極限，在發育時大量分裂增殖，生成各種身體組織。為了避免染色體危機，幹細胞會啟動製造端粒酶（telomerase）這種酵素的基因，端粒酶可在細胞每次分裂時使端粒回復正確長度。

這個分子的「倒數時鐘」類似天然癌症防衛機制，可防止細胞失控增殖。事實上，重新活化端粒酶和還原端粒而形成永不止息的無限增殖，正是發展成癌症的關鍵步驟。令人困惑的是，壽命最長的蝙蝠體內的端粒不會隨年齡變短，所以能持續修補身體數十年之久。不過躲過毫不容情的端粒倒數，似乎不一定會提高癌症風險，因此一定有其他尚未釐清的抗腫瘤機制。

關於大型動物降低癌症風險的方法，有個比較另類的理論提出「超腫瘤」這個概念。超腫瘤即「超級癌症」，出現在已然混亂無序的腫瘤環境中，開始破壞其中的壞細胞。這個腫瘤裡又有腫瘤的概念聽來或許奇怪，但我們後面將會知道，每個癌症似乎都包含許多遺傳上各不相同的細胞群，所以細胞混戰或許在一定程度上有助於抑制腫瘤發展。

癌症風險和身體的自癒能力似乎也有關係。動物癌症專家艾美．巴迪跟我提到她和合作學者塔拉．哈瑞森（Tara Harrison）到聖地牙哥動物園採集皮膚樣本的經驗。大多數動物園很樂意提供大部分園內動物的少量皮膚樣本，這些樣本是在局部麻醉下以類似打孔器的小型工具採取。但只要提到加拉巴哥象龜，通常都會被拒絕。在這種象龜的皮膚上打洞之後，傷口要一年以上才會癒合，而動物園中其他動物通常一星期內就會復原。因此象龜保育員為了保護牠們，通常不會答應。

比較一下擁有皺巴巴的厚皮和保護性龜殼，不易罹患癌症但癒合緩慢的象龜，以及皮膚肉軟到一張紙就能割破但癒合快速的人類，確實相當引人深思。老鼠癒合的速度更快。但演化出迅速癒合的能力，代表細胞很快就必須進入增殖模式，使某個細胞壞掉的機率提高。以演化策略而言，人類和老鼠選擇了柔軟的皮膚和快速癒合，代價則是少了一層癌症防護機制。

不同物種以不同的方法破解佩托悖論，每個物種各有一套策略得以健康度過繁殖階段。除此之外，研究幾百萬年前在演化道路上和人類分道揚鑣的生物，也可以了解許多。

防癌上身

癌症在生命樹上似乎無處不在，但就我們所知，有幾種動物就是完全不會得癌症，櫛水母就是這樣的幸運兒。櫛水母是透明的魚雷形生物，藉由如波浪起伏的長條櫛板在海中移動，櫛板並因光的折射而閃爍出彩虹光。櫛水母的體型可能從幾公釐到一・五公尺，目前已經發現的一百多種櫛水母，沒有任何一種有罹患癌症的紀錄。

另一個例子是扁盤動物（*Placozoa*）。這種難以理解的水中生物被視為現存最簡單的多細胞動物，但就只是一團細胞，總數約幾千個，種類則只有四種。扁盤動物的腫瘤會是什麼樣子很難想像，但牠們似乎不會得癌症。此外牠們抵抗致癌X光損傷的方法相當特別，是直接從表面排除遭到傷害的細胞，就像我們擠痘痘一樣。

最後還有海綿。美國亞利桑那州立大學癌症與演化中心主任卡羅・馬雷（Carlo Maley）帶我去他的實驗室看養在海水缸裡的白色球體，每個球體和薄荷糖球差不多大，表面有突起物。這些生物是威廉荔枝海綿（*Tethya wilhelma*），是各種癌症都上不了身的許多種海綿之一。

「我們想找方便研究的新生物，這種生物的基因組已經定序完成，而且能養在實驗室裡。」馬雷告訴我，並說明他的同事安傑羅．弗圖納多（Angelo Fortunato）如何花費好幾個月時間建立完整的海水系統，讓這些海綿舒適地在新家生活，安頓好了之後，再用X射線照射牠們。

照射方式不是溫和地輕拂，而是火力全開地攻擊。為了便於比較，只要短暫強烈的五格雷高能量輻射，就足以讓人類在接觸後兩星期內死亡。弗圖納多給海綿照射的能量高達七百格雷，但牠們就像沒發生過什麼事一樣。連受傷的跡象都沒有，當然也沒有得到癌症。

馬雷等人正忙著研究這些超級海綿怎麼抵擋如此強大的輻射，希望進一步了解如何防止人類的細胞遭到輻射傷害。這些研究或許有助於提升放射線治療對癌細胞的殺傷力或保護癌細胞周圍的組織。我撰寫本書時，他們還在尋找線索，但其他研究者已經發現海綿含有幾種化學物質可阻斷腫瘤生長。在不起眼的外表下，這些小小的海洋生物一定有什麼特別的招數，值得我們仔細研究。

現代生活糟糕透頂

癌症的歷史不算短，也不是人類獨有的疾病，所以我們不能把癌症完全歸咎於現代生活的種種害處。但我們應該質疑富裕社會的癌症罹患率為什麼特別高，一九六〇年後，英國人罹患癌症的機率高達二分之一。這個現象有一部分可用預期壽命（life expectancy）大幅增加來解釋，也就是越來越多人活得更久，沒有夭折或在更年輕時死於暴力、掠食動物、意外事故或饑荒，而是在老年時罹患癌症死亡。

十九世紀的醫師認為癌症是文明病，但我們已經知道，我們很難得知古代族群罹患癌症的精確數字。針對年代較近的狩獵採集社會以及當前生活方式比較「不現代」的族群進行統計，也是很大的挑戰。以英國而言，有出自英國國民保健署（National Health Service）的詳細醫療紀錄，癌症統計資料算是十分詳細，，因此英國死於癌症的人一定會有紀錄。但在世界上許多地方，癌症仍然沒有診斷或紀錄。

人類非常能適應不斷變化的世界，而且自己的基因也在改變。我們可以看到基因改變以相當快的速度在族群中擴散，例如嬰兒期後消化乳汁的能力來自某種基因改變，這個改變大約在一萬年前畜牧興起後開始普遍。藍色眼珠的遺傳變異歷史也相當短，大約出現在六千到一萬年前。但我們現在生活的世界改變得更加迅速。

現代人類身體演化的世界中，食物來源不穩定、身體活動量較大、傳染病和接觸到的致癌物質種類可能也不一樣。古代人類或許曾經接觸到室內生火和來自製革或冶煉的化學物質，但不會自己吸入菸草煙或在大太陽下曝曬自己的皮膚。我們的生活方式也差異極大。舉例來說，在開發程度較高的國家，女性生的小孩通常較少，哺乳時間也比較短，初經時間較早，更年期也有荷爾蒙補充療法可以選擇。由於荷爾蒙在許多種乳癌中扮演了要角，因此可以想見，在一生中改變荷爾蒙濃度可能對風險造成影響。

這些演化策略探討讓我開始好奇。人類壽命逐漸增加，生小孩的平均年齡也隨之提高，人類是否會逐漸演化出自己的防癌方法？令人失望的是，我訪問過的每位科學家都說這個想法只是一廂情願。演化發生作用的時間單位不是百年，而是千年，而且人類也沒有足夠的時間來適應已經出現的所有改變。我們無法改變人體組織中緩慢的步調，那是千萬年來天擇的結果。

我步入四十歲時，逐漸體認到我已經接近演化對我不起作用的年紀。我可以不抽菸、注意體重、留意飲食、避免曬太陽和減少喝酒，盡力保持健康，但我終究是在對抗自己的生理命運[6]。即使如此，我跟艾美．巴迪談到她的研究動物時，我還是很興奮地認為這個更廣泛的癌症觀察可以揭露這種疾病的重要真相，但比較腫瘤學領域似乎才剛剛起步。

艾美說：「我認為我們需要進一步了解其他生物的癌症，以及這對了解人類弱點的基本生物原理多麼重要。我也很遺憾地發現，很少有研究探討世界各地不同族群和小

6 作者註：我們也無法逃脫這個命運。演化雖然讓人類在主要生育年齡不容易罹患癌症，但我們無法靠不生小孩來閃躲。

規模社會與西方族群的差異。這是大自然的工具箱，給予我們它在幾百萬年演化史發展出來的配方和成分，產生各種癌症防禦機制和改變風險。演化已經給了我們很好的條件來讓這些機制運作。」

我們應該同時關注人類和其他動物的癌症還有最後一個理由，就是為了動物本身，這個理由在以人類為中心的癌症研究領域經常被忽略。巴迪深信我們應該對動物和人類罹患癌症的原因同樣重視。第一，獸醫和環保人士渴望進一步了解馴化、圈養和野生動物的癌症，了解其原因和研究最佳治療方法。生活在特定地區的動物罹患某種意料之外的癌症，可能代表當地有某些致癌物質，因此同一地區的人類也應該避免接觸這些物質。我們甚至可以在過程中向動物學習，或許能把牠們的抗癌方法運用到人類本身逐漸衰弱的身體上。

不過，知道我們不可能逃脫癌症，而且生命樹上絕大多數分支都可能受癌症侵襲，還是無法幫助我們了解癌症發生的**原因**。究竟是什麼因素使良好的正常細胞成為壞細胞，變得不受控制、造成問題？要了解這一點，我們必須揭露管理生物體內細胞社會的種種規則，看看這些規則遭到破壞時又會發生什麼。

2 生命的代價
The Price of Life

生命在地球上萌芽初期，每個細胞本身都是個體，就像一大片獨自生活的細胞海洋中的島嶼。但單身生活大約十億年後，似乎也該定下來了。細胞開始聚集在一起，彼此溝通，形成微小的多細胞生物。起初這些生物只是鬆散的集合體，但幾千年後逐漸演化成高度組織化的生物。牠們學會讓許多部分特化和分化，形成不同的組織和器官，讓每個細胞都有歸屬，而且各有其位置。

在生物史上，細胞有幾度覺得與其單打獨鬥不如彼此合作，而構成多細胞生物，形成真菌、藻類和植物的祖先。多細胞動物則可能只演化過一次，首次出現於大約六億年前。雖然變成多細胞生物代表每個細胞將失去自主權，只能在必要的時間和位置複製（例如發育、生長或修復時），但加入規模較大的群體有幾個大優點。

第一，多細胞生物可以長得很大，取得顯著的存活優勢（體型如果比周圍的動物更大，就不容易被吃掉）。此外，多細胞生物能攝取更多種食物及克服多種環境，移動得比單細胞慢郎中更遠更快。擁有許多細胞也代表可以把特定工作分配給身體的特定部位——即所謂的細胞分化，因此比分飾多重角色的單細胞生物擁有更複雜的功能，例如神經、肌肉和血液等。此外，大型生物體中的細胞還能合作製造「共用產物」，例如養分或生長所需的其他化學物質。如果我們是獨立生活的單一細胞，我們製造的任何物質都會排放到周遭環境，被競爭者吸收。在多細胞生物體內製造的產物則會留在體內，嘉惠整個生物體，有助於生長。

最令人興奮的是，多細胞生物在繁殖時可以享受性愛，而不是只能像細菌一樣簡便地一分為二。多細胞動物的性演化使製造卵子和精子的細胞（生殖細胞）與身體其他細胞（體細胞）出現明顯的差別。體細胞的主要功能是執行維持生存所需的吃重工作，例如覓食、打鬥、求偶等，生殖細胞則受到嚴密保護，以便把遺傳的火苗傳給下一代。

多細胞生活方式要能順利運作，必須嚴密控制細胞分裂和功能。細菌等單細胞生物只有一個演化目標：增殖及傳遞基因。單細胞生物一旦死亡，在演化上就已經終結，所以維持生存持續複製十分重要。但在多細胞生物中，細胞只能在嬰兒長成大人的正常發育和生長過程、傷口癒合時，或是維護人體所需的定期修復過程中增殖。此外細胞也必須忠於它的指定角色。腦部的神經元不能突然模仿胰臟的胰島細胞，開始製造胰島素。皮膚的細胞也必須在原處不動，構成不透水的屏障，抵擋外界侵襲，不能隨便跑到身體其他部位。功能失常或受損的細胞應該死亡或由免疫系統挑出，不應該繼續留存，造成問題。

因此，多細胞可以視為生物社會契約，每個細胞各自為生物整體的最大利益盡其本分。癌細胞忽視這些法則，失控地增殖並侵略周遭組織，最後擴散到身體各處，如果沒有控制下來，最後將導致死亡。要了解癌症從何而來，必須先了解多細胞生物的法則，以及不遵守這些法則時會有什麼後果。

巧取豪奪的變形蟲

如果日子好過，土壤裡有很多細菌可吃，生活在土壤裡的盤基網柄菌（*Dictyostelium discoideum*）的型態是單細胞變形蟲，每天在土壤裡遊蕩。但食物來源不足時，這些獨來獨往的細胞就會開始發出SOS訊號，促使它們聚集在一起。聚集起來的細胞最多可達十萬個，形成長度只有幾公釐的黏滑小團塊，稱為蛞蝓，四處滑行，尋找溫度和濕度適中、光線又明亮的地方。找到這樣的地方時，它會再度變身，這次是長出直立的柄，頂端有芽狀的子實體（fruiting body）。最後芽爆裂開來，讓細小的孢子散播到各處，希望發現更好的環境，每個孢子都能發育成新的盤基網柄菌變形蟲，循環重新開始。

盤基網柄菌的生命循環顯然是多細胞生物優點的最佳例證。單一細胞在環境不佳時彼此合作，以便繁殖。此外它也凸顯出隸屬於細胞社會的缺點：雖然形成這種蛞蝓的細胞有八成最後會變成孢子，重新開始生活，但位於柄中的其餘兩成細胞則會死亡，犧牲自己，為群體謀福利。但即使這麼單純的社會，也有破壞規則的取巧者。

一九八二年，美國耶魯大學生物學家李奧．布斯（Leo Buss）留意到黏菌世界出現反社會行為。他發現在相關物種擬毛黴網柄菌（*Dictyostelium mucoroides*）中，某些細胞成為子實體的機率比成為菌柄的機率來得高，因此比較容易存活並傳遞基因。他稱這些取巧者為「體細胞寄生蟲」[7]。四分之一世紀之後，美國貝勒醫學院的嘉德．蕭爾斯基（Gad Shaulsky）等人發表論文，指出盤基網柄菌也有類似的自私行為，原因是一百多個基因中的某個基因出現改變。

後來他們發現更奇怪的事：取巧者只有在周圍的變形蟲都與自己沒有直接關聯時才會搞鬼。周圍有基因不同的變形蟲時，某幾群細胞在菌柄中只占百分之五；但周圍是基因完全相同的後代時，則有整整兩成取巧者會犧牲奉獻，接受死亡。它們只為家族犧牲生命，不為陌生人犧牲。如果家族基因已經確定能靠家屬傳遞下去，奮力爬到柄的頂端似乎就沒有什麼額外效用。

我們應該小心，不要暗示這些黏糊糊的取巧者的行為確實有用或有智慧。它們只是依據遺傳規畫作出反應，遺傳規畫則由天擇決定。變形蟲中一旦出現遺傳變異，使它努力衝到柄的頂端時，這個細胞比較可能存活和持續繁殖，產生具有相同突變的新一代取巧者。但令人驚奇的是，連單細胞黏菌這麼簡單的生物擁有的基因也相當多，足以維持多細胞社會行為。更難以置信的是，這些基因一旦改變，這些社會「規則」就不再存在，但前提是這麼做具有演化優勢：如果沒有任何個體犧牲自己、形成菌柄，一整群自私的變形蟲很快就會分崩離析。

從盤基網柄菌擴大來看，世界上也有許多取巧者和小人破壞社會規則。一九七〇年代，一群以數學方式思考的演化生物學家發明了「偷雞摸狗者」這個詞，用來形容年輕公紅鹿的行為。公紅鹿沒有保住自己的妻妾群時，就會趁年紀和體型較大的公鹿忙著爭奪母鹿擁有權時偷偷潛入交配。此後基因檢測結果也證實這類偷襲生下的小鹿數量高得出奇，顯示這種交配策略相當成功。後來其他許多動物族群也發現有這種繁殖方式。

另外還有個例子是海角蜜蜂。海角蜜蜂和大多數社會性昆蟲一樣，生活在階級制度嚴密的群體中。群體分成雌性的工蜂和雄蜂，由蜂后統治。蜂后是蜂巢中唯一能交配的雌蜂，負責製造效果強大的荷爾蒙，抑制工蜂的性衝動。如果蜂后擅離職守，工蜂就能再度啟動卵巢，開始生下未受精卵，孵化成雄蜂。但在少數狀況下，海角蜜蜂

---

7 作者註：我比較想稱它們為「混蛋變形蟲」！

的工蜂會叛變，即使蜂后仍然在位，牠們仍會改變本身的繁殖過程，生下雌性後代及製造蜂王漿。這種現象稱為產雌孤雌生殖（thelytoky），英文源自希臘文的thelys和tokos，意為「生下雌性」。

啟動蜂后模式的能力使一般工蜂成為取巧者，拋開原本的工作，整天無所事事，只會產卵。一群群假蜂后入侵周遭血緣相近的海角蜜蜂亞種蜂巢，取代其中可憐的蜂后和工蜂，製造出更多偽蜂后。這些取巧蜂后的後代在蜂巢中越來越多，負責執行採集花蜜和為植物授粉這些重要工作的工蜂則越來越少，最後使整個蜂群瓦解。

值得注意的是，一群南非和德國研究人員日前發現，變成取巧蜂后的原因是蜜蜂基因組中有一個「字母」改變。這個字母所在基因的功能目前還不清楚。這些取巧者在南非東北部數量極多，分布也相當廣，導致蜂群滅亡，也為當地蜂農帶來厄運。

儘管如此，從演化觀點看來，這種以雌性工蜂和新蜂后接收整個蜂巢的能力其實非常有用。這種蜜蜂生活的南非地區風力很強，蜂后離開蜂巢後很容易被吹走。在這類強風吹拂的環境中，為了確保整個物種的存活，承受脫序蜂后的風險似乎只算小小的代價。

棘手的問題

五月初，美國亞利桑那大學坦佩校區的氣溫已經高達攝氏四十度，讓人眼睛乾燥、皮膚發癢。這裡不適合膚色淺又容易曬傷的英國寫作者，但對仙人掌而言是絕佳的環境。這片大學校園的最新嬌客是一小群冠狀仙人掌，安置在兩棟教學大樓之間的砂石地上。這些植物相當特別，它們的主幹不是指向天空的圓柱形，而是膨脹的瘤狀。看到這種長了很多刺的腫塊，一定會覺得它很像人體內的癌症腫瘤。

對於把它們種在這裡的雅典娜．阿提皮斯（Athena Aktipis）而言，這種植物和癌症兩者的類似之處相當明顯。阿提皮斯是亞利桑那州立大學合作與衝突實驗室主任以及人類慷慨計畫主持人。這項跨學科研究計畫的名稱相當有意思，目的是研究世界各地的社會和文化，找出塑造人類慷慨行為的力量。阿提皮斯以人類社會合作行為的演化取得博士學位後，對功能健全（或失調）的社會法則可能在細胞層級產生作用的說法很感興趣。但最先使她對細胞社會感興趣的因素不是癌症，而是冠狀仙人掌。

我們一起坐在她隱藏於亞利桑那州立大學心理系內的辦公室，她告訴我：「我發現這個網站有許多冠狀仙人掌的奇特圖片。類似癌症的現象不只發生在動物身上，也發生在表面上看來跟我們完全不同的生物身上，這件事非常重要。以我們的想法來說，植物在生物學上和人類和其他動物完全是不同的，這反而讓我想到癌症是生物的基本特質。」

阿提皮斯不像大多數癌症研究者一頭栽進細胞、分子和基因，而是思考她的社會個體合作理論能否帶出不同的觀點。她以往的研究結果認為社會是個體共享資源和因應挑戰的網絡，因此猜測，體內有系統的組織通常應該是行為規矩的細胞彼此合作的社會，大家都遵守五個重要規則：不過度增殖、嚴守本分、不取用過多資源、自己的問題自己解決，以及該死亡時就死亡。

這些規則能讓任何社會順利運作，人類社會也包括在內，如果某些個體我行我素，就會出現問題。癌細胞卻偷雞摸狗，違反規則。起先或許一次只違反一個規則，但等它們強大起來擴散到全身各處之後，就會違反所有規則。它們會失控地增殖、無視於自己在器官中的正常功能、大量吸收氧和養分、製造有毒的酸性環境，而且在應該死亡時仍然固執地拒絕死亡。

超過十億年以來，多細胞生物已經演化成細胞社會，每個單元扮演特定的角色，為共同利益和物種繁衍發揮作用，而不是滿足個別細胞的需求。這個嚴謹的階層制度不允許單細胞祖先那種自在隨意的生活態度。細胞分裂受到嚴格控制，由一系列錯綜複雜的分子和遺傳路徑規範，確保細胞只會在需要的時機和位置分裂。錯亂不能容許，受損或違抗命令的細胞不可存在。製造麻煩則會被命令自殺，以便維護其餘成員的利益。老舊的細胞會平靜地長眠。這套制度雖然看來嚴苛，但能確保我們健康。

但在有組織的社會中，無論是人類、動物或細胞，一定會有個體違反規則（我確定我們都違反過規則，尤其是知道可以逃過懲罰的時候）。人類彼此合作，又有社會或法律規範足以防範對抗或取巧時，社會就發展與成長得最好。同樣地，多細胞生物如果要穩定演化，也必須阻止細胞取巧。包含的細胞越多（以及必須存活的時間越長），要做到這點就越困難。多細胞生物演化期間花費了許多功夫防範細胞取巧。體型越大，細胞社會成員越多，出現取巧者的機率也越大，所以需要更多控制機制來阻止它們。

對個別細胞而言，成為多細胞生物中的一員代表必須放棄自主權，並且再也不能決定自己的演化命運。相對地是把希望寄託在自己所屬的身體能在死亡前把共同基因傳遞下去。不過，有個永遠存在的誘因會促使細胞違反規則，拋開細胞社會的桎梏，任意增殖。

糟糕的是，有個明顯的問題立刻就會出現。取巧行為改變了生物長期目標和取巧者內在動力之間的平衡。生物的長期目標是盡可能存活以便繁殖，取巧者的內在動力則是發展成惡性腫瘤，在短期內壓榨近鄰，謀取自己的利益，即使最後將危及整體也在所不惜。任何社會對這類取巧者也都有自然限度。如果人類社會中每個人都投機取巧，社會很快就會淪落成《瘋狂麥斯》（Mad Max）電影中的恐怖國度。同樣地，多細胞動物組織化的身體也會陷入混亂。

大家一起來

西班牙演化生物學研究所（Institute of Evolutionary Biology）多細胞基因組實

驗室（Multicellgenome Lab）主持人伊納吉・路易茲－特里羅（Iñaki Ruiz-Trillo）受變形蟲吸引而踏進這個領域。更明確地說，他著迷的是快孢子蟲（*Capsaspora owczarzaki*）。這種單細胞生物的生活方式相當特別，因此被認為是最接近多細胞動物的生物。

其他單細胞生物大多各過各的，快孢子蟲的生命則包含三個階段。它可能是單細胞生物，生活在淡水蝸牛的血液中，也可能形成類似孢子的小胞囊，但第三種形式最古怪。這種變形蟲接收到某種不明訊號時，會彼此接近，聚集成小團體，甚至會製造奇怪的膠質把成員黏在一起。在這個單細胞和多細胞間的灰色地帶，我們可以著手探討規範多細胞生物的規則，了解癌症如何違反規則。

路易茲－特里羅等人在快孢子蟲的基因中有許多意外發現，可能有助於解釋多細胞社會的起源和癌症的根源。可以想見，快孢子蟲具有完整的細胞週期基因讓它能夠複製，同時具有其他各種生成細胞以及讓細胞運作的機制，例如開啟或關閉基因和生產能量等。但另外還有一些遺傳附屬功能，從表面看來似乎完全沒有必要。

奇怪的是，多細胞動物用來生成體內各種組織的基因和分子，在快孢子蟲體內幾乎一應俱全。事實上路易茲－特里羅發現，多細胞生物的各種發明在這種單細胞祖先體內幾乎都找得到。例如，快孢子蟲細胞能製造整聯蛋白（integrin），這種分子出現在動物細胞表面，讓動物細胞互相黏結，形成有條理的結構。此外快孢子蟲也有自己的特殊基因，以往認為這些基因專門用於動物發育，讓初期胚胎中的細胞能做出分辨上下、前後或左右等基本決策。

還有四、五個基因看來像是Hippo信號通路（Hippo pathway）的一部分，這個通路負責控制動物的體型大小。路易茲－特里羅甚至可從快孢子蟲中取出這些Hippo基因，放進果蠅體內，讓它們接手控制果蠅眼睛的大小。但變形蟲根本沒有眼睛（或其他器官），那麼單細胞生物為什麼需要這些多細胞動物的分子工具？路易茲－特里羅解釋：「這些機制會在快孢子蟲轉換階段時發揮作用，也就是從變形蟲到胞囊再到聚合體。這個過程和更複雜的動物體內的分化相同，只是時間上是分開來的，先變成一種東西、再變成另一種東西，然後又變成第三種東西，但每個細胞每次只能是一種東西。這是單細胞生物最大的問題。」

子宮中的嬰兒發育出好幾百種不同的細胞，每種細胞專屬於一項特定工作。但如果我們像快孢子蟲一樣，那麼我們會在某個階段全身就是肝臟，接著又變成腦部或肌肉。路易茲－特里羅的研究成果指出，人類和其他複雜生物與鬆散的變形蟲聚合體的主要差別，是我們在演化之後，細胞可以同時被分派執行不同的工作。但快孢子蟲即使具備各種功能的所有基因，仍然無法同時執行多項工作。

更複雜的生物則演化出多重複雜機制，控制基因開啟的時間和位置。快孢子蟲體內雖然仍有許多這類控制裝置，但不像比較複雜的多細胞生物基因組有許多長期的遺傳「控制開關」。這些開關可在發育期間讓基因在適當的時間和位置開啟，產生各種體內組織。比較特別的是，在癌細胞中開關和基因間的長期交互作用經常錯亂。

除了缺少多細胞生物在遺傳上的複雜性，快孢子蟲似乎還缺少一個更重要的特徵：死亡。這種微小的變形蟲雖然能死也確實會死，但似乎不具有細胞「自殺」程序中的關鍵元素。這個元素稱為細胞凋亡（apoptosis），發生在細胞受損或不再需要的時候。

對包括人類在內的多細胞生物而言，細胞凋亡提供強大的癌症防範效果。我們如果不小心曬傷，甚至可以看到這種作用發生在自己身上：曬傷後過幾天撕下的死皮就是受傷的細胞。這些細胞損傷太重，無法正常複製，所以被命令立刻死亡，不能繼續存活，防止以後造成問題。可以想見，癌症發生的重要步驟就是藉由基因改變去破壞這個自殺反應的關鍵元素——腫瘤發展不只需要細胞增殖來製造新細胞，也必須防止新細胞死亡。

這項發現凸顯出多細胞生物體內個別細胞的需求和整體社會利益間彼此的矛盾拉扯。單細胞生物的「目標」是盡量獲取利益及避免死亡，但從多細胞生物的觀點看來，最重要的是細胞受損、有缺陷或不需要時應該死亡，以便維持群體利益。

路易茲－特里羅告訴我：「幾十億年來，細胞一直在分裂。對單細胞生物而言，它們只會做這件事。但如果進入另一個生物，最重要的就不是自己了。多細胞為生物帶來很多好處，對細胞也有好處，但現在狀況很不一樣了，有些事在細胞單獨生存時可以做，現在就必須約束行為、遵守規則，所以不能做了。」

如果你曾經跟一群朋友一起度假，就很容易理解這個問題。一個人出遊時很容易做的活動或決定，突然就會變成意見和優先順序拉鋸的戰場，每樣事物各朝不同方向拉扯。路易茲－特里羅解釋，他的實驗室有很多學生想一起露營，但不見得會有個愉快的假期。

他說：「一個人露營時通常不會有什麼問題。要什麼時候吃東西或吃什麼都可以，要在哪裡搭帳篷就搭，想睡的時候就睡，一切都隨你高興。但如果跟十個人一起露營，問題就來了。每個人會開始爭論，為什麼不在這裡搭帳篷？為什麼不現在吃東西？」

為了避免這類問題，細胞必須不斷互相溝通，發送和接收訊號，了解現在是什麼狀況，以及是否需要做什麼事。這類訊息有些是四處漂浮的化學物質，在細胞間擴散或隨血液流動，有些訊息則比較像老式的「兩個罐子中間拉一條線」，細胞必須互相接觸，才能傳送訊號。事實上，多細胞生物需要的許多基因與細胞彼此間的溝通有關。癌症發展期間也必須破壞這些溝通。

多細胞的生活方式雖然有明顯優於單細胞的地方，但細胞越多，問題也越多。如同生活裡的許多事物一樣，東西越複雜，出問題的可能性越高。多細胞生物中如果有複雜的調節機制，讓細胞特化成不同的角色，只在需要的時間和地點分裂，就會有很多東西可能出錯，危害整個系統。十億年前我們還只是變形蟲時，一切都比現在簡單得多。

懷舊星期四

二〇一一年，英國物理學家保羅・戴維斯（Paul Davies）和澳洲物理學家查爾斯・萊恩威佛（Charles Lineweaver）發表推測性論文《癌症腫瘤是後生動物1.0：探究古代祖先的基因》（*Cancer tumors as Metazoa 1.0: tapping genes of ancient ancestors*），論文中主張癌症其實是演化返祖（atavism）現象，回歸生物最原始的生存方式。戴維斯和萊恩威佛認為癌症不是一群自私的獨立細胞，而是一群細胞被「下放」成鬆散的集合體，類似最早期的多細胞生物（後生動物），在以往不存在的古代遺傳程序控制下運作。依據他們的理論，這類返祖行為是一種「安全模式」，目的是因應低氧濃度等高壓力環境。多細胞動物出現時，早期地球正處於這樣的狀況，腫瘤周圍的局部環境也是如此。

最讓生物學家惱怒的事，就是物理學家突然跳進他們的研究領域，用小狗對待新玩具的心態提出過度簡化的解答，完全忽視他們幾十年來精心建構的領域知識。他們認為癌症是演化返祖現象的說法雖然博取不少媒體關注，但在科學界激起的反彈連在外太空都感受得到。他們的假說不是讓人嘲笑他們不懂癌症生物學和遺傳學，就是讓人洩氣不解——他們以為針對基因在生物基本過程中扮演的角色十分古老所提出陳腐的說法，顯然足以成為「顛覆者」或「特立獨行者」，在科學界和媒體博得響亮名聲[8]。

在一定程度上，萊恩威佛和戴維斯的返祖理論經不起生物學的實際檢驗。癌症不是回歸多細胞生物史上的特定時間點，而是細胞在人體的複雜環境中採行本身獨特演化路線的結果。它們受天擇壓力作用，在突變的基因組中尋找各種方法來幫助自己存活（這點後面會進一步說明）。不過我們仍然可從路易茲－特里羅的快孢子蟲研究得知，有組織的多細胞系統和一團各自為政的單細胞生物之間的差別，在於嚴密控制的基因調控和細胞死亡。此外一些有趣的觀察結果可以說明，細胞間的多細胞協定開始瓦解時，在基因層級可能出現哪些狀況。

許多物種的ＤＮＡ定序資料越來越豐富，讓研究人員得以畫出生物系統樹，詳細說明不同物種間的關係以及兩者間的共同祖先距離現在多久。這讓我們得以簡便地計算任何已知基因的存在時間。舉例來說，如果某個基因只存在於系統樹中的哺乳類分

8 作者註：事實上，戴維斯和萊恩威佛不是首先提出多細胞生物的演化起源或許有助於解釋癌症問題的物理學家。目前擔任加拿大圓周理論物理研究所榮譽教授的拉斐爾・索爾金（Rafael Sorkin）二十年間花費大多數時間，試圖說服科學期刊發表他的理論，認為癌症是控制機制崩潰的結果。這個控制機制出現於單細胞生物開始在多細胞生物體內共同生活的時候。最後他放棄努力，於二〇〇〇年把他的想法上傳到線上物理學圖書館arXiv。

支，那麼我們可以假定它出現在六千五百萬年前，此時哺乳類動物剛剛出現。但如果它存在於細菌以上的所有物種，那麼它的歷史一定久遠許多，而且很可能出現在非常古老的單細胞祖先身上。

幾年前，位於澳洲墨爾本的彼得・麥卡勒姆癌症中心的團隊主持人大衛・古德（David Goode）提出一個巧妙的構想，把一項大規模腫瘤定序計畫中不斷擴增的「癌症基因」庫對應到生命樹上。他想知道基因的存在時間和它在癌症中扮演的角色是否有關。但直到天資聰穎又年輕的委內瑞拉女性安娜・特里格斯（Anna Trigos）為尋找博士研究項目來到實驗室，他才找到願意嘗試的人。

奇特的是，特里格斯發現，癌細胞中最活躍的基因，存在時間也最久。這些都是推動細胞增殖或DNA修復等基本功能的基因，年代可以追溯到最古老的單細胞生物出現時。相反地，活躍程度最低的基因出現年代也最近，大多只出現在哺乳類或多細胞動物身上，負責執行比較複雜的工作，包括生成特化的器官和細胞間的溝通等。

她目前研究過的各種腫瘤全都具有相同的型態：單細胞基因啟動，年代較近的多細胞基因則關閉。這代表癌細胞拋棄它們在細胞社會中的正常角色，採取比較自私、只顧自己的態度。這並不表示它們完全回歸類似變形蟲的返祖形式，但促成癌症發展的突變往往會擊潰通常能維持多細胞秩序的系統，讓巧取豪奪的細胞更加興盛。

很難贏過取巧者

癌症是生命的代價。人類多細胞的身體實際上是細胞壓抑本身單細胞天性的休戰狀態。然而，我們又必須讓這些單細胞能力隨時可以上場發揮。細胞迅速增殖相當重要，可讓血液、骨骼、腸道和皮膚中的幹細胞生產幾百萬個我們每天需要用於再生和修復傷口的細胞。如果割下一塊肝臟，剩下的細胞將短暫重新啟動強大的再生能力，幾星期內就能重新生出一公斤組織。這些過程在嚴密監控下進行，但事情往往（而且真的）就是會出錯。

有細胞社會的地方，就會有取巧者。這代表癌症不僅出現在整個人類史上，也會出現在其他各種多細胞動物身上，而且確實如此。如果宇宙中有複雜的多細胞外星生物，這些生物很可能也會罹患癌症。

這些巧取豪奪的細胞違反構成組織和控制細胞生長的基因所訂定的規則。這些基因發生變化時，規則更容易被改變或違反，導致腫瘤出現。接下來幾章將會提到，了解這些遺傳的改變是如何導致癌症，已成為一百多年來的重要研究焦點。

但其中還有更根本的東西。身為寫作者，我一直在努力創造類比和隱喻，幫助有興趣但不一定具備專業知識的朋友深入理解分子生物學。但在思考細胞社會和巧取豪奪的癌細胞時，我發現它不是隱喻，而是生物本來就是如此。每個多細胞生物的身體、一群動物或人類族群，都是一連串社會契約和法律建立的社會，裡面有遵守規則的，也有不遵守規則的。巧取豪奪者難以避免，尤其是管制和規則開始不穩定時。我們每個人內心都有個叛徒。

在美麗的碎形中，每個子單元都是整體的縮影，所有生物群體也是如此。從人類到變形蟲、蜂后到癌細胞，全都無一例外。

3 巧取豪奪的細胞
Your Cheating Cells

幾千年來，人類一直對癌症從何而來感到困惑。大多數時間，癌症被視為嚴重觸怒神祇導致的懲罰或遭到巫術詛咒。埃及人把癌症歸因於天譴，中國古代文獻則說癌症是「邪氣」太強。還有一些類似說法認為，透過禱告和儀式向自己信奉的神祇祈求，應該可以治癒癌症[9]。這類想法現在依然存在，但正統宗教解釋已經逐漸被比較含糊的「健康」定義取代。癌症被視為生活過得不健康（或被打入不純淨的污濁世界）的懲罰。嚴格遵守另類療法的習慣和儀式是唯一能獲得拯救的希望。

醫學界一直在尋找更合理的答案。古希臘醫學之父希波克拉底在公元前四世紀曾

9 作者註：十九世紀時的法國，宗教界認為女性自慰可能造成子宮腫瘤，傳統性行為則可能導致子宮頸癌。雖然透過性行為傳播的人類乳突病毒（HPV）感染確實是子宮頸癌和其他生殖器官癌症的重要原因（不過現在感染HPV的人比以往更容易罹患這些疾病），但現在應該可以把這個理論歸因於父權思想。

經提出，人體中有四種不同顏色的體液，分別是紅色的血液、透明的黏液、黃色的膽汁和黑色的膽汁。這幾種重要液體平衡時，人就健康；如果發生問題，人就會生病，癌症的原因就是體內黑膽汁過多。

羅馬醫師蓋倫接受希波克拉底的理論並實際運用，還把體液理論寫在自己的教科書中。這些理論成為歐洲和伊斯蘭世界臨床實務的基礎，時間超過一千年。此外蓋倫也發現，未曾生育的女性比較容易罹患乳癌，因此猜測乳癌的病因可能是某種有害物質鬱積，而這種物質可透過哺乳排出。[10]

公元十六世紀，人類開始了解，蓋倫的體液概念並不正確，尤其是沒有人能證明惡名昭彰但難以捉摸的黑膽汁確實存在。十六世紀中期，觀察結果發現同一戶的家庭成員中有好幾個癌症病例，因此出現新的理論，斷定這種疾病一定會傳染。不過這個說法和蓋倫的有毒胸部假設一樣，觀察正確但結論錯誤。現在我們知道遺傳性基因變異顯然會提高某些癌症的罹患機率，因此可以解釋某些家庭特別容易罹患癌症。儘管人類乳突病毒（HPV）等接觸性感染未來可能導致癌症，但我們通常很難感染癌症（但有某些特殊例外，請參閱第210頁）。然而這個說法大大強化了這種疾病的污名和人們對它的恐懼，因此早期癌症醫院被排擠到城鎮之外，以免傳染給其他居民。

下一個里程碑是十七世紀中期逐漸普遍的淋巴理論。這個理論把希波克拉底的四種體液簡化成血液和淋巴液兩種液體。這兩種液體在體內管路中流動是否順暢，是影響健康的重要因素。這個概念的主要支持者是著名的蘇格蘭外科醫師及解剖學家約翰・杭特（John Hunter），他認為腫瘤的形成原因是紊亂的淋巴液洩漏到血液中。在杭特和其他著名支持者的推動下，淋巴理論一直存續到十九世紀。最後病理學家使用最新型顯微鏡，證明腫瘤的組成物質是人體細胞，而不是凝結的液體，淋巴理論才宣告終結。

癌症雖然明顯由某種細胞構成，但起源依然成謎。科學家努力研究顯微鏡下奇異又有趣的細胞世界時，各種新理論不斷出現。有些理論認為癌症的成因是從芽基（blastema）組織萌發出來的奇怪細胞。有些人則提出自己的一套理論，認為腫瘤細胞是滲出血管的液體凝結所形成，或是人類帶出子宮的殘餘物質——後面這一說法對兒童癌症而言已經證實正確（請參閱第131頁）。這些理論彼此競逐大半個世紀，在歐洲和美國各個地區的科學界各自擁有支持者。

詳細的觀察結果最後指出，癌細胞遵守生物學的基本原則：**所有細胞都源自細胞**。癌症不是詛咒、感染、充血或凝結。它的成因是我們自己的細胞開始巧取豪奪，不受控制地增殖，最後擴散到身體其他部位。但這只能說明癌症**是什麼**，卻沒說明癌

---

10 作者註：二十世紀研究者已經了解，雖然他的觀察結果正確，而且哺乳確實有防範乳癌的效果，但原因其實可能是哺乳與未哺乳女性在荷爾蒙方面的差異。

症**為什麼**發生。是什麼因素使行為端正的細胞拋開良好行為規範，開始我行我素？

窺視細胞

對於擁有顯微鏡的人（而且多半是男性）而言，十九世紀是令人興奮的時代。顯微鏡和顯微技術進展快速，包括以焦油中的化學物質調製的彩色合成染色劑，讓眼光銳利的科學家得以窺視細胞的內部運作。

德國生物學家華爾瑟・弗萊明（Walther Flemming）就是其中之一。他十分著迷於細胞中央的黑色物質，因為它會吸收彩色染料，所以命名為染色質（chromatin）。他仔細觀察蠑螈細胞標本，描述細胞即將分裂時，染色質如何重新排列成長絲狀，每個新細胞獲得的長度相同。弗萊明稱這個過程為有絲分裂（*Karyomitosis*），細絲稱為絲裂原（*Mitosen*）。雖然以有絲分裂（*mitosis*）來稱呼細胞分裂很快就固定下來，但另一位德國科學家海恩利希・威廉・馮・瓦爾代爾－哈茲（Heinrich Wilhelm von Waldeyer-Hartz）提出染色體（chromosome）這個更響亮的名稱，用來稱呼細胞中含有生命指令的脆弱DNA細絲。

當時的人類雖然對DNA或遺傳機制一無所知，但這個複製和分配染色質的奇特過程看來似乎相當重要。一八九〇年，另一位德國人，病理學家大衛・馮・漢斯曼（David von Hansemann）把眼光（和顯微鏡）聚焦在腫瘤中的怪異細胞，發現有些癌細胞似乎以奇怪的方式進行有絲分裂。正常細胞分裂時，兩頭會有兩個「極點」，有點像地球儀上的南極和北極。複製後的兩組染色體被拉向極點，進而分開，因此細胞在赤道附近一分為二時，每個「子代」都擁有一組完整的DNA。不過漢斯曼發現，癌細胞的極點不只兩個，通常有三個以上。

可以想見，細胞在思考如何把兩個分成三個時，一定會造成很多問題。此外他還發現，即使癌細胞真的想出辦法只形成兩個極點時，染色體也不一定會平均分開。漢斯曼猜測，這種染色體不平均是癌症的重要特徵，而且很可能是腫瘤發展的第一步。他甚至還進一步提出，癌細胞即使有絲分裂沒有明顯問題，小得看不見的染色體也可能有問題。從後來在癌細胞中發現的基因和致癌突變看來，這個見解頗有先見之明。

遺憾的是，漢斯曼的說法沒有普及，可能是因為當時的人很執著於芽基萌發理論。結果，他在癌症遺傳學史上沒有留名，而被同樣是德國人的生物學家塞奧多．波威利（Theodor Boveri）取代。一九一四年，歐洲即將陷入戰火之際，波威利出版短篇著作《論惡性腫瘤的起源》（*Concerning the Origin of Malignant Tumours*），提出他對癌細胞內部怪異染色體活動的觀察和想法。這本書大部分內容是詳細介紹海膽卵（波威利選擇的代表性生物）受精過程中可能出問題的各種狀況，包括精子過多、缺少染色體、多個極點和有絲分裂停頓，每種狀況都會危害海膽的生存機率。

雖然波威利沒有觀察過癌細胞，但他很好奇海膽卵中的染色體混亂和癌症異常活動間的關聯。他指出，腫瘤細胞受「某種異常染色體構造」（並且提到漢斯曼先提出這個想法）影響而活動異常。波威利還提出細胞內可能有一種「抑制染色體」，如果少了這種染色體，細胞將會開始失控增殖。這個說法預言了腫瘤抑制基因的發現。此外他還提出（也可能是剛好猜中）負責某些性狀的染色體單元（現在我們知道是基因）可能會以特定順序排列在染色體上。波威利去世於一九一五年，距離那本小書出版僅僅一年，來自美國的妻子把該書翻譯成英文，讓他的說法傳播得更廣。

二十世紀最初幾十年，癌症源自正常細胞內部染色體異常的說法逐漸普及。美國病理學家恩尼斯特．泰澤爾（Ernest Tyzzer）於一九一六年首先採用體細胞突變（somatic mutation）一詞來說明腫瘤的原因是正常（身體）組織的遺傳物質出現某種變化或改變。一九二二年，著名果蠅遺傳學家湯瑪斯．杭特．摩根（Thomas Hunt Morgan）把癌症歸因於基因失常，提出「癌症源自特定基因一再發生體細胞突變……最後導致癌症」。「癌症的體細胞突變理論」就此誕生：癌症源自正常細胞中的基因發生突變，導致細胞異常並失控增生。

整個二十世紀，科學家開始拼湊出整個狀況。現在我們知道染色體是DNA長鏈，包含四種化學基本組件（鹼基），可以串連成無限多種組合。基因是分散在每條染色體中的短鏈，它是生物指令，通知細胞什麼時候生長和分裂，在人體內應該執行什麼工作，甚至什麼時候死亡。腺嘌呤（A）、胸腺嘧啶（T）、鳥嘌呤（G）和包嘧啶

（C）這幾種鹼基的排列順序負責傳達基因包含的資訊，作用就像分子字母，拼寫出生命的配方。

人類的基因組（構成一個人所需的整套DNA）包含兩萬個基因，上下差距大約數千個[11]，分布在人類的二十三對染色體中。然而真正的基因在基因組中的比例只有不到2%，其他部分在大眾科學媒體上通常稱為「垃圾DNA」（這些DNA中沒有控制蛋白質分子生成的遺傳指令，所以科學上比較正確的名稱是非編碼DNA〔non-coding DNA〕）。其中有些DNA包含啟動和關閉基因的數百萬個控制開關，以及在細胞分裂時維持染色體數目和長度正確所需的結構組件。有些片段具有很長的分子串，稱為非編碼核糖核酸RNA，任務是獨力執行重要功能或協助控制其他基因的活動。此外還有許多看來完全沒有作用的遺傳垃圾，但這類垃圾究竟有多少，在遺傳學中一直是激烈的爭議話題。

我們從一個受精卵細胞發育成嬰兒，再長大到成年，過程中有千萬個基因必須在正確的位置和時間啟動，細胞也必須增殖到正確的數量，以便建構和維護身體。由此

---

11 作者註：在這個高科技DNA定序時代，這點或許讓人感到意外，但人類基因組中精確的基因數量一直是個爭議，因為它取決於我們對基因的基本定義。我的第一本書《飼養海明威的貓》（*Herding Hemingway's Cats*）中對此有更加詳細的解說。

可以想見，這個遺傳藍圖上只要有任何「字母」改變，就會造成麻煩。重要基因上的拼字錯誤可能導致細胞開始失控增殖。此外，拼字錯誤還可能破壞設定細胞受損或耗弱時死亡的指令。其他重要基因進一步改變可能造成難以阻止的侵略性腫瘤，最後讓這些脫序細胞掙脫限制，開始在體內各處遊走。

這個思考方向形成癌症基本上是DNA疾病的想法，從而帶出兩個結論。第一，如果我們能確實得知是哪些有問題的基因和分子造成腫瘤細胞失控生長，就應該能找出精確的「靈丹」來阻止它們（稍後會進一步說明這個想法）。第二，這代表我們應該能找出導致癌症的確實原因：如果能偵測到導致某人罹患癌症的DNA改變（突變），找出造成這些改變的原因，就應該能研究出這個生物謎題的解答。

除了黑膽汁和憤怒的神祇之外，指出某種癌症與特定原因有關聯的科學研究中，最古老的應該是英國醫師及植物學家約翰・希爾（John Hill）發表於一七六一年的論文《留心過度吸用鼻菸的危害》（*Cautions Against the Immoderate Use of Snuff*）。在這篇論文中，希爾以超過五十頁的冗長篇幅描述使用鼻菸的男性鼻孔內腫瘤的生長過程，希望這些文字「剛剛好有用，因為如果同樣過多，可能也會導致類似的疾病」。

十四年後，英國外科醫師柏西瓦爾・帕特（Percivall Pott）發表篇幅更長的作品《關於白內障、鼻息肉和陰囊癌的外科觀察》（*Chirurgical observations relative to the cataract, the polypus of the nose and cancer of the scrotum*）。這位外科醫師基於專業理由，特別關注倫

敦未成年煙囪清掃工的下半身。這些年輕男孩大多遭到遺棄、虐待又骯髒，一絲不掛或穿著鬆垮的衣褲進入煙囪工作。其中許多人罹患煤灰疣（soot wart），一種令人痛苦的破壞性生殖器腫瘤。

帕特發現，這種癌症只要在開始擴散前及早接受手術就有機會治癒，而且病因一定是疏於清洗而積聚在陰囊表面的煤灰。他因為這個發現而推動改善工作環境、經常沐浴以及提供與德國等地清掃工相同的合身防護衣。在歐洲各地，這些公共衛生建議在幾十年內使癌症幾乎絕跡。但在英國，帕特改善工作條件的努力卻因為有錢屋主、保險公司和靠這些小朋友奴隸勞動賺錢的雇主的考量遭到阻撓。他們主張寧可犧牲幾個可憐小朋友的健康，也不能讓有錢人遭到污染甚至發生煙囪火災，所以這些可怕的條件（以及可怕的癌症）一直延續到十九世紀。

直到一九三〇年代，科學家發現煤灰溶液塗在刮過毛的小鼠皮膚將會引發腫瘤，才證實帕特的假說正確。這個方法發現好幾種有害化學物質可能致癌，包括苯芘（benzopyrene，菸草煙中的一種主要致癌物）和多環芳香烴（PAH）。香菸也含有這類化學物質，代表抽菸這種十分流行的習慣雖有電影明星美化和醫師背書，恐怕對我們還是不好。而從另一方面看來，一九五〇年，英國研究人員理查・多爾（Richard Doll）和奧斯汀・布萊德福德・希爾（Austin Bradford Hill）發表涵括倫敦地區二十家醫院、兩千多名住院患者的研究，指出抽菸者確診癌症的機率比不抽菸者或有其他癌症的人高出許多。

多爾、布萊德福德和希爾雖以證明肺癌和抽菸有關而聞名，其實早在十多年前就有人提出這個關聯。不過這個更早指出抽菸有害的研究結果會遭到忽視，有個很重要的原因：它是納粹提出的。

一九三〇年代，納粹統治下的耶拿大學科學家首先證明抽菸和人類癌症有關，甚至還發明了「二手菸」這個名詞。然而，這些發現是第二次世界大戰期間在德國發表，所以很少人注意到。可能更加重要的是，耶拿大學是違反倫理及有嚴重瑕疵的種族科學溫床，協助建立納粹的優生學政策基礎，導致數百萬「不良人士」遭到屠殺，包括猶太人、吉普賽人、同性戀、少數民族，以及殘障兒童及成人。因此可以想見，當時這所大學的研究成果無論科學上是否正確，都會遭到懷疑。希特勒本身是堅定的反菸者，但對菸草管制應該沒什麼幫助。

一九四八年，荷蘭安東尼魯文赫克醫院癌症外科醫師威廉・華新克（Willem Wassink）的論文提出更多納粹以外的證據，指出經常抽菸者罹患肺癌的機率比不抽菸者高十二倍。因為這篇論文發表於荷蘭，這個說法就沒有進入英文醫學教科書中。更早之前，阿根廷的安吉爾・洛佛（Ángel Roffo）於一九三一年發現，把菸草焦油萃取物塗在兔子耳朵上可能導致癌症，純尼古丁則不會，但他把這個實驗結果發表在德文期刊上，因此在英文世界沒有受到注意。

撇開醫學機構經常忽視納粹提出及（或）非英文發表的研究不說，即使英國的多爾和布萊德福德．希爾認為他們的發現斬釘截鐵地證明了抽菸在肺癌中扮演的角色，依舊無法引起大眾注意。儘管布萊德福德．希爾在機構中的根基深厚，但多爾具有共產黨員身分這個理由就足以讓人忽視他的研究成果。要讓英國的醫師注意這件事，唯一的辦法是證明抽菸不僅危害患者的生命，也會危害醫師的生命。

一九五一年，他們召募四萬名醫師，進行當時史上最具雄心的研究，持續追蹤這些醫師多年，試圖釐清抽菸和健康間的關聯。當時甚至不需要等待許久，初步答案就出現了。一九五四年，統計數字明確指出，抽菸者罹患肺癌的比例比不抽菸者高二十倍。一九五六年，又發現抽菸與其他多種疾病間的確實關聯，包括心臟病、慢性肺病和食道癌等。即使如此，為維護國民健康而限制菸草銷售和行銷活動，仍然遲至一九六〇年代才被普遍接受，一九七〇年代初期菸草銷售量才開始下跌。

在現代，我們對造成癌症的原因已經比較有所依據。上網簡單搜尋一下，可以看到從顯而易見到難以理解的各種說法。抽菸、飲食不正常、環境中的有害化學物質、來自太陽的紫外線、某些病毒、遺傳基因錯誤、污染、免疫系統衰弱等不一而足。此外媒體上不時還會出現更奇怪的猜測，我最喜歡的幾個包括浴簾、夜間上洗手間時打開電燈，最荒謬的則是水。「每日郵報腫瘤本體論計畫」（Daily Mail Oncology Ontology）是個短命的部落格，主題是列出報章雜誌喜歡把所有無生命的物體分成致癌和治癌兩種，但這位匿名作者發現這項工作的規模太大，很快就放棄了。

不過統計學家都知道「相關」不等於「因果」。單單發現許多罹患相同癌症的人曾經接觸相同的物質，不一定證明這種物質就是元凶。就癌症而言，「原因」是個難以捉摸的字眼，因為它意味著只有一樣事物造成這種疾病。有很多抽菸者一輩子沒有罹患癌症，也有很多不抽菸者卻得了，但證據一面倒地指出抽菸者罹患這種疾病的機率比不抽菸者來得高[12]。所以我們最好把這類事物想成**一種**原因，而不是**唯一**原因，或是依照技術說法稱它們為「風險因素」。

如果有一群年齡相同，且其他條件也相當的一群人接觸某種事物便會提高罹患癌症的機率，我們可以說這個事物是導致癌症的原因。以類似狀況來解釋，如果找來兩百萬名汽車駕駛人，隨機指定其中一半喝下四杯雙份威士忌，然後要他們走M40公路從牛津開車到倫敦，那麼我們當然別開上這條公路，而且可以預料到喝威士忌組的事故會比較多；但我們也可以預料到會有很多喝酒的駕駛人毫髮無傷地到達倫敦，沒喝酒組也會有幾位因為其他原因而發生車禍。

不過分子生物學家想知道這些事物究竟**如何**導致癌症時，這類風險和機率理論通常沒辦法滿足他們。如果體細胞突變理論正確，導致癌症的原因確實是細胞內某些基因中的錯誤，那麼我們應該能找到致癌因子在基因組中造成的損傷指紋。要做到這點，我們必須看懂生命的配方手冊。

看懂配方

要看懂ＤＮＡ中的分子「字母」（鹼基）指令，第一個可靠的方法是ＤＮＡ定序技術。這個方法於一九七〇年代由英國生化學家福瑞德．桑格（Fred Sanger）發明，目前全世界規模最大的ＤＮＡ定序機構，位於英國劍橋的維康桑格研究所（Wellcome Sanger Institute）就是以他命名。桑格當初開發的技術相當耗時又麻煩，科學家每次最多只能讀出幾百個鹼基。因此研究人員不打算讀出人類基因組的全部六十億個字母，在其中尋找導致癌症的突變，而是只鎖定TP53基因。TP53負責生成強大的保護蛋白p53，這種能力強大的分子可在細胞ＤＮＡ嚴重受損、無法修復時命令細胞死亡，進而抑制癌症發展，而大多數人類腫瘤中可以發現這個基因或它的控制機制出現錯誤。

一九九〇年代，美國研究人員證明許多種癌症具有獨特的TP53突變。這些突變可能源自不同的因素，其中有些會造成特殊的ＤＮＡ損傷型態，例如菸草煙中的化學物質或太陽放射的紫外線等。

12 作者註：我在英國癌症研究中心工作時，聽過無數次類似「我阿公抽菸抽了一輩子，從來沒得過癌症……」的說法。奇怪的是，如果我用統計數字和風險因素來解釋，通常不會被接受，但如果我說：「我阿嬤也抽菸，但她就得了癌症」通常能讓對方無話可說。

麥可・史特拉頓（Mike Stratton）對特定致癌物可在癌細胞基因組中造成特殊標記的概念很感興趣。當時這位年輕的遺傳學家（目前已是維康桑格研究所主任）正在尋找侵犯肌肉和軟組織的癌症中的突變。他想，如果這些導致癌症的元凶會在TP53中留下特殊標記，那麼基因組中其他幾萬個基因呢？我們其他的ＤＮＡ呢？令人洩氣的是，當時的技術無法完整讀取人類基因組的幾十億個鹼基，所以他必須耐心等待。

十五年後他終於等到了。這個解決方案是新一代基因定序機器，讓科學家每次讀取的鹼基數目從數百個提升到數千個甚至數百萬個。史特拉頓立刻體認到，這項技術將徹底改變我們對個別腫瘤內部基因改變的了解，並且啟動桑格研究所的大批ＤＮＡ定序機器，讀取單一腫瘤ＤＮＡ的每個字母。

二〇一〇年，他和團隊成員提出史上第一批完整的癌症基因組資料。這些資料詳細列出兩種癌症中所有的基因改變和突變，分別是黑色素瘤皮膚癌和抽菸者的肺部腫瘤。選擇這兩種癌症是有原因的：數十年族群研究和實驗室研究指出，紫外線可能是黑色素瘤最大的風險因素，而菸草和肺癌間的關聯則是眾所皆知，紙菸燒出的煙含有六十多種致癌化學物質。

有了這麼明確的先決條件，史特拉頓等人非常有機會在基因組中找到清楚的指紋。他們雖然已經預料會看到TP53研究發現的突變，但沒想到會發現規模這麼大的基因組破壞。

肺癌中的突變多達兩萬三千個，其中有一百三十二個位於基因上。有數百個小片段缺失或重複，大規模重新排列超過五十處，有一條染色體整個被剪下貼到其他地方。一如預期，這個基因組上有許多菸草相關損傷的特徵。黑色素瘤的狀況更糟，單一「錯字」超過三萬三千個，其中許多包含紫外線損傷的典型特徵，還有大量染色體裁切、黏貼和重新整理的痕跡。這些突變的規模超越以往在人類癌症中觀察到的突變，結果更有力地證明基因組中確實能發現特定致癌物質的特徵。

史特拉頓等人開始擴大研究範圍，觀察其他腫瘤中的突變型態。不過有個問題：一般腫瘤通常包含幾千個突變，對於不像肺癌和皮膚癌那樣有明顯特徵的癌症而言，偵測工作變得困難許多。即使是這兩種早已知道主要風險因素的癌症，也包含許多與菸草或紫外線破壞無關的突變特徵。

探究腫瘤基因組中錯綜複雜的突變，有點像鑑識科學家在犯罪現場尋找指紋，可能幸運地在窗玻璃或門把上發現一組完整的指紋，而且和資料庫中已知的殺手吻合。但比較可能的狀況是發現一大堆來自好幾個人的指紋，包括被害者、凶手、無關的人和警方調查人員等，全部交疊在各種表面上。科學家該如何確定哪些指紋是誰的？又怎麼得知凶手是誰？

幸運的是，史特拉頓的博士學生（目前是加州大學聖地牙哥分校教授）路德米爾・亞歷山卓夫（Ludmil Alexandrov）提出一種解決方法。他發現腫瘤中的個別突變特徵可以用盲信號源分離（blind source separation）這種數學方法來分辨。以往這種方法用於分離出自不同來源的資料，例如從單一聲音檔案中分離出某個人的聲音或樂器的聲音。

亞歷山卓夫的演算法，在涵括三十種常見癌症的七千多個腫瘤、近五百萬個突變中找出二十種不同的突變特徵。有些特徵的出現範圍遍及所有腫瘤，有些則專屬於某幾種癌症。所有癌症都包含至少兩種特徵，有些則具有六種以上。幾年後，這個數目提升到三十多種不同的突變特徵，每種特徵源自不同的因素。另一項規模更大的研究分析了兩萬五千多種癌症中將近八千五百萬種突變，找出六十五種特徵，但其中可能只有五十種確實獨一無二。

現在我們開始了解其中許多特徵型態從何而來。致癌化學物質真實附著在某些鹼基上並改變這些鹼基的形狀，導致了突變。這類改變從分子層級造成破壞，妨礙DNA複製或讀取基因等基本程序，因此必須加以修正，以維持細胞健康和正常運作。例如，菸草煙中的主要致癌物苯芘容易和G鹼基結合，某些黴菌製造的致癌化學物質黃麴毒素（aflatoxin）也是如此。但這幾種損傷都各有特定的修復方法，因此在DNA序列中形成特徵性的改變。

相反地，紫外線則是導致鄰近的C鹼基融合在一起，因而引發突變。這個異常形狀會被DNA複製結構解譯成兩個T鹼基，在DNA序列中的這個位置造成永久性改變。馬兜鈴科植物中的馬兜鈴酸（Aristolochic acid）[13]則會留下另一種標記，使AT鹼基對翻轉成TA。奇怪的是，苯芘只會在與抽菸有關的肺癌和喉頭癌留下損傷特徵，肺和喉頭兩者都是直接接觸煙霧的組織。但我們藉由大規模族群研究得知，抽菸也會提高膀胱、胰臟和腎臟癌等其他腫瘤的風險，所以一定還有其他機制產生影響。桑格研究所團隊還在所有抽菸相關癌症中發現一個神祕的新突變特徵，和苯芘留下的標記不同，這個特徵可能是導致抽菸相關癌症的另一個元凶，但它的確實身分目前還不清楚。

我們通常比較注意癌症的外在原因，尤其是有害化學物質、抽菸或放射線，但許多在基因組中留下標記的突變過程其實是「窩裡反」。生物的機制完全稱不上完美無瑕，細胞每次修復或複製DNA時，都可能意外發生錯誤。如果修復或複製過程有問題，例如分子結構的組件中有遺傳或隨機突變，錯誤狀況發生的機率將會大幅提高。

每次活動都會留下可辨識的指紋。舉例來說，有一種「時鐘」突變是C鹼基變成T鹼基，原因是5-甲基胞嘧啶修復錯誤。5-甲基胞嘧啶是一種分子「標籤」，添加在

13 作者註：馬兜鈴酸偶爾會出現在中藥裡，也可能出現在有馬兜鈴科植物的田地出產的小麥中。馬兜鈴酸在癌症中扮演的角色被發現的緣由，是比利時曾有一百多人因為腎臟嚴重受損而入院，其中許多人後來罹患腎臟癌和其他泌尿系統癌症。後來發現這些人全都曾經服用以含有大量馬兜鈴酸的植物製造的草藥或減肥藥。

DNA上，成為正常基因調控的一部分。這個型態可以當成年齡的生物讀數，因為這類突變會隨時間過去而逐漸累積。另一個明顯特徵可以歸因於乳癌基因BRCA1或BRCA2中的遺傳錯誤造成的DNA修復問題，通常出現在乳癌、胰臟癌和卵巢癌中。

有十七種癌症含有誤配修復（mismatch repair）這種DNA修補問題的特徵，最常見的是腸癌和子宮癌。許多種血癌含有基因剪貼錯誤留下的痕跡，基因剪貼是免疫系統生成抗體時的必要過程。一種稱為POLE的複製酵素發生問題時，會在基因組中造成大量不同的突變，目前已知至少六種癌症有這個問題。此外還有神祕的「突變者」，APOBEC蛋白，這種蛋白質通常可切斷入侵病毒的DNA，防止我們的細胞遭到感染。史特拉頓團隊在二十多種癌症中發現APOBEC的指紋，尤其是子宮頸癌和膀胱癌，但不清楚它們為什麼不對付病毒DNA，反而開始危害人類。

即使如此，癌症基因組中仍然有將近半數的突變指紋找不到罪魁禍首。而且更令人困惑的是，我們藉助大規模族群研究或動物實驗得知的某些致癌原因，似乎不會在腫瘤的DNA中留下線索。不過這個指紋資料庫依然成長得相當迅速。二〇一九年，劍橋大學英國醫學委員會癌症單位的瑟瑞娜．尼克柴納爾（Serena Nik-Zainal）教授發表了一項長達五年的研究結果，該研究的目的是尋找近八十種可能致癌物在實驗室培養的健康人類幹細胞中造成的突變特徵。

尼克柴納爾團隊除了找出苯芘、日光和馬兜鈴酸等許多已知的基因組罪犯，還觀察常見癌症藥物和γ射線的影響，以及一些聽起來很有問題的化學物質。這些物質有些確定會導致人類罹患癌症，有些則是從動物實驗或實驗室研究證據看來可能性極高。他們發現的特徵與史特拉頓和桑格研究所同仁在腫瘤樣本中發現的已知致癌物的特徵相同，因此證實他們的方法和數種新方法可行。他們總共發現出自這些可能致癌物的五十五種DNA指紋，現在這些致癌物可以和癌症中的特徵互相比對。奇怪的是，他們還發現有一種標記似乎和種植在塑膠盤內及浸泡在化學物質中的高壓環境有關，而不是「野生」致癌DNA損傷的真正特徵。

即使科學家找出所有突變原留下的指紋，列出某一個人的癌症中所有損傷的元凶，仍然只能解決原因問題，而無法解決風險問題。但在不遜於阿嘉莎．克莉斯蒂《東方快車謀殺案》的大逆轉下，科學家得知我們面對的不是個別的「壞蛋」，而是一群惡棍，每個惡棍都對基因組造成足以致命的打擊。每個原因製造破壞的方式不同，但可以合作造成嚴重結果。更糟的是，這類損傷有許多出自我們細胞中的正常生物運作，我們無法避免。但抽菸和日光浴過度等活動，就像幫派分子在衝突一觸即發時帶著一大袋槍走進來，發生可怕後果的機率一定會大幅提高。

這表示我們幾乎不可能指出特定腫瘤的明確原因或導致腫瘤的元凶。一個細胞在一生中可能有許多出於各種原因而累積的突變，但如果這些突變沒有碰上負責控制生長或死亡的重要基因或控制開關，這個細胞還是能保持健康。每個腫瘤都含有幾千幾萬個突變，所以我們不可能確定是哪個凶手打出致命的一擊，使某個痛苦的細胞變成癌症。後面我們將會知道，癌症不只是突變。即使如此，我們仍然開始逐漸了解遺傳、生物或環境等各種風險因素對每種癌症的助長。

我們花費超過一世紀才到達這裡，但癌症體細胞突變理論的發展，以及發現腫瘤基因組的損傷程度，讓我們得以深入了解癌症的原因。然而，當這些研究結果都把癌症歸因於化學作用時，還有一條完全不同的研究路線，在幾乎無人注意下默默地發展。

從鹿角兔到癌症基因

一九三二年某一天，住在美國懷俄明州小鎮的道格拉斯・哈瑞克（Douglas Herrick）和哥哥羅夫走進家附近的森林獵捕鹿角兔。這種神祕的有角兔子已經存在於世界各地民間傳說中好幾百年，也是美國中西部牛仔傳說的題材[14]。所以當哈瑞兄弟帶著做好的標本來到當地旅館時，旅館老闆很高興地買下這個標本。從這次買賣開始，哈瑞克兄弟建立起繁榮的地方產業，銷售各種與「半兔半鹿但百分之百吸引遊客」的產品（《紐約時報》上道格拉斯的訃聞這麼寫著），使鹿角兔成為懷俄明州的象徵性動物。當然，他們最初那隻鹿角兔其實是標本製作手法，把兔皮和鹿角縫在一起製成，後來其他標本也都是這麼做。但這個傳說背後其實還有更離奇的生物事實。

瑞克兄弟的鹿角兔標本事業開始後才一年，美國病毒學家理查・蕭普（Richard Shope）抓到一隻棉尾兔，兔子頭上有龐大的角狀物，很容易被牛仔誤認為鹿角。蕭普把角磨成粉，用非常細的篩子過濾，再把濾過的液體塗在其他兔子的皮膚上。想當然爾，這隻兔子也變成「鹿角兔」，證明這種特徵一定是感染病毒所造成，因為只有病毒小到能通過蕭普的篩子。

使（真正的）鹿角兔長出角的原因是蕭普乳突病毒（Shope papillomavirus），它證明病毒能在體內造成難以控制的怪異腫塊，也包含癌症在內。美國病毒學家法蘭西斯・裴頓・勞斯（Francis Peyton Rous）於一九一一年首先發現與癌症有關的病毒。他發現傳染粒子（現在稱為勞斯氏肉瘤病毒）是使雞的軟組織癌症（稱為肉瘤）在雞隻間傳播的原因。後來科學家又在家禽、老鼠、羊、狗、牛、爬蟲類甚至魚類等動物體內發現許多種致癌病毒，導致白血病、乳癌和肺癌等。

病毒導致腫瘤的說法在二十世紀前半引發研究熱潮。當時許多人認為病毒可以用來解釋各種癌症，並且抱持很大的希望，認為簡單的疫苗就能預防癌症。一九六二年六月號的《生活》雜誌曾經在封面上寫著「新證據指出癌症可能會傳染」，搭配瑪麗

14 作者註：傳說鹿角兔很喜歡營火合唱，顯然牠們唱的是優美的男高音。

蓮．夢露的照片，而且字體比這位性感尤物的名字還大。但一如往常，事情往往不是我們想的那麼簡單。

多年以來，科學家發現了幾種和人類癌症有關的病毒，其中最著名的是人類乳突病毒（HPV）。這種病毒可導致子宮頸癌以及其他幾種侵襲生殖器官和肛門的癌症，也可能侵襲口部和喉嚨（可能透過口交）。令人洩氣的是，大多數動物病毒似乎會直接導致癌症，也就是動物感染病毒後就可能罹患癌症，但人類癌症病毒更加難以捉摸和令人困惑。如果經常發生性行為，應該很有機會感染HPV，但感染HPV的人只有一小部分罹患癌症，大多數人都能全身而退。

另一種病毒凶手是艾普頓－巴爾病毒（EBV），這種病毒與伯奇特氏淋巴瘤和鼻咽癌有關。奇怪的是，雖然全世界都有人感染EBV，但相關的淋巴瘤大多出現在非洲某些地區，而與EBV有關的鼻咽癌則相當常見於中國南部。這表示其中包含某些環境和遺傳因素，感染瘧疾可能就是非洲地區的幫凶。一種導致T細胞淋巴瘤、B型和C型肝炎的病毒是肝癌的風險因素；人類皰疹病毒第八型則可能在免疫系統已經遭到人類免疫不全病毒（HIV）抑制的人體中導致卡波西氏肉瘤。最新的成員是發現於二〇〇八年的默克爾細胞多瘤病毒（*Merkel cell polyomavirus*），這種病毒主要侵襲皮膚中負責偵測輕微觸感的橢圓形細胞。

總而言之，現在我們知道全世界至少有十分之一的癌症由病毒引起，每年的病例多達兩百萬個。可惜的是這些病例大多發生在比較貧窮的國家，難以讓注重獲利的製藥公司產生興趣。儘管已知的腫瘤病毒越來越多，科學研究圈卻已經失去興趣，主要原因是現在已經知道病毒難以帶來研究人員希望的通用解釋或治療方法。不過這些研究成果也並非全然浪費時間。重要的是，找出癌症病毒為發現癌症基因打下了基礎，而這是大家所**樂見**的。

4 找出所有基因

Find All the Genes

我工作的額外收穫是有機會到著名科學家的日常居所拜訪他們。我造訪過幾百個實驗室和辦公室，想得知他們的個性和動力。有些研究人員很愛囤積東西，所有空間都放滿疊得老高的文件，連可憐的博士生可能都會迷路。有些則偏好極簡風，有一位我訪問過的諾貝爾獎得主辦公室裡幾乎什麼沒有，只有一顆椰子掛著兩個大眼睛和一頂高帽子。我到波士頓的懷海德生物醫學研究所（Whitehead Institute for Biomedical Research）造訪癌症研究先驅羅伯特．溫柏格（Robert Weinberg）時，好像走進完全不同的世界。

至少有兩面牆從下到上貼滿了幾十年來家人、實驗室同仁、教職員和朋友的照片，有些照片還相當鮮豔，有些褪成了紅褐色。大大的窗戶幾乎完全被盆栽遮住，形成強烈的對比。他出去幫我們準備飲料時，我好奇地掃視照片，想看看有沒有過去半世紀分子生物學上的著名人物，他回來時我又很快縮回位子上。

他講話相當精準，有點技術性，文法十分正確，聽起來像是花了很多很多時間思考這些。溫柏格的雙親是逃離納粹毒手的猶太人，他的學術生涯始於在麻省理工學院（MIT）攻讀醫學。後來他發現醫師必須整夜不睡照顧患者，所以很快就轉到分子生物學。他的興趣源自六〇年代中期的大量新發現，進展步調極快的新工具和新技術揭開了遺傳密碼的祕密和隱含其中的生物分子機制[15]。

當時生物學的「中心法則」（central dogma）已經闡明超過十年：DNA中含有基因，基因複製成相關分子RNA。細胞內的構造「讀取」RNA，用以製造蛋白質。然而癌症的生物基礎運作仍然不明。雖然當時已經知道癌症的成因是細胞內的基因改變（也就是先前提到的體細胞突變理論），但不清楚這些改變如何導致細胞失控。從腫瘤病毒、致癌化學物質到癌細胞中的奇特染色體異常，科學家一直在努力研究如何以這些迥然不同的觀察結果拼湊成有條理的解答。

關於癌症全貌的最初線索，似乎是導致癌症的病毒，這類病毒通常只是蛋白質外殼包著幾個基因。雖然美國生物學家裴頓・勞斯（Peyton Rous）將近六十年前就在雞身上發現肉瘤病毒，並以他的名字命名，但直到一九七〇年，研究人員才發現病毒致

---

15 作者註：關於這段時期的遺傳密碼破解競賽和其他重大進展，馬修・科布（Matthew Cobb）的《生命最大的祕密》（*Life's Greatest Secret*）中有更詳盡的描述。

病的方式。

美國加州大學柏克萊分校的彼得．杜斯柏格（Peter Duesberg）和華盛頓大學的彼得．福格特（Peter Vogt）兩位分子生物學家比較可導致雞細胞失控增殖和不能導致增殖的兩種病毒，發現只有一個基因的關鍵性改變足以造成這個差異。他們把這個基因命名為v-Src（發音類似「肉瘤」〔sarc〕）。v代表這個基因出自病毒，src則代表肉瘤。這個病毒的「癌症基因」立刻就稱為致癌基因（oncogene）——名稱源自希臘文的腫瘤（onkos），腫瘤學（oncology）也源自同一個單字。

發現v-Src基因，使癌症的病毒理論顯得十分合理。病毒感染細胞時，v-Src基因莫名就跳脫正常的控制機制，造成增殖失控，最後形成腫瘤。所以幾年之後，研究人員發現正常健康的雞細胞DNA中也有某種src腫瘤基因時，帶來很大的震撼。但這個基因幾乎可以確定是鳥類本身所有，而不是來自病毒。

進一步研究，發現魚類、小鼠、牛和人類體內也有這類「原致癌基因」（proto-oncogenes），指出這類基因是一般動物基因，只是在歷史上的某一刻不知如何被病毒選上並利用。更深層的意義則相當令人驚奇：大多數癌症的原因或許根本不是病毒，而是正常生命指令遭到破壞。

這些發現讓溫柏格有了一個想法。如果致癌物導致癌症的方式是破壞正常基因，使基因造成癌症，那麼這些原致癌基因一定負責控制細胞生長與分裂的基礎過程。他只需要找出這些基因就好。

他的解決方法是從以致癌化學物質處理過的細胞中抽取DNA，把DNA切成小片段，再把每個片段插入健康細胞，看看有哪些細胞失控增長成小腫塊，這個過程稱為轉化（transformation）。他接下來必須在新宿主中搜尋這段DNA，找出這個（或多個）脫序的突變基因。這件事聽來或許簡單，但以當時的工具而言是十分冗長費力的工作。這個工作就落在溫柏格的研究生施嘉和身上（施嘉和博士目前為臺灣中央研究院兼任研究員）。

第一個驚奇是這個方法相當管用。施嘉和出乎所有人的意料，取出化學突變癌細胞中的DNA，放進正常小鼠細胞中，使健康細胞變成癌細胞。這毫無疑問證明了癌症是基因疾病，而且原因可能是細胞自身基因的化學損傷，不完全是外來感染的結果。

下一個挑戰是找出這個壞掉的基因凶手。可惜的是，基本上我們無法分辨破壞的基因和DNA其他部分，因為宿主細胞和額外基因都來自相同的物種。為了解決這個問題，溫柏格和施嘉和把眼光轉向可在實驗室培養皿中順利生長的人類膀胱癌細胞。

施嘉和採用相同的方法，把人類癌症DNA切成小段，把每一段置入小鼠細胞中。他高興地觀察到相同的效果：有一段腫瘤DNA使小鼠細胞開始瘋狂生長，代表它一定含有致癌基因。溫柏格和施嘉和利用小鼠和人類DNA間的差異，得以取出這個導致癌症的基因，證明它與正常人類基因組中的某個序列相同。他們完成這些工作後不久，溫柏格發現這個神祕基因和v-Ras基因幾乎完全相同，而v-Ras基因已經在惡性腫瘤病毒中發現，如果早知道這點，就可省下兩年的辛苦研究和心血。

Ras基因和先前的Src基因同樣是正常細胞基因，但突變時可導致細胞失控。它和日後發現的許多致癌基因同樣是稱為激酶（kinase）的分子「開關」。Ras基因中的突變導致開關永遠「開啟」，持續發送訊號，通知細胞開始分裂。現在我們知道許多器官的癌症中大約有五分之一的Ras基因有突變，代表它在健康細胞發展成腫瘤的過程中扮演重要角色。溫柏格和許多人的研究成果使一九八〇和一九九〇年代成為「找出所有基因」的時代。研究人員發現的致癌基因越來越多，其中許多基因也存在於致癌病毒中。

癌症基因的另一個來源是研究腫瘤細胞中的完整染色體，可以追溯到本世紀初波威利和漢斯曼的研究工作。從那時開始，眼光銳利的顯微鏡學家就在不斷開發更巧妙的染色體研究方法，但直到一九五〇年代，這類技術才進展到足以證明人類每個細胞具有四十六條（二十三對）染色體[16]。

一九五九年，位於美國費城的福克斯柴斯癌症中心（Fox Chase Cancer Center）兩位研究人員大衛・亨格福德（David Hungerford）和彼得・諾威爾（Peter Nowell），在慢性骨髓性白血病（CML）患者的細胞中發現一件怪事。細胞中的染色體雖然全都完整正確，但兩條22號染色體中有一條小得出奇。22號染色體在人類染色體中已經較小，但這個異常染色體更只有原本的一半不到。

諾威爾和亨格福德轉而觀察其他CML患者的癌細胞，又發現相同的狀況，有個應該是正常大小的染色體變得殘缺不全。他們於一九六〇年以簡短的三百字論文發表這項發現，因此帶起一場科學風潮，為其後數十年的癌症藥物發現打下基礎。

科學家後來又花費數十年研究，才知道這個染色體改變與白血病形成有關。這個短小的「費城染色體」出自染色體融合，也就是基因剪貼事件，小部分較大的九號染色體和大部分較小的二十二號染色體互相交換。最重要的是，這個事件把正常狀況下不該接觸的兩個基因拉在一起——一個是功能目前仍然不明的BCR，另一個是最初發現於小鼠白血病病毒的強力致癌基因ABL。

這個融合造成了大怪物。融合的BCR-ABL基因形成活性永遠過強的激酶，持續促進增殖，不停生成新細胞送入血液。為了尋找藥物制止這種過度活躍的突變分子，基利克（Glivec）因而誕生，可說是史上最成功的癌症藥物。它於二〇〇一年上市後改變了CML的存活時間，並為擁有專利的諾華藥廠賺進數十億美元[17]。基利克問世之前，

---

16 作者註：有一段很長的時間，科學家只接受染色體有四十八條（二十四對）。但直到一九五五年，出生於印尼的遺傳學家蔣有興（Joe Hin Tjio）才提出正確答案。我覺得很神奇的是，在一九五〇年代中期前，許多人都不確定人類基因組有多少染色體。

ＣＭＬ患者確診後存活五年以上的比例大約是四十％；接近二十年後，存活到五年的比例大約為七十％。ＣＭＬ患者如果以這種藥物治療兩年就完全治癒，則壽命和未曾罹患的人幾乎相同。

其他許多研究團隊也積極跟進這項發現的腳步，希望找出更多導致癌症的融合基因，尤其是像BCR-ABL這樣能開發出賺錢藥物的基因。隨著科技逐漸進步，研究人員使用吉姆沙染色劑（Giemsa stain）這種紫色染料，依據染色體中交錯的深淺條紋圖形，提出詳細圖譜。這種染料特別容易附著在ＤＮＡ的某些序列上，形成類似條碼的條紋，藉以分辨每個染色體並凸顯大規模的改變。

栩栩如生的染色體塗繪（chromosome painting）接著問世，巧妙結合多種螢光染料，在每個染色體塗上不同的顏色，呈現癌細胞內基因重新洗牌的狀況。ＤＮＡ定序費用降低、速度加快之後，也成為尋找融合基因的有力工具。儘管許多癌症中都發現融合基因，但沒有任何一種藥物像基利克這麼成功。

基因突變引發細胞過度增殖因而導致腫瘤生長，只是事實的一面。癌症這種疾病的特質除了生得太多，還有死得太少。人體每分鐘都在不斷生成數百萬個新細胞，從血液和內臟、皮膚和骨骼，以及從內到外的一切，所有細胞生成都是為了死亡。這個持續不斷的自我更新循環是強大的癌症防護機制：細胞一旦死亡，就不可能失控地增殖。

這個過程有重要的防錯機制，例如有分子工具組可暫停細胞循環，以便修復DNA損傷。此外，如果損傷無法修復，就會啟動細胞自殺路徑，由腫瘤抑制基因控制。如果說致癌基因的作用像汽車油門踏板，使細胞循環達到全速，那麼腫瘤抑制基因就像煞車，讓一切減慢，以便安全行進。要發生癌症，不只要把油門踏板踩到底，還要把煞車線剪斷，讓它失去作用。

從BROCA到BRCA

當你閱讀這些文字時，正在使用大腦的布洛卡氏區（Broca's area）。這個區域位於左邊太陽穴底下，功能與處理語言有關，名稱源自十九世紀法國解剖學家保羅．布洛卡（Paul Broca）。布洛卡研究大腦灰質此區受損而有嚴重語言障礙的兩名患者時，發現了這個區域。

他雖然以神經科學上的成就聞名，但有一項對癌症研究的重要貢獻相當值得稱道：他首先針對有多人罹患乳癌的家族，畫出涵括三個世代的詳細家譜圖。對於一個學術領域大多位於脖子以上的學者而言，這件事似乎是個奇怪的業餘計畫，但如果知

17 作者註：關於基利克開發工作背後的完整科學和過程，請參閱潔西卡．瓦普納（Jessica Wapner）的精采作品《費城染色體》（*The Philadelphia Chromosome: A Mutant Gene and the Quest to Cure Cancer at the Genetic Level*）。

道這張圖畫的是他妻子的家族，就可以理解了。

布洛卡從妻子家族的大家長，一七二八年出生、一七八八年死於乳癌的Z夫人開始記錄到一八五六年，共有十六人因癌症去世。其中有十名女性死於乳癌，大多只活到三十多或四十多歲。另外有幾位死於肝癌，布洛卡猜測可能由鄰近的卵巢轉移而來。布洛卡的妻子艾黛兒幸運地躲過致命的遺傳，活到七十九歲。但布洛卡本人則沒那麼幸運，一八八〇年死於心臟病，讓艾黛兒四十多歲就成為寡婦。

一八九五年，布洛卡發表妻子的疾病家譜圖近三十年後，年輕醫生阿德雷德．沃爾辛（Aldred Warthin）與裁縫師寶琳．葛羅斯（Pauline Gross）相遇，改變了人生。當時他剛開始在美國密西根大學安娜堡分校擔任病理學講師，在遠道回家途中經過這個城市勤奮的德國區，跟寶琳聊起天來。寶琳的祖父母於一八三〇年代從德國移民到美國，家族中好幾代有胃癌、腸癌和子宮癌病史。

寶琳難過地跟沃爾辛說：「現在我很健康，但我應該活不了太久。」沃爾辛對此大感興趣，他們一起工作將近二十五年，研究寶琳的家族病史。後來寶琳憂心的預測果然成真，於一九一九年四十六歲就死於子宮癌，此時她已經為沃爾辛提供將近一百五十名親屬的詳細醫療資料，呈現出清晰的癌症遺傳型態[18]。

儘管握有這項十分有力的證據，沃爾辛的研究成果依然難以引起注意，或許是因為他的研究違反當時的普遍想法，認為預防和發現癌症是個人的責任。指出癌症可能遺傳及難以避免的說法，都被剛成立的美國癌症防治協會（現在稱為美國癌症協會）視為沮喪消極。此外，或許也與沃爾辛相當投入優生學有關，當時優生學在上流階層越來越受到排斥。

一九七〇年代，美國醫師亨利・林區（Henry Lynch）和當時在美國克萊頓大學醫學院工作的社工安・克魯西（Anne Krush）終於再次注意到沃爾辛的研究成果。他們聯手追溯六百五十多名寶琳的血親，其中有九十五人罹患癌症，同樣大多是腸癌、子宮癌和胃癌。現在稱為「G家族」的後代因此成為遺傳史上被研究最久的家族。

大約與沃爾辛記錄G家族家譜圖的同一時期，美國芝加哥大學一位堅定又好奇的研究人員正在以數千隻小鼠進行仔細的育種實驗，證明小鼠的某些癌症確實可能遺傳。這些研究結果遭到極大的阻力，部分原因是當時普遍相信癌症純粹是環境或病毒疾病，同時有人懷疑近親配種小鼠的譜系過度單純，不能用來比擬複雜的人類遺傳。但有些反彈也源自研究者本身，因為這位研究人員莫德・斯萊（Maud Slye）是女性。

18 作者註：寶琳的外甥孫女艾米・麥凱（Ami McKay）在回憶錄《G家族的女兒》（*Daughter of Family G*）中記錄了這個家族的故事。

小鼠與人

斯萊把一輩子都奉獻給小鼠，甚至在她必須前往加州照顧生病的母親時，還開箱型貨車帶著小鼠橫越整個美國。她曾經發表多篇論文並獲得數個獎項，包括美國醫學會的金牌獎。但她也必須面對各種艱難狀況，例如有個純屬子虛烏有的謠言，說有位男性研究人員要求查閱她的實驗紀錄時，她突然哭了出來。她極力反駁這個謠言，因此被視為「憤憤不平」[19]。

斯萊和沃爾辛一樣因為研究遺傳而走向優生學，這點無益於讓她的理論被接受。她經常主張，如果癌症確實會遺傳，那麼我們應該藉由育種使人類不會罹患癌症。並且在一九三〇年代的一次演講中指出「目前我們在使人類永保青春方面完全沒有考慮遺傳定律。不用擔心戀愛，戀愛自己會發生。但知識連戀愛時都用得上。」

還有人比斯萊更受忽視，這個人就是美國麻州的小鼠培育人員艾比・拉斯洛普（Abbie Lathrop）。現在世界各地使用的數百萬隻實驗小鼠都源自她養的小鼠，而且她翔實記錄所有小鼠和各種育種實驗。她從一九一五年開始發表數篇科學論文，與賓州大學著名病理學家李奧・洛布（Leo Loeb）合作探討小鼠癌症體質的遺傳。但學術機構一直不接受她，只把她當成瘋狂的養鼠人，而不是認真的科學家。

但英國聖馬克醫院胃腸外科醫師裴西・洛克哈特－穆莫利（Percy Lockhart-

Mummery）注意到這些小鼠研究。當時他正在忙著蒐集家族性腺瘤性息肉症（FAP）患者的病例紀錄，這種罕見疾病可能導致大腸長滿數千顆息肉，患者大多在壯年時期就會死於腸癌。

一九二五年，穆莫利在《刺胳針》（*The Lancet*）期刊上發表論文，說明這些患者的家譜圖並提出結論，指出這種癌症和先前的腸息肉一定都會遺傳。他並且指出：

> 只要花時間研究過莫德．斯萊小姐的自然癌症研究，一定會對她的傑出成果大感震撼。這些成果指出，有些經由遺傳傳遞的明確原因可能導致後代小鼠死於癌症。

儘管有大量詳細的家族病例和幾千隻小鼠的資料，關於癌症遺傳型態和根本基因錯誤的可能特質依然讓人困惑數十年之久。我們不清楚如何把這些家譜圖和非遺傳性、隨機發生的（散發性）癌症的致癌物以及病毒研究結合起來。癌症源自腫瘤基因中突變而慢慢累積的理論已經逐漸被接受，但這個理論似乎與遺傳性腫瘤的說法完全背道而馳。

---

19 作者註：斯萊是科學家也是詩人，經常深思自然世界或研究工作中的科學主題。我非常喜歡這句「我受風暴帶動而在世上漫步，深受創生吸引」。

由於英國牛津大學研究人員亨利．哈里斯（Henry Harris）的奇特實驗，這兩個理論從一九六〇年代末期開始彼此融合。哈里斯很喜歡把不同動物的細胞結合在一起，看看會有什麼反應。它們會使用哪些基因？這類混合細胞會呈現什麼特徵？它們是否能正確地分裂？哈里斯忙著融合兔子細胞和大鼠細胞、人類細胞和青蛙細胞，有時甚至還會放進雞的細胞。

後來他想到一個點子。如果把健康的細胞和癌細胞結合在一起會怎麼樣？為了找出答案，他找來三種實驗室培育的小鼠癌細胞，這些細胞植入小鼠體內後都會造成腫瘤，接著他把這些細胞和正常的纖維母細胞（fibroblast）融合起來。他驚奇地發現，正常的纖維母細胞完全壓制了癌細胞的惡性，使癌細胞生長減緩，放回動物體內時也不會形成腫瘤。

但如果缺少某個原本來自健康細胞的染色體（混合細胞的不穩定生物休戰狀態中經常發生這種狀況），這個保護能力就會消失。哈里斯的結論相當驚人：健康細胞基因中有某些東西具有抑制腫瘤的功能，通常能防止細胞失控生長。此外更重要的是，腫瘤抑制基因有缺失或錯誤，便可能導致癌症。

美國遺傳學家艾弗雷．努德森（Alfred Knudson）一九七一年發表的論文提供了進一步線索。努德森任職於德州醫學中心，研究視網膜母細胞瘤（retinoblastoma）這種罕見的兒童眼部癌症。他發現罹患此病的兒童分為兩類。一類兒童有明確的視網膜母細胞瘤家族病史，幼年時雙眼都可能出現許多腫瘤；另一類運氣不佳的兒童（比例大約為兩萬分之一）的癌症似乎完全出於隨機，只有一眼發生腫瘤，而且出現的時間通常較晚。

就努德森看來，這類兒童腫瘤不是一生中許多突變逐步累積的結果，與普遍想法不符。相反地，他透過數學計算指出遺傳性和隨機性視網膜母細胞瘤是否能以某保護基因的錯誤來解釋，並以不同方式選擇這個保護基因。

整個狀況是這樣的。人類所有細胞都擁有兩組基因，一組來自母親，另一組來自父親。這些基因中有些是腫瘤抑制基因，能防止細胞失控增殖。只要擁有一組腫瘤抑制基因，就足以維持細胞正常運作，但如果兩組基因都缺少，就會出現問題。努德森雖然不知道導致這種疾病的特定基因，但認為出身於有遺傳性視網膜母細胞瘤病史家族的兒童，細胞中已經帶有一組錯誤的腫瘤抑制基因，所以只要另一組健康基因也發生突變，就會失去所有防護能力，大幅提高罹患這種疾病的風險。這代表在這類遺傳狀況中，罹患視網膜母細胞的機率極高，因為即使健康組織中也經常會發生突變。相反地，繼承兩組正常抑制基因的兒童，則必須**同一**細胞的**兩組**基因都發生突變才會失去防護能力。這類狀況的機率低上許多，因此可以解釋沒有家族病史的兒童極少罹患隨機性視網膜母細胞瘤。

結合哈里斯在基因組中發現的腫瘤抑制基因後，努德森的「二次打擊假說」（Two

Hit Hypothesis）指出癌症是有明顯遺傳傾向的家族中失去兩組防護基因的結果。但病毒腫瘤基因相關研究結果都指出，這類驅動基因只要有一個發生突變，就足以使細胞轉變為脫序。那麼沒有家族病史也沒有感染病毒的人卻罹患癌症，又是怎麼回事？似乎沒有人能找出方法，把這些發現結合成「大理論」。

諷刺的是，完成這項工作的是專門研究腫瘤基因的溫柏格實驗室中兩位研究人員。他們發現了難以捉摸的視網膜母細胞瘤基因，並把這個最早發現的腫瘤抑制基因命名為RB基因。現在我們知道RB基因負責製造一種蛋白質，擔任細胞循環的「煞車」，防止細胞在完全準備好之前分裂。其後幾年，更多腫瘤抑制基因陸續發現，包括控制細胞生長的APC基因，有多發腸息肉病例的家族通常會遺傳這個基因。BRCA1和BRCA2基因在修復受損DNA時扮演重要角色，也是遺傳性乳癌、卵巢癌和攝護腺癌的元凶。裁縫師轉任科學助理的寶琳．葛羅斯不幸的G家族成員則是生成DNA修復工具組的基因出現錯誤。此外當然還有著名的基因組守護者TP53。這個經由遺傳獲得的基因如果受損，年輕時罹患許多種癌症的風險將大幅提高，稱為李－佛美尼症候群（Li-Fraumeni syndrome）。

最後一片拼圖出現於一九八七年，研究人員發現，從沒有家族病史的腸癌患者取得的樣本，似乎有個突變正好位於推測藏有APC基因的地方。正如一九七一年努德森針對散發性視網膜母細胞瘤的兒童患者所做的預測，兩組腫瘤抑制基因同時遭到打擊，可能就是不具這個遺傳基因的人隨機發生此病的原因。開始研究非遺傳性癌症的人越多，發現到的腫瘤抑制基因雙重錯誤以及腫瘤基因單一錯誤也越多。

最後，整體狀況呈現出與癌症有關的兩種基因：通常能保護和修復細胞的腫瘤抑制基因，以及通常會驅使細胞增殖的腫瘤基因。過度活躍的油門和失效的煞車必須同時存在，才會使細胞失控發展成腫瘤。

一九九〇年代初期，我們已能畫出突變圖譜，詳細說明導致正常細胞轉變成癌症的特定改變。最明顯的例子是美國癌症研究者柏特・佛格斯坦（Bert Vogelstein）首先提出的佛格爾圖（Vogelgram）。這個圖描繪出五個突變可使健康的腸細胞變成小息肉，再變成大腫塊、初期腫瘤，最後變成具侵襲性和轉移性的癌症。

溫柏格研究團隊的成果支持這個看法，指出這些突變可使正常人類細胞變成具有五個腫瘤基因和腫瘤抑制基因的癌細胞。奇怪的是，小鼠細胞只需要兩個腫瘤基因就會轉變，更加凸顯壽命較短的鼠類和人類容易罹患癌症程度的差異。依據佩托悖論的預測，人類等壽命較長、體型較大的動物，發生腫瘤所需的「打擊」次數比小鼠等小動物高出許多。人類其實很能抵抗癌症，但本身或許不這麼覺得。

人類首次發現癌症是異常染色體造成的疾病後，經歷一百多年，終於了解有缺陷的腫瘤基因和腫瘤抑制基因如何逐步結合，使脫序細胞失控生長，最後導致死亡。這些錯誤有些可能來自遺傳，使整個過程一開始就不順利，但大多是一生累積的結果。

它們就像細胞內遺傳配方手冊上的打字錯誤，隨年齡增長而越來越多。受損的細胞開始失控生長，速度越來越快，逐漸形成各種突變，最後導致無法制止的轉移性癌症。

再回到波士頓。溫柏格喝下最後一口熱巧克力，想著他致力於破解癌症基因之謎的研究生涯。

他以一貫精確的方式說：「我從來沒說過我們會找出所有基因，也沒說過我們能治癒癌症。我從來沒想過發現Ras腫瘤基因本身可以解決癌症問題，我知道這個問題複雜得多。但一九九九年我們開始想，如果有一群突變集合起來，足以使正常人類細胞變成癌細胞，這樣在概念上相當可信，也讓我們幻想自己或許已經解決癌症問題。」

這個幻想很快就消失無蹤。

突變拼布

非黑色素瘤皮膚癌（NMSC）算是腫瘤學領域的邊緣人。這類腫瘤很少致命又容易治療，所以在許多國家甚至不被列入一般癌症統計數字。但它是目前全世界最常見的癌症，每年罹患人數超過百萬，尤其是生活在晴朗地區的淺色人種。這種普遍性及易接觸性讓NMSC成為了解癌症基因發展途徑的理想模型，遵循正常細胞的重要基因逐步出現錯誤的常見理論。

隨著近幾年DNA定序技術費用更低、速度更快，現在我們知道癌症基因組往往具有數萬個突變和重新排列。突變顯然並非全都一樣重要，基因必須出現適當的錯誤才會造成問題，可能是腫瘤基因的活化改變或是腫瘤抑制基因的去活化改變。人類細胞中有許多基因和控制區與癌症的途徑和過程完全無關，另外還有許多無用的垃圾DNA，其中的突變應該完全沒有影響。

世界各地的實驗室一直忙於從垃圾中淘出基因黃金，製作長長的目錄，詳細列出數十萬個腫瘤樣本中的突變。這個目錄指出數百個「驅動者」（driver），也就是重要基因中經常出現的相關錯誤，以及其他數千個僅被歸類為「乘客」（passenger）的突變。最新研究指出，每種癌症由最多十個有錯誤的驅動基因引發，某些腫瘤需要更多驅動突變才會發生。依據目前的腫瘤發展模型，這些驅動者一定是正常健康細胞轉變為致命腫瘤過程中逐漸累積的錯誤。

許多癌症研究人員對這個龐大的分子蒐集活動很有興趣，主要原因是找出導致癌症的錯誤基因和分子，代表製藥公司可以開始針對它們開發藥物。但觀察某個人腫瘤中的所有突變，只能得知最終結果，無法知道其中的**過程**。體細胞突變理論指出，正常細胞成為癌症的過程中必須逐步出現突變，在某個時刻到達關鍵引爆點，最後發展成惡性。然而要指出過程中的每一步，是件相當困難的工作。

以往某些研究指出，從腫瘤旁採取的正常細胞樣本可能含有突變，但這可用受到逃逸癌細胞污染來解釋。更麻煩的是，這些觀察結果來自比較大的混合組織樣本，掩蓋了可能處於從正常到異常再到癌症過程中的少量細胞。

然而，在正常細胞中尋找突變，對許多研究人員而言似乎有點無謂。存在一世紀的體細胞突變理論已經讓腫瘤是正常細胞突變成怪獸的理論深植人心，我們為什麼要在健康組織裡尋找突變呢？而且近來DNA定序技術的靈敏度提高、費用降低，我們才得以在正常組織的微小樣本中找出少見的基因改變。

為了尋找靈感，英國劍橋維康桑格研究所的菲爾．瓊斯（Phil Jones）教授等人著手取得額外的皮膚。更明確地說，他們想尋找正常中年皮膚樣本，必須沒有塗抹防曬乳或隱藏在衣物下，這樣皮膚細胞比較可能因為接觸強烈紫外線而出現可察覺的突變。

這個要求似乎很難達成，但他們後來想到一個妙點子，就是聯絡當地醫院的整形醫師，他們經常要除去眼皮上多餘的下垂皮膚。無論是為了美容或醫療，這種小手術都會產生翅膀狀的小片皮膚，丟進感染性廢棄物集中桶。重要的是，這個身體部位經常接觸紫外線，但通常極少塗抹防曬乳。

拜四位人士為科學研究慷慨提供不需要的眼皮之賜，桑格研究所團隊細心地從這些外科碎料取下兩百三十四個小樣本。他們使用高靈敏度DNA定序技術，開始尋找常見嫌犯名單中的突變。這份名單是七十四種最常見的癌症基因，與非黑色素瘤皮膚癌和其他腫瘤有關。眼皮捐贈者的年齡從五十五歲到七十三歲不等，全都身體健康，沒有明顯的皮膚癌徵兆，這讓瓊斯等人發現了更驚人的事情。

他們原本預料應該會發現紫外線和其他原因造成的損傷跡象。畢竟這些皮膚已經接觸外界環境大半輩子，還有人類生存的其他一般傷害。但他們發現這些細胞有數千個突變，某些樣本的突變數目和真正的腫瘤不相上下。第二個驚奇是這些看來正常的皮膚其實是由一群群突變細胞組成，這些細胞稱為細胞株（clone），每個細胞株源自一個受損的先驅細胞。一平方公分皮膚約包含四十個不同的細胞株，每個細胞株最多可達三千個細胞。

更令人難以置信的是，這些細胞株約有四分之一帶有癌症驅動基因中的錯誤，有些更出現兩到三種不好的突變。有些細胞株中生成p53蛋白的基因含有常見於人類癌症的TP53突變。然而，雖然理論上癌症的體細胞突變「名單」指出這些細胞應該會成為腫瘤，它們卻沒有因為內部基因混亂而出現外在徵兆。舉例來說，在面積僅五平方公分的皮膚中細胞株內的癌症驅動者NOTCH中發現的突變，比全世界最大的腫瘤突變資料庫「癌症基因組圖譜」（The Cancer Genome Atlas）[20]中五千多種癌症的突變還多。這些突變的細胞株最後會變成癌症嗎？我們無從得知，但這些發現指出，正常組

20 作者註：縮寫為TCGA，用意是向構成DNA的四個「字母」致敬。

織中的「危險」突變往往比我們想像得更多，癌症就從這片混亂的基因背景中出現。

正常究竟是什麼？

看似正常的健康細胞包含了大量突變，其實不算令人驚訝。早在一九八一年，研究人員就在以致癌化學物質處理過的小鼠肝臟中發現一群群可能是癌症的突變細胞，但在顯微鏡下看來完全正常。有兩個不同的研究團隊發現，六十五歲以上看來健康的人約有十分之一，血液中含有常見於白血病的突變。另一個團隊則發現，完全健康的肺中有許多細胞含有常見的肺癌驅動基因。奇怪的是，有一項研究也在子宮內膜異位中發現不少癌症驅動突變，這種疾病不是癌症，而是失常的子宮組織生長在女性體內的其他地方，使患者非常不舒服。這些四處遊走的子宮細胞含有癌症突變，會異常增殖並侵入鄰近組織，但不會變成惡性腫瘤。

二〇一八年，菲爾．瓊斯在桑格研究所的同事伊尼戈．馬丁柯雷納（Inigo Martincorena）主持的研究，漂亮地展示了健康組織內的突變拼布。馬丁柯雷納從體外皮膚轉向體內組織，探究嘴巴到胃之間的食道發生癌症的來源。正常食道組織樣本不像常規外科手術碎料那麼容易取得，所以這次的來源是因為意外或其他突發狀況死亡，並願意捐出器官幫助他人的人。

取得捐贈者家屬進一步同意之後，研究團隊從年齡介於二十到七十五歲的九名健康成人身上採取小塊食道切片。這些樣本分成將近八百五十個小塊，與眼皮樣本同樣進行仔細的癌症驅動突變分析。

與經常接觸致癌性紫外線的皮膚樣本不同，食道內壁接觸可能致癌物質的機會較少。全世界每年罹患非黑色素瘤皮膚癌的人數超過百萬，食道上與其對應的鱗狀上皮細胞癌（squamous cell carcinoma）患者則只有它的五十分之一。所以正常食道中的突變應該比正常皮膚少得多，對吧？

不對。正常食道和眼皮一樣，也是突變細胞株組成的拼布，而且還更多也更大。每個細胞株都是含有重要癌症基因中某個突變並開始生長的一群細胞，勝過正常的鄰近細胞。出乎意料的是，雖然整體而言食道含有的突變少於同年齡者的皮膚樣本，但馬丁柯瑞納團隊卻發現正常食道組織的細胞株含有「癌症驅動者」突變的比例較高。令人驚奇的是，人到中年之後，大約有一半食道細胞的NOTCH中含有「癌症」突變，其餘許多細胞的其他重要基因可能也有錯誤。

為了說明這個觀察結果，他們的論文擁有我最欣賞的遺傳資料視覺化設計：各種色彩和大小的圓圈代表突變的細胞株，看起來像是超美的復古布料設計。從二十和三十多歲年輕人取得的樣本上是稀疏的彩色小泡泡，中年人是比較密集的圓圈，從七十多歲男性取得的樣本上則變成一大堆互相重疊的橢圓形，互相爭奪空間。雖然每個細胞都帶有一個或多個驅動突變，但其食道外表仍然完全看不出有什麼問題。

疣與其他

科學家花費在正常細胞中尋找有害突變的時間越多，找到的也越多。我們到達特定年齡時，每個細胞可能都有好幾個突變，其中許多如果出現在腫瘤而非正常組織中，可能就會被歸類為「癌症驅動者」。因此結論是，我們所有的細胞都或多或少遭到破壞，但這完全沒有問題。

我跟瓊斯談話時，他直盯著我低聲說：「我們的皮膚是突變拼布。順便提一下，我們都有受到日光傷害的徵兆，所以大概有二十分之一的細胞含有與皮膚癌相同的突變。」

他安慰我說：「如果活得相當久，可能會罹患兩到三種非黑色素皮膚癌，接著應該可以找到不錯的皮膚科醫師治好。但和這些突變在整個皮膚的比例相比之下，還算是相當低。有趣的問題就在這裡：原本含有錯誤基因的細胞究竟出了什麼狀況才變成癌細胞，最後形成腫瘤？」

瓊斯試圖解答這個問題的方式是觀察具有錯誤p53基因的小鼠。這個錯誤基因經常出現在癌症中，瓊斯可在皮膚上的少數細胞中加以活化。有一種標記可以附著在這個錯誤基因上，使細胞在特製顯微鏡下發出綠色螢光，讓研究人員在細胞開始增殖時找出這些細胞的後代。接著他們打開基因開關，啟動突變的p53基因，耐心觀察會有什麼狀況。一開始，有缺陷的細胞生長得相當快，擠開鄰近細胞，使一小片皮膚發出綠色螢光。接著步調開始變慢，大約六個月後形成明顯較厚的區域，但一年之後又回歸正常。

瓊斯用紫外線太陽燈照射這些身上有小塊綠色皮膚的小鼠，讓牠們體驗前往陽光海岸旅行的感覺時，更有趣的事發生了。令人難以置信地，突變的綠色細胞在六星期的成長量相當於以往的六個月，面積很快就擴大到好幾平方公釐。這個面積聽起來或許不大，但對小鼠背上的細胞株而言已經很大了。紫外線雖然似乎不影響正常細胞成長，卻會大幅加快突變細胞的增殖速度，使突變細胞的區域變大許多，提高其中細胞的驅動基因遭到第二次「打擊」的機率，朝癌症之路再邁進一步。我們或許會因此猜測，小鼠接受偽日光浴越久，不斷擴大的區域越有可能發展成小小的綠色腫瘤。但這次又錯了。

在紫外線燈下待了三個月後，小鼠的皮膚已經布滿綠色細胞；但到了九個月，綠色區域開始縮小、消失。瓊斯等人採用研究人類眼皮時的DNA定序技術，發現綠色的P53突變區域已經被其他細胞株擠走。這些細胞株的突變來自紫外線照射，更加凶悍，而且更接近成為癌症。「綠色幫派」在獨大時或許還算厲害，但有更強悍的新鄰居出現就會被打敗。但瓊斯觀察原始眼皮樣本的突變型態時，發現狀況不一定永遠是互相競爭。

瓊斯說：「我們發現有一個細胞占據超過一平方公分的眼皮，但它有個突變活化了FGFR3基因。這為什麼這麼特別？因為FGFR3不是皮膚癌驅動基因，這一平方公分皮膚不會發展成腫瘤。」

因此這是否表示有些突變「對人類很好」，可創造出永遠不會作怪的好細胞株？瓊斯解釋，FGFR3基因中的活化突變可在脂漏性角化症（seborrheic keratoses）中發現。脂漏性角化症的症狀是皮膚顏色變深及角質化，看來有點像蠟狀的疣。這種疣相當常見，尤其是年齡超過五十歲之後，但沒有害處。一個細胞走上角化症的道路之後，似乎就選擇了「安全」的演化途徑，防止它誤入歧途，成為凶悍得多的癌症。所以我問他，我們為何不能運用這些知識，試著開發某種藥膏，促使細胞走向這條比較安全的途徑，藉以預防皮膚癌？

瓊斯指出：「問題是你說的神奇面霜會讓我們變成一大片會走路的疣。但如果我們能發明不會造成這種結果的神奇藥膏，當然就是最佳選擇。」

瓊斯的研究成果主要集中在非黑色素瘤皮膚癌，這種腫瘤很少危害生命。但可能發生致命癌症的身體其他部位也是突變拼布，因此這個方法或許也能發揮作用。想辦法支持健康細胞抑制突變細胞株，甚至激發較好的細胞生長，將可徹底翻轉只以消滅脫序細胞為目標的癌症藥物開發典範。

然而我們不能依賴「敵人的敵人就是朋友」這種原則，而且嘗試這類生物工程時必須留意造成意料之外的結果。我們必須相當了解人類體內環境各個幫派和部落的個性和行為，才能著手干預它們的互動，以免意外製造出可怕的巨獸。

桑格研究所團隊觀察到某些突變其實在正常組織中比在腫瘤中更加常見，這也相當耐人尋味，它意味著所謂癌症基因中的某些改變或許其實有保護作用。舉例來說，活化的腫瘤基因可能使一群細胞開始激烈增殖，讓它們尚未完全準備好就開始分裂，在進一步轉為癌症之前就會自我消滅。

另一種突變或許會使細胞處於競爭劣勢，使細胞株的生長速度比鄰近細胞慢上許多，因此消失。但時機非常重要：這類改變如果在腫瘤發展過程中較晚出現，就會成為優勢，使癌細胞持續增殖，染色體越來越紊亂，發展中的腫瘤周遭環境也變得毒性越來越高。

此外還要指出一點，如果我們的正常組織中充滿這些錯誤，那麼目前執著於找出腫瘤中驅動突變的產物可能將適得其反。瓊斯等人已經發現看似健康的皮膚和食道中有許多細胞含有NOTCH基因以及許多腫瘤中的驅動突變，試圖消滅癌症中的所有突變細胞，將可能在其他地方造成意料之外的副作用。

癌症何時發生？

越來越多資料指出，沒有癌症的健康組織其實含有一大堆可能相當危險的突變，因此帶來「癌症是**什麼**？」以及「癌症**何時**發生？」這些有趣的問題。目前所知的狀況不把人體視為靜態有序的正常細胞組合，而把健康組織視為不斷改變的動態細胞株拼布，這些細胞株處於不同的突變混亂階段，隨彼此競爭與爭奪空間而不斷擴張和緊縮。有些突變可能使細胞株生長減慢甚至死亡，有些則會加速擴張，但最終會維持現狀。

當細胞出現驅動突變，開始增殖得比鄰近細胞更快，產生數百甚至數千個具有相同基因錯誤的後代，問題就在此時發生。這些規模更大的擴張區域中的細胞更容易遭受第二次驅動突變「打擊」，原因是這類細胞在這些區域比鄰近區域更多，因此循環不斷重複。打擊、擴張、打擊、再擴張，如此一再重複，最後使某個細胞中的突變累積到形成癌症。這種狀況與佛格爾圖相符。在佛格爾圖中，細胞必須具有特定突變組合，才會轉變成癌症。人體內有數兆個細胞，一生中分裂數百萬次，所以癌症出現成為數字遊戲。

目前已經確立超過大半個世紀的理論指出，癌症的成因是正常細胞的重要基因逐漸出現突變，最後形成蔓延的侵犯性腫瘤。但如果我們的細胞**全都**帶有損傷，尤其是過了中年之後，為什麼並不是所有人都全身長滿腫瘤？是什麼因素使受傷的細胞變成壞細胞？

5 好細胞變壞時 When Good Cells Go Bad

我們來計算一下。

我們習慣性地認為癌症相當普遍。但就個人而言，癌症其實非常少見。一般人的身體共有三十多兆個細胞，一生中分裂數十億次。任何一個細胞都可能引發癌症，但幾乎沒有一個真的如此。癌症的體細胞突變理論認為健康細胞一旦出現一定數量的驅動突變，就會變成癌細胞，因此就像抽獎一樣，我們中獎的機率是十分之一的十後面還跟著十四個零，大概跟一千個大小和銀河系相仿的星系中的星星總數差不多。細胞中的突變隨時間而增多，我們就等於買了幾百萬張彩券，但或許其中只有一張會中獎。

有幾個方法可以提高這種狀況發生的機率。其中之一是讓細胞接觸致癌化學物質或放射線。瓊斯和馬丁柯瑞納的研究指出，另一個方法是我們的健康組織會隨年齡而成為突變細胞株的拼布。驅動基因受到一次「打擊」可能使帶有這個錯誤的細胞數目大幅增加，規模超過正常十倍以上，提高這些細胞受到第二次打擊的機率，使它們打敗鄰近細胞而擴張成更凶悍的細胞株。打擊、擴張、再打擊、再擴張。單一細胞若要齊備所有的驅動突變，機率低到幾乎不可能成功，但如果每個持續突變的細胞株都比鄰近細胞擴張得多一點又快一點，就比較容易成功。這就像每中一個號碼就能獲得十倍數量的彩券，最後中大獎的機率將可大幅提升一樣。

這個機率提高得非常快。只要去陽光普照的海灘旅行幾次，每個皮膚細胞就會出現十個突變。吸十五支菸就足以產生一個可能有害的突變。整體說來，我們大約有五分之一的細胞在「癌症基因」中含有一個突變。含有兩個甚至三個突變的細胞比例較低。我們的身體中一定有某個地方潛藏著許多小腫瘤。

但我們究竟應該擔憂到什麼程度？依據對意外身故者的解剖驗屍，每個人到某個年齡時，身上應該都有幾個奇怪的腫塊。四十多歲的女性至少有三分之一胸部有小腫瘤，但在這個年齡真正診斷出有癌症的比例只有百分之一，而且許多人一輩子都沒有正式診斷出癌症。早在一九三〇年代就發現的攝護腺癌也是如此，罹患這種疾病的人很多，但因它而喪命的很少。每個五十歲到七十歲的人的甲狀腺幾乎都有微小的癌症，但診斷出有甲狀腺腫瘤的比例只有千分之一。整體說來，所有人一生被診斷出罹患癌症的比例略少於一半。

生物統計資料中還有其他差異。雖然大腸和小腸這兩個部分在消化道中彼此緊接，但小腸癌很少見，大腸出現腫瘤的比例是它的三十倍。如果癌症純粹是重要驅動基因中突變到達特定數目的結果，那麼肝臟腫瘤為什麼通常需要四個突變才會發生，而子宮或大腸癌需要十個，但睪丸癌或甲狀腺癌只需要一個？如果驅動不同癌症的突變數量不同，那麼有些癌症發生的年齡應該比較早。所以，為什麼我們到中年時，正常組織已成了突變拼布，但我們成年後罹患各種癌症的機率都相當低，卻到六十歲之後才改變？

這並不是因為我們快領到退休金時，嚴重基因錯誤出現的速度會變快。聽起來可能難以想像，但突變出現最快的時候其實是青少年時期。細胞每次複製ＤＮＡ及分裂時，就有可能發生錯誤，如果發生在負責維持身體運作的幹細胞時更加危險。從卵子發育到成人需要進行的增殖十分驚人，比我們一生中其他時期的日常維護工作多出許多。我們在九個月內從一個細胞發育成幾十億個細胞，每長高一公分又增加許多細胞，直到成年為止。事實上，我們到十八歲生日時，體內的突變是七十歲時的一半，但罹癌風險只有百分之一。

真正重要的也不是突變數量。抽菸者罹患肺癌的機率高於不抽菸者，因為吸入這些傷害ＤＮＡ的化學物質會大幅提高重要癌症驅動基因出現突變的機率。所以我們或許會猜想抽菸者罹患肺癌的年齡應該會比沒有抽菸習慣的人早很多，其實不對：這兩組人診斷出癌症的年齡相仿，大多超過六十歲。抽菸影響的是罹患癌症的**機率**，而不是羅患的**時間**。

有些東西不會累積。

在位處洛磯山邊緣的科羅拉多大學奧羅拉校區裡，生化與分子遺傳系的詹姆斯·德格雷戈里教授（James DeGregori）一直在研究解釋這些差異的理論，他稱之為「適應性腫瘤生成」（adaptive oncogenesis）。依據他的看法，生命（至少以癌症風險而言）不是從搖籃到墳墓的線性進程。從統計數字看來，十八歲到三十六歲間死於疾病的機率大致相同，接著每下愈況，隨時間過去而越來越糟。許多研究人員把眼光放在人生後半場，探討我們年齡漸長時為什麼比較容易得癌症，但就德格雷戈里看來，比較有趣的問題是我們年輕為什麼那麼**不容易**得癌症。

人類幾萬年的歷史中，演化使我們的身體盡可能活得長久，但也不會過久。活力永遠比長壽更重要。就演化而言，真正重要的是成功繁衍。人類幾萬年來已經適應於在需要養育小孩的青壯年維持健康和抑制癌症發展。如果祖先體內帶著可能讓他們未養育後代就死於癌症的基因變異，通常也不會把這些無用的基因傳給下一代，因此形成強大的驅動力，使人類能健康地活過生育年齡。

從另一個方向看來，六十歲後癌症發生率大幅提高，代表無論我們多愛我們的祖父母，也很感謝他們幫忙帶小孩，天擇還是會在他們的體內設定有效期限。德格雷戈里的理論指出，這個期限設定在細胞層級。他運用超過百年歷史的演化論，但眼光離開已經散播到全地球的物種大規模適應行為，轉向人體世界內的癌細胞演化。

深入探討適應性腫瘤生成之前，必須先了解幾個重要概念，這些概念都與天擇演化理論有關。第一個概念是這樣的：生物必須繁衍後代，否則無法傳遞基因。第二，無論是細胞或羚羊、貓或蝙蝠，以及從樹木到蜜蜂，所有生物族群都有些個體的基因組成帶有變異。許多基因變異不會明顯影響繁衍生存的機率，只會在族群內增加或減少，這種現象稱為基因漂變（genetic drift）或中性演化（neutral evolution）。

但在少數狀況下，變化可能有益。例如，一頭獵豹具有某種基因變異，能跑得比其他獵豹快一點點，因此比較有機會獵殺成功，取得大部分獵物。食物較多代表健康和活力較佳，也就比較有機會求偶成功，把這個快速基因傳遞下去。一段時間之後，該族群中具有這個快速基因變異的獵豹越來越多，這是正向選擇（positive selection）或淨化選擇（purifying selection）的例子。相反地，妨礙獵捕或其他有助於繁衍成功的基因變異通常會被淘汰，因為這些變異比較沒有機會傳給下一代，也就是負向選擇（negative selection）。

最後，天擇最重要的其實不是基因或突變，而是這些基因變異是否有助於生物在環境中生存繁衍，這個概念稱為適應度（fitness）。新的基因變異經常出現，途徑可能是細胞中的生化紊亂，或是化學物質或放射線等外在DNA損傷因素。中性選擇或負向選擇占大多數，正向選擇是少數狀況。但哪些會成為正向選擇則取決於環境。天擇有時會被誤解為「適者生存」，意即比同類動物體型更大、更強壯或更優秀就能成功，但這句話真正的意思是「適應最佳者生存」。

重要的是，只要環境不變，就不會有促成身體激烈變化的選擇壓力。想想看被稱為活化石的鱟，現在的鱟跟四億五千萬年前在海中爬行的祖先幾乎完全相同。大致說來內部當然有些改變，但牠們已經非常適應這種生活方式，重大改變很可能影響適應性，因此不大可能傳播到整個族群。歷經天擇選汰之後，突變創新如果不是極度神奇，很難使牠們五億年來的舒適生活更上層樓。從演化觀點看來，這可以說是達到「適應性高峰」，說得更簡單一點就是「沒壞就不用修」。

任何生物的適應程度完全取決於環境。眼睛看不見的洞穴魚類在光線充足的水域活不了多久，但有眼睛的掠食者在不喜歡的黑暗洞穴中活得很好。有毛皮的北極熊非常適應在冰封北極圈狩獵和繁殖的生活，但氣候暖化時就過得很辛苦。環境改變和狀況迅速變化造成快速選擇（或快速滅絕）時，演化最為明顯。

依據適應性腫瘤生成假說，我們可以藉助相同的原理來了解腫瘤生成。幾十萬年來，人體器官的幹細胞已經極為適應這個生物環境，從平滑的皮膚、快速流動的血液，海綿狀的肺和起伏的內臟等。重要的是，演化使這些細胞在生氣蓬勃的年輕身體環境中適應得最好。鱟的身體幾億年來沒有改變，因為牠們已經非常適應沙灘上的生態席位。同樣地，只要這個年輕環境沒有改變，強大的壓力就會促使我們的幹細胞讓組織維持現狀。

我們年齡漸長時，細胞逐漸出現獨特的突變，形成基因多樣性拼布，成為促進天擇的動力。幹細胞已經非常適應年輕的組織環境，因此突變對適應性的影響大多是中性或負面，使受損細胞增殖的速度比鄰近的健康細胞慢，甚至直接死亡。但在少數狀況下，某個有利突變可能會使某個細胞略微優於鄰近細胞，增殖得快一些，開始擴張領域——這個改變就是朝癌症之路踏出的第一步。但這些突變細胞必須極度適應環境，才能跟周圍的年輕幹細胞競爭。我們知道這類狀況一定偶爾會發生，因為人類在二十多、三十多、四十多和五十多歲時偶爾會診斷出癌症。但這些狀況通常與遺傳而來的基因錯誤有關，使得體內每個細胞朝癌症之路多踏出了一步。

我們年紀更大時，狀況開始改變。我到五十多歲時，明顯感覺身體開始退化。我說的不是白頭髮、胸部下垂和越來越擔心是不是還能放心地穿短裙，而是年齡漸長時細胞層級的改變。幸運的話，我們可以在這個身體活上八十多年，但狀況一定會開始有點不同。

隨著年齡漸長，組織和器官也逐漸累積損傷。雖然細胞修復工具會盡力維修，但逐漸增加的突變仍然會改變細胞的分子組成和行為，以及它們生活的地方。這些改變不只會提高重要驅動基因出現導致癌症的錯誤的機率，也會影響負責正常細胞功能和修復的其他基因，降低細胞訊號強度，干擾維持細胞完整的分子黏著劑，降低荷爾蒙濃度，以及造成各種破壞。

平常的細胞維護過程隨年齡而逐漸衰退，尤其是超過主要生育年齡之後。舉例來說，年輕皮膚的細胞連結相當緊密，可防止潛在腫瘤發動接收，最後使脫序細胞消失。但我們組織內的連結會隨時間而鬆弛，因此脫序細胞更容易在其中遊走，讓癌症發展和擴散。菸草煙和紫外線等致癌因素除了造成DNA損傷，還會破壞把細胞黏結在一起的膠原蛋白分子，使細胞更有機會任意遊走。

老化造成的逐漸退化甚至會擴及基因的包裝和使用方式。年輕細胞的DNA包裝得很好，緊密繞著球形的組織蛋白。組織蛋白上標有各種控制基因活動的分子標籤，稱為表觀遺傳修飾（epigenetic modification）。在老化的細胞中，這個井然有序的布置開始錯亂，提高基因在錯誤的時機或位置開啟或關閉的機率。即使在基因組的層級，我們老化時，狀況也會變得比較鬆散。

最明顯的老化徵兆不是白頭髮、皺紋或鬆散的染色體，而是發炎。一八六三年，德國病理學家魯道夫．菲爾紹（Rudolf Virchow）發現腫瘤中的癌細胞之間有白血球（一種免疫細胞），因此推測癌症的成因是「持續發炎」，會啟動人體的免疫防衛活動[21]。他的想法被嘲笑為無稽之談，沒有人重視，當時只接受後來發展成體細胞突變理論的想法（請參閱第65頁）。一百五十多年後，研究人員總算發現菲爾紹的看法可能是對的。

發炎是免疫系統發揮作用最顯著的表現形式。幾乎每個人都體驗過急性發炎：陣陣抽痛的紅腫、噁心的滲流，都是感染或傷口位置的特徵。急性發炎是挽救生命而大爆發的生物活動，會召集免疫細胞部隊摧毀入侵的微生物或遭到感染的細胞，增加血液和養分流量協助修復。但我們往往比較不注意慢性發炎，這種緩慢隱匿的免疫反應往往持續數個月或數年，與各種疾病有關，包括心臟病或糖尿病以及——沒錯，你猜對了——就是癌症。

慢性發炎可能源自持續感染、長期接觸刺激性化學物質和免疫系統開始攻擊健康組織的自體免疫疾病。另外還有比較常見的引發因素，其中最大也最難避免的就是老化。我們年齡漸長時，組織中的慢性發炎程度緩緩提高。這是細胞內部生化過程的附帶損傷、體內有害化學物質逐漸累積、一輩子的感染和病痛，以及身體隨時間而衰退的必然結果。它可能也與雌激素和睪固酮等性激素減少有關，這些激素在我們年輕時有助於抑制發炎。可以想見地，抽菸是導致肺部發炎損傷的強大因素，也會抑制體內的抗發炎反應。體脂肪長期過多也是風險因素。脂肪儲存細胞不是沒有活動的贅肉，

---

21 作者註：菲爾紹除了是癌症研究的先驅，也致力於研究當時德國相當常見的未煮熟肉類的蛔蟲傳染病。他在政治方面是自由派，對窮人的生活條件、教育和健康等看法與保守的普魯士宰相俾斯麥（Otto von Bismarck）相左。俾斯麥對他十分氣惱，甚至要求跟他決鬥。相傳菲爾紹選擇的武器是兩條相同的臘腸，一條故意加入蛔蟲。俾斯麥對此非常害怕，所以拒絕決鬥。（這個故事非常有趣，但可惜不是真的。俾斯麥雖然確實要求跟菲爾紹決鬥，但菲爾紹直接拒絕了。）

而是會製造許多導致慢性發炎的分子。

另一個很有可能但很少人研究的慢性發炎原因是壓力。壓力導致癌症的想法在大眾認知中相當普遍，但研究大多指出喪親或離婚等造成強大壓力的生活事件，與罹患癌症機率提高沒有關聯。然而，財務困境和居住問題等長期慢性壓力可能與癌症有關，較不富裕的人比較容易有這些狀況。健康不平等是眾所周知的問題，社經地位較低的人比較容易罹患各種疾病而在年紀較小時死亡，其中也包括癌症。這個差異往往被歸咎於飲食不良、肥胖、抽菸和飲酒等常見原因，但這些因素無法說明問題的全貌。

英國艾塞克斯大學曾進行一項涵括各個社會階層、人數超過八千人的研究，仔細測定血液中兩種分子的濃度，這兩種分子與長期發炎有關，而且可能因為壓力而惡化。他們發現這兩種化學物質的濃度在三十歲以上、收入較低的族群中提高得較快，中年時達到最大值。到老年時，富裕和貧窮族群的差異再度縮小，代表無論有錢或沒錢，每個人最終都逃不過老化造成的發炎。

當然，壓力不是某個社會群體的專利，但艾塞克斯研究團隊的結果指出，因為債務、不安全和居住環境不良，以及財務困境帶來的其他因素而承受壓力的人，人生黃金時期慢性發炎的程度較高。睡眠不足又使這個問題的複雜程度再上一層：睡眠不足與慢性發炎程度提高有關，同時還會造成焦慮、壓力和糟糕的生活狀況。癌症風險是社會問題，也是生物問題，是亟需投入更多研究的領域。

無論原因是什麼（而且每個人都可能有很多因素），慢性發炎都會擾亂我們組織內的細胞居住地，形成更利於突變細胞生長的環境。德格雷戈里的團隊運用基因工程讓小鼠帶有與不抽菸的肺癌患者相同的驅動突變，示範了巧妙的實驗。

啟動年輕或中年小鼠體內的突變，並未造成太大的影響。許多肺部細胞具有錯誤基因，但只有少數變成稱為腺瘤（adenoma）的癌前腫塊。同樣在老年小鼠身上這麼做，小鼠肺部會長出許多腺瘤，這些腺瘤都有可能發展成癌症。加入第二個負責製造強力抗發炎蛋白質的基因，則有顯著效果，可使老年小鼠體內的腺瘤數目降低到和年輕小鼠差不多，而且這些小鼠相較於牠們的年紀顯得年輕有活力，更突顯了發炎和老化有關。

還有許多證據指出慢性發炎在改變體內環境和促使癌症發展中扮演重要角色。有些發炎狀況可能提高罹患癌症的機率，例如肝炎和發炎性腸道疾病克隆氏病（Crohn's disease），有些發炎又不會，例如發炎性氣喘似乎對肺癌沒有影響。

歷史最悠久的抗發炎藥物阿斯匹靈的大規模試驗指出，長期服用超過十年以上，可降低罹患腸癌和其他癌症的機率。可惜的是，儘管阿斯匹靈價格便宜又容易取得，每天服用仍然有胃出血和中風等可能致命的副作用，所以未經醫師建議則不可輕易嘗試[22]。

當然，我們不可能完全消除發炎。急性發炎有重要的治療目的，如果為了預防癌症而阻斷所有發炎途徑，反而因為膝蓋擦傷感染而死亡，顯然是相當愚蠢的行為。但找出方法來安全地預防或降低慢性發炎，又不影響免疫反應的重要功能，將可有效地穩定體內環境，妥善控制潛在的癌細胞。

可能改變選擇壓力及促使癌症發展的因素不只是老化和發炎。外科手術、放射線治療和化療等治療都會造成腫瘤內部和周圍組織明顯損傷，形成浩劫後的世界，讓正規法則不再適用。開發新療法協助重整癌症治療後的微環境，將有助於降低遊蕩的癌細胞找到適合的生態席位，進而再次發展的機率。以小鼠進行的研究指出，即使是在乳癌手術後服用抗發炎藥物這麼簡單的處置，都可能明顯影響癌症復發的機率，這個重要結果值得進一步深入研究。

同儕壓力

如果回歸「細胞社會」的概念，我們可以把年輕人體內的環境想像成很有秩序、治安良好的文明。分子街道掃得很乾淨，維護得也很好，每個細胞都知道自己的工作和位置，做壞事的都會被免疫系統趕出去。只有幹細胞可以增殖，在需要時製造新細胞，其他細胞則退下（靜止），受傷等緊急狀況時才會起而行動。有錯誤和受損的細胞死亡（凋亡），失去作用的老年細胞放在一邊，就像是靜靜地坐在走廊的搖椅上，看著世界流動，想自己的事情（衰老）。

年輕組織的穩定和約束力一定非常強大，因為即使像抽菸這麼傷害細胞的事情，似乎也不太會助長癌症發展。可惜世事無常。如果說年輕組織是規範嚴格的社會，任何事都不允許脫離常軌，更不容許有異議，那麼老年身體內部看來就比較像輕鬆自在的社區，什麼事情都允許。如同自然界中任何地方的演化一樣，只要環境改變，天擇的壓力也隨之改變。

在年輕和中年人體內發現的「癌症驅動者突變」數量多得令人驚訝（參見第107頁），這一點告訴我們，從出生到死亡，基因損傷一直在發生。但可能成為癌症的突變細胞在年輕身體整潔有序的環境中無法跟適應良好的細胞競爭，基因變異在比較失序的老年組織中可能會有適應優勢。井然有序的社會一定適合守法的年輕細胞，但古怪又年老的突變細胞比較適合生活在古怪又年老的突變世界。當規範細胞社會的法則開始瓦解時，在年輕環境中視為反社會的行為往往會被容許甚至鼓勵，巧取豪奪的癌細胞更容易出現和壯大。

體內環境可能對癌症有強大抑制效果的說法，至少在一九七〇年代就已出現。當

22 作者註：一位研究人員告訴我，他認識的腫瘤科醫師全都每天服用少量阿斯匹靈，但消化科醫師都不這麼做。

時美國的碧翠絲・明茲（Beatrice Mintz）和德國的卡爾・伊爾曼塞（Karl Illmensee）兩位胚胎學者發現，小鼠胚胎中與健康幹細胞混處的癌細胞可能會被壓制下來，在發育中扮演正常角色，甚至變成卵子和精子，生出完全健康的小鼠。

幾十年後，美籍伊朗裔細胞生物學家米娜・貝塞爾（Mina Bissell）指出，如果把乳癌細胞放在許多運作正常的健康細胞中，就會認真工作，行為良好，但只要這個抑制性環境消失，馬上又會回復本性。反過來說，好細胞如果放進壞細胞中也會變壞，原本健康的細胞如果放在以致癌化學物質處理過的組織中，也會變得惡劣。但這些結果以及癌症源自細胞社會瓦解而非特定突變累積的說法，大多都掩蓋在「定序所有基因」的熱潮之下。

簡單說來，細胞累積一定數量的突變而開始失控生長時，癌症才會發生。癌症發生的原因，是細胞中的錯誤足以使它忽視多細胞法則，比鄰近細胞適應得更好，勝過其他細胞。美國細胞生物學家哈利・魯賓（Harry Rubin）簡潔地下了註解：「癌症是生物在不停維持秩序的努力中落敗後無法阻止的必然結果。」

有些細胞透過基因改變獲得適應性，有些則藉由基因改變擁有適應突破。特別惡劣的突變組合可能使細胞擁有強大的適應性，在年輕或年老組織中都能超越鄰近細胞。另一方面，一群不開心的細胞可能會突然發現，如果周遭細胞都比它們更糟，那麼它們就是最強的細胞了。就像三條腿的馬跑不贏四條腿的駿馬，但在只有兩條腿的老馬群中已經是冠軍了。無論如何，脫序細胞都最能適應破敗的老化環境，更容易存活和增殖，進一步發展成腫瘤。

此外我們必須記住，動物癌症研究大多在年輕雄性小鼠身上進行。我們應該要清楚這麼做為什麼很不好，而且為什麼有這麼多令人興奮的癌症新藥在臨床試驗失敗。小鼠的生存策略和人類完全不同，活得快死得也早，而且活力充沛的年輕小鼠非常不適合用來研究年長人類癌症患者的老化組織。

這或許可以解釋，為什麼我們很擅於治療小鼠的癌症，但想把這些聰明想法轉移到人類身上時，很難獲得相同的結果。目前管理機構規定所有藥物都必須在兩個不同的物種身上進行測試（通常是鼠類和狗、靈長類或豬等非鼠類），但或許應該改成在年輕和年老動物上進行測試。

如果我們把年老時罹患癌症視為人類演化的結果——因為我們的適應方式是平安度過繁衍期，但不會活得太久——那麼這也指出人類的壽命是有限的，我們短時間內不可能藉由演化跳脫這點。這個主題在老化研究中爭辯得相當激烈，有些人主張人類的壽命應該是一百二十歲左右，有些人則堅持壽命沒有基礎生物限制，整個長壽產業都大力主張史上第一個活到五百甚至一千歲的人或許已經誕生。

奇怪的是，美國猶他州一項年長者研究指出，雖然罹患癌症的風險一直提高到九十歲，但如果有幸活得更久，風險反而會降低。這個古怪現象沒有明確的解釋，但可能是細胞分裂隨年齡逐漸減慢的結果。或許我們活到一百歲時，幹細胞已經分裂得相當緩慢，即使擁有足以發展成凶惡腫瘤的突變，也沒有能力發展了。

就我個人而言，我認為我們必須跨越龐大的演化界限，人類壽命才會有明顯突破。如果女性持續晚生小孩，人類的繁衍生命史或許會開始改變成生育期和壽命都更長。但人類演化是遺傳和環境幾萬年來的複雜交互作用，很難完全理解。除非世界上發生極度嚴重的事件，造成巨大的選擇壓力（例如氣候變遷！），否則我認為我們短期內不大可能跨越這個界限，活到五百歲。

我很喜歡讀某些超人類主義者的沉思，他們主張有個直截了當的多步驟計畫可以得到永生。清單中的第一項就是治癒癌症這件瑣事，這件事通常被視為重大但可解決的工程問題。如果說這些年來我從生物學學到了什麼，就是生物學曖昧不明、難以預測的程度遠超出任何工程師的想像。

無論我們喜不喜歡，人類都有與生俱來的有效期限。演化使我們的身體組織只維持一段時間的健康，之後就放手讓壞東西接收，就像幫派轉移到破敗的城市一樣。要解決這個問題，最明顯的方法就是永遠持續修復和翻新組織，讓有利於健康細胞及遏阻細胞不良行為的年輕環境能永遠維持。這相當於生物體內的破窗理論[23]，以法律鐵腕維持秩序，同時鼓勵良好的公民表現。如果我們能阻止衰老，甚至逆轉組織隨年齡退化，我們將很有機會大幅降低癌症發生率（外表或許還能變得更年輕）。

想想孩子們

現在來談談兒童癌症。兒童癌症是世界上數一數二令人難過的事。我們或許勉強可以接受人類擁有長久又幸福的人生後會變老、最後死亡，但看到幼兒的腹部因為罕見的腎臟腫瘤而鼓起，或是小學生同時跟血癌和考試奮戰，總是讓人感覺格外殘酷。此外它也違反癌症源自突變細胞脫離老化組織束縛的說法。這是因為兒童癌症和成人癌症基本上是不同的疾病。

我念博士時花費無數時間盯著顯微鏡，看著生命開展，觀察小鼠早期胚胎反覆進行呈指數增長的啟動程序。一個、兩個、四個、八個、十六個……到某一刻就數不清了，小小的細胞球開始變成中空，重新組成一個空球體，有一小團幾乎看不見的幹細胞黏在裡面。如果把這個小球移植回母小鼠體內，它將會在子宮內著床。外側細胞會開始形成胎盤，裡面的幹細胞會繼續增殖和特化，不斷發育，最後生下吱吱叫的粉紅色小鼠。即使我觀察過的胚胎已經多到記不清楚，仍然十分驚訝於這一小團幾近魔法的細胞竟然能生成動物全身所有的組織，從好奇嗅聞的鼻子上的觸鬚到搖動的尾巴尖

23 編按：破窗理論是犯罪學者威爾遜（James Wilson）與凱林（George Kelling）提出的論點：忽視微小的過錯、缺乏良好秩序的環境，只會引來更多混亂，讓警務和行政執行更加困難，而不良現象無限擴張則導致犯罪滋生。

端等。

兒童癌症是這些正常發育過程出錯的結果。威爾姆氏腫瘤（一種腎臟癌）或神經母細胞瘤源自細胞在發育的某個時間點「卡住」，沒有特化及安頓於自己該扮演的角色，而是持續不斷增殖。每種在特定時間出現在特定位置或細胞類型中的腫瘤都有特定的突變組合，依腫瘤遭遇的發育障礙而定。兒童白血病似乎是「雙重打擊」過程的結果，第一次打擊是某種先天遺傳突變，第二次則是幼年時遭到感染。

無論是如何發生的，兒童癌症都十分罕見，其中許多種的治癒機率已經相當高。這個成功有不為人知的另一面，就是越來越多兒童必須帶著治療的長期副作用生活數十年，包括不育、掉髮、記憶問題等。相較於數百萬成人的潛在市場，要說服研究人員和製藥公司關注這一小群患者相當困難，但在缺乏有效療法的癌症以及使現有療法更加溫和等方面，仍有許多需要努力的地方。

胸部、大腸和運氣不佳

東倫敦某所醫院冰櫃裡某個地方，存放著我朋友狄瑟瑞[24]的胸部殘餘組織，等待某個人要某位研究生研究她的家族特殊的BRCA2突變。基因檢測已經發現，她有一個錯誤基因曾經導致她母親、祖母、祖母的大多數姊妹和她們的許多女兒罹患乳癌。但等她考慮接受預防性雙側乳房切除手術時，為時已晚。

狄瑟瑞是我在英國癌症研究中心工作時的死黨之一。在她歷經乳癌診斷、治療和復原等階段時陪在她身旁，是個發人深省的經驗。不過我們還是買了有假髮的塑膠小丑帽，開玩笑似地用來取代她掉光的頭髮，因為我們實在不知道怎麼向我們深愛的人表達自己的擔憂。

最近我跟她聯絡時，她提醒我乳癌有件事非常奇怪，也一直十分神祕。她體內每個細胞都有損傷的BRCA2基因，是來自母親的遺傳。在她體內的幾兆個細胞中，有相當比例連來自父親的正常BRCA2備用基因也意外損壞。這些遭到「二次打擊」的細胞的DNA修復工具也全都嚴重損壞，但為什麼她只有一邊胸部得到癌症？而且她也不是特例。具有遺傳性BRCA1或BRCA2突變的人可能罹患的癌症範圍相當小，女性是乳癌和卵巢癌，男性則是攝護腺癌，乳癌也有但相當罕見。胰臟癌兩性都可能有，或許還有腦癌。但肺癌、腸癌或其他癌症的風險則不會特別高。

此外還有其他奇怪之處。APC基因帶有遺傳性錯誤的家族，大腸中會長出數千個小腫塊，如果不治療，每個腫塊都可能發展成腫瘤。肝癌和甲狀腺癌風險也會提高，但僅此而已。再把範圍擴大到整個族群來看，我們無法理解肺癌通常是EGFR或

24 作者註：為保護當事人隱私而採用化名。

ＡＬＫ基因有突變，但黑色素瘤有錯誤的基因通常是ＢＲＡＦ。為什麼乳癌和攝護腺癌這麼普遍，但心臟癌幾乎從沒聽過？我們真的不懂。

最可能的解釋關鍵在於理解體內所有組織如何變得如此不同。我們的細胞全都含有相同的兩萬個基因，但這些基因並非隨時全部開啟。例如，肝細胞必須活化負責製造消化酵素等肝臟特定工作的次基因組，並且關閉所有無關的基因。腦細胞必須啟動製造神經傳導物質的指令，但絕對不能開啟製造肌肉的指令。

這些型態是細胞不斷增殖、遷移和特化，回應周圍細胞發出的訊號和提示，從單一細胞、胚胎、嬰兒到成人過程中，做下一連串決定的最終結果。有些發育路徑和選擇或許會提高某些突變的發生機率，或使細胞更容易忽視規範生物社會的法則。

此外還有每種組織內細胞排列方式的問題。值得注意的是大多數癌症發生在有擴張空間的體內管道內壁，例如乳房或攝護腺中的管線、肺部分支的管道，以及腸道的污水下水道。胰臟或腦部等比較緊密的組織，癌症發生率就比較低。另一個因素是細胞替換的速度。大腸細胞只能存活幾天就會脫落到腸道中，隨糞便排出。但這只表示體內必須有大量幹細胞，任何一個幹細胞在適當條件下都可能變成癌症。

每天把數百萬個細胞沖進馬桶是不錯的癌症預防策略。只要脫序細胞不在體內，就不可能發展成腫瘤——但情況未必如此。在世界上許多地區，腸癌仍然是相當常見的癌症之一。相反地，心臟裡面幹細胞非常少，而且增殖能力有限，這有助於把心臟癌風險降低到接近零，但對修復心臟病發造成的影響完全無用。

周轉率或許也會影響特定組織修復ＤＮＡ錯誤投入的努力。認真地修正只存活幾天的細胞裡的所有錯誤，沒什麼意義；但如果這個細胞會存在好幾年，就比較值得。神奇的是植物似乎也會如此，壽命較短又只用一次的花瓣中累積的突變，就比壽命較長的葉子和莖來得多。只活一年的非洲鱂魚（African killifish）也毫不在乎地在ＤＮＡ中累積大量突變。

另一個解釋是純粹運氣不佳。二〇一五年，美國約翰霍普金斯大學醫學院數學家克里斯提安・托馬塞提（Cristian Tomasetti）和著名癌症遺傳學家伯特・佛格斯坦（Bert Vogelstein）發表論文，委婉地說，是引發了一些爭議。他們一直很好奇，為什麼人體中可持續生成新細胞的部位如腸或皮膚，比腦部或肌肉等部位容易發生腫瘤。為了解答這個疑問，他們畫出美國癌症患者體內三十多個部位的癌症發生比例，並且標註每個器官的幹細胞數目以及分裂頻率。他們的結論是組織的癌症發生率差異，有三分之二可以歸因於運氣不佳。這個機率誤差源自細胞內部的基本增殖過程，例如複製或修復ＤＮＡ時的錯誤。只有三分之一的差異可以歸因於環境、生活方式或遺傳性基因錯誤。換句話說，越多細胞在特定組織內增殖，越有可能出錯，使它踏上癌症之路。

這裡必須指出的是，以上說的是身體各部位，而不是人。這篇論文沒有說三分之二的癌症**病例**是運氣不好，許多人錯誤解讀他們的研究結果。他們指出，遺傳性突變或毒性化學物質等外在因素對特定器官是否容易發生癌症的影響較小，避免不了的生物過程影響則大得多。

簡而言之，包含大量幹細胞而會迅速增殖的組織，比周轉率較低的組織容易發生癌症，因為細胞分裂次數較多就代表更容易出錯。這類劇烈的細胞活動本身就有一定的突變率，再加上環境、生活方式或遺傳因素影響，又會略微改變這個已經存在的風險。

他們的資料中有幾個值得注意的例外：抽菸對肺癌的影響、HPV對頭頸部癌症的影響、C型肝炎病毒對肝癌的影響，以及兩種腸癌與遺傳性基因錯誤密切相關。不過黑色素瘤和外在原因似乎沒有關聯。這點最奇怪，因為史特拉頓團隊曾經發現這類皮膚癌的DNA中處處都有紫外線損傷的特徵（參見第76頁）。

新聞大多無視於科學上的細微差別，把標題寫成「三分之二的成人癌症的原因是運氣不好，而不是基因」，以及「大多數癌症無法控制」。更糟的是，這個新聞發表在元旦當天，當時大多數人正在把度假後的空瓶罐掃進垃圾桶，打起精神實行新年新希望，沒事好做的記者正急著找話題。這個主張說：**看吧？如果純粹只是運氣不好，幹嘛丟掉香菸、把酒收起來或是上健身房？**[25]

這篇「運氣不佳」報導除了在媒體上造成混戰，還在癌症研究界掀起激烈爭議，引發一百多則批判回應。我為撰寫本書訪問過的科學家中，許多人發表過書面意見，這些意見通常是主動提出，而且幾乎全都是負面的。我聽過的批評從細胞數量估計值和資料選擇到統計方法和分析等，甚至有個要求匿名的人士說它「完全胡說八道」。

為了回應批評，托馬塞提和佛格斯坦更加堅持，於二〇一七年以修改的估計值發表新論文，得到的結論大致相同。然而，他們的發現再次造成誤導性的標題和其後的科學反彈。有個爭論領域集中在估計幹細胞的數量和增殖時使用的資料來自小鼠而非人類。第一，小鼠的生存策略是「活得快死得也早」，人類則是「活得慢但穩定」，所以演化使小鼠組織的周轉率和人類大不相同。小鼠各組織的癌症發生率也和人類大不相同，毛茸茸的小鼠的小腸比大腸容易發生癌症，人類則正好相反。

接著是荷蘭馬克西瑪公主兒童腫瘤學中心幹細胞研究人員魯本・范・巴克斯特（Ruben van Boxtel）團隊的研究成果。他們發現人類的肝臟、小腸和大腸累積突變的速率相同（大約是每個細胞每年有四十個DNA「錯字」），但肝癌發生率是小腸癌的九倍，大腸癌的機率更是鄰近的小腸的二十八倍之多。所以決定每種組織癌症風險的

---

25 作者註：我跟托馬塞提談到這個爭議時，他堅持他和佛格斯坦已經清楚指出抽菸等已知風險因素會大幅提高罹患某些癌症的機率，並沒有說採行健康生活浪費時間。他告訴我：「我不知道對你而言如何，但對我而言，假設有人告訴我，如果我希望一輩子都不得癌症，而且有三分之一的病例源自某個因素，這時候說我不在意就太不負責任了。這個機率還是很高，所以我們當然想盡可能降低風險。」

因素，一定不只是隨時間累積的突變。

「運氣不好」論文的另一個問題，是它假設體內所有器官運作都相同，由固定數量的幹細胞負責維護組織，但生物學根本沒有證實這個理論。其實我們不知道幹細胞是什麼，有很多論證探討癌症是否源自體內的正常幹細胞發生突變後失控，或是比較特化的細胞如果累積更多的基因打擊，是否可能回復比較接近幹細胞的狀態[26]。

腸道中有可算是「職業」的幹細胞，這種細胞不斷增殖，每個星期更新整個腸道內壁。即使在大腸嚴密的組織中，幹細胞不斷生成特化、不再增殖的內壁細胞，而且最後會被排出，踏上這段注定旅程的細胞如果前驅細胞受損或死亡，也可能回頭變成幹細胞。

反過來說，目前還沒有人發現像是肝臟幹細胞的東西。事實上，即使動手術切除三分之二的肝臟，肝臟還是會長回來。做這件事的不是職業幹細胞，而是「業餘」的肝臟細胞在需要時客串一下。現在我們開始了解，所謂幹細胞，是依背景和環境所啟動或關閉的狀態，而不是固定狀態。所以我們很難弄清楚「運氣不好組」原本如何真正確定他們估計的幹細胞數目。

此外癌症選擇也令人不解，尤其是遺漏乳癌和攝護腺癌這兩種最常見的癌症。美國癌症病例的唯一焦點，忽視了某些癌症發生率的巨大差異取決於患者的居住地或出生地。有個值得注意的例子：一九七三年一項經典研究指出，從日本遷居到加州的女性乳癌發生率在一代內就明顯提高，我懷疑她們橫越太平洋時，基礎生物運作曾經發生巨大改變。

撇開科學爭議不談，還有些地方有點奇怪。公眾癌症預防宣導幾十年來不斷告訴大眾該做些什麼（或不該做什麼）以保持健康。不要抽菸、不要喝太多酒、多吃青菜、避免肥胖。另一方面又把癌症的大部分原因推給有害的外力，必須盡全力避免，有些有合理證據（例如空氣污染或毒性工業化學物質），有些則是荒謬的陰謀論，例如風力發電機、化學痕跡、5G基地台等。

宣稱大部分癌症風險純屬機率，意味著我們無法掌握自己的生命和健康，諷刺地把癌症歸罪於神佛或命運，而不是經過科學驗證、可以預防的原因。這樣對每天研究灰色機率而不是黑白確定性的統計學家來說或許比較輕鬆，卻讓我們一般人非常不安。

「你得癌症的原因是X」和「只是運氣不好」，這些過度簡化又彼此矛盾的說法或許有安慰效果，但終究沒有實際幫助。當我們告訴自己，一個看來就像健康模範的人罹患致命腫瘤只是運氣不好，但老菸槍得肺癌則不令人驚訝，這樣是可以讓自己輕鬆

---

26 作者註：答案似乎是「取決於組織和腫瘤」，但這個答案其實沒什麼用。

一點。但這種說法可能導致困惑、指責和內疚。

我永遠忘不了有一次必須寫信回覆一位丈夫死於胰臟癌的女性，她看到英國癌症研究中心的網站說加工肉類可能提高癌症風險，所以寫信過來。她每天都做火腿三明治給先生帶去當午餐，覺得自己因為好意和加工肉類而害死先生，所以相當苦惱。很多患者和家庭想知道「為什麼是我？」的答案，但大多數狀況下，我們最多只能提出清單，列出主要的可能原因和各種可能程度。

我跟托馬塞提談過之後，不禁覺得他是歪打正著。我們應該以科學和公眾對話討論癌症的真正原因、提高風險的因素，以及我們應該（或不應該）做些什麼來預防癌症。目前絕大多數研究經費流向新療法相關研究，包括實驗室研究、藥品開發或臨床試驗等。小部分經費投入開發新的癌症檢驗方法，以便在比較容易治癒的早期診斷出來。最後剩下的經費才用於預防。依據預防癌症對延長健康壽命的巨大影響，再比較目前治療重症的貧瘠成果，我覺得這些錢都白花了。

有效預防必須放在第一位。二〇一八年，全世界有一千七百萬人診斷出罹患癌症，其中近一千萬人死於癌症（這些人一定有我們認識的）。這個數字只要減少一成，就能對社會造成很大的影響，減輕個人痛苦和辛勞，以及大幅降低醫療花費。根除所有導致癌症的傳染病將帶來巨大的影響，但歐洲和北美地區極少討論這個話題。

全世界有五分之一的癌症病例與病毒、細菌或寄生蟲有關，尤其是較不富裕的國家。引進普及的療法或疫苗來防治這些疾病，如果目前還沒有則著手開發，將可明顯降低全球癌症統計數字，更重要的是大幅減低人類的痛苦。

另一個大目標是菸害防制。抱歉，這或許有點無聊，但非常實際。就全球而言，菸草每年導致七百萬人死於癌症和其他疾病，平均每天接近兩萬人，相當於每星期有個中型城鎮消失。我很幸運能到英國牛津大學訪問理查・佩托（Richard Peto）——就是佩托悖論的那個佩托。他在牛津大學和理查・多爾（Richard Doll）合作，證實抽菸確實與疾病有關。現在他已經七十多歲，去年接受腸癌治療後精神非常好。我問他對菸草公司幾十年來造成這麼多人痛苦有什麼看法。

他說：「對這件事生氣沒有意義，就像對細菌產生抗藥性生氣沒有意義一樣，因為我們該怎麼防止抗藥性菌株出現？我們必須研究出哪些療法最能降低風險。對菸草公司生氣也無濟於事，因為他們大可以說：『即使我們不賣菸，也會有其他人賣。』行銷人員也是這樣，即使他們沒有採用各種隱匿方式來推銷菸草，菸草公司也會開除他們，另找公關公司。」

菸草公司在全球社會成為強大的死亡販子，在這個社會，股東的財務收益比人類健康重要。尼古丁容易上癮、容易取得、易於享用又便宜，人很難迅速戒除。國家如果認真希望降低癌症發生率，就必須打造出一個讓權力與金錢的平衡從菸草公司轉移到有益於健康的環境。那麼要怎麼做才有用？

佩托說：「大致原則是相信菸草業，他們認為重要的事情可能真的很重要。如果他們真的不希望禁止廣告，那就禁止廣告。如果他們樂意支持學校的教育推展活動，那這些活動可能沒什麼用。他們真的不喜歡簡單包裝，我們可以從中得知一些事情，但最重要的是價格。」

他給我看英國菸草消費量的圖，指出禁止廣告和禁止在密閉公共空間抽菸的無煙法規影響有限，但目前最明顯的兩次降低都出現在紙菸價格上漲時。第一次是一九四七年工黨政府為了在戰後籌措經費而大幅提高紙菸稅捐。第二次則是因為柴契爾首相的貨幣主義理論於一九八〇年代初期失敗。這個理論是控制金融系統中的貨幣量可抑止通貨膨脹。

柴契爾面臨經濟迅速緊縮又需要更多現金，因此提高菸草稅捐，抽菸率則迅速降低。其他國家採取更多策略性稅捐提高，藉以降低菸草消費量，法國政府在一九九〇年代到二十一世紀初把紙菸價格提高到三倍。接踵而來的是有效健康政策發揮作用的重要例證：菸草消費量減半、政府稅收從在幾年內從六十億歐元提高到一百二十億歐元。菸草稅捐確實有效。政府如果重視公共衛生，而且認真想減少癌症死亡人數，只要大膽加稅就好。

那麼我們應該怎麼降低罹患癌症的機率？減少接觸可能導致DNA損傷的事物當然有用，因為突變減少代表重要基因遭到打擊的機率降低。

隨便點進一個癌症研究機構網站，都會看到相同的預防建議：不要抽菸、曬太陽時要小心、維持健康體重、少喝酒、多吃纖維少吃紅肉、經常運動。這些行為都和降低癌症風險有關，但我們真正不懂的是**為什麼**。現在我們應該起身反擊健康產業製造的偽科學說法，開始提出認真的科學問題，了解各種飲食、養生方法和營養補充品在細胞層級對組織健康的影響。我們不要再胡扯某些食物或藥丸可以「提升免疫力」，而應該探究我們是否可能扭轉體內的發炎環境，以及如何最有效、最安全地做到這點。

現在我們還不大清楚良好的組織微環境應該是什麼樣子，當然更不知道某種介入或活動是否會維持、回復或破壞這樣的環境。番茄就是個很有趣的例子。有些證據指出番茄中的茄紅素具有抗發炎效果；然而番茄是茄科植物，在敏感的人體內反而會加重發炎。

我們需要的是更好的方法，以理性的科學態度檢驗這些說法，而不是現在這些YouTube影片、部落格和撈錢書籍，在實驗室的二維層面進行粗糙的細胞生長實驗、動物（我已經受不了年輕雄性小鼠了！）和皮膚光滑、有家庭廚師和個人教練的有錢人。Instagram上的好看照片沒辦法代替組織微環境的詳細測定值以及它對控制取巧癌細胞的影響。

即使如此，我們還是永遠無法避免體內生命過程運作造成的改變。癌症是生命系統本身的錯誤：我們罹患癌症是因為我們無法避免。DNA定序指出，人類所有細胞，無論健康細胞或癌細胞，都充滿各種突變，許多突變出自在基因組進行的正常生物過程。因此我們不可能指出任何特定腫瘤的明確原因。演化使人類的身體抑制腫瘤一段時間，但到了某一刻，某個巧取豪奪的細胞只要成為那一區適應最佳的細胞，就會違反規則。

現在很明確的是我們需要更加基本的實驗室研究，了解在我們年輕時維持身體健康的因素，以及如何維持這個青春肉體完好無損。許多人關注腫瘤出現及發展時的狀況，但很少人留意相反的問題：當初健康組織防止癌症發生時是什麼狀況？關注我們為何生病比研究我們為何能維持健康來得容易，因為這個疑問可以帶來令人興奮又有機會賺錢的療法研究。

事實上，最大的癌症風險因素是年齡。但除非能發明時光機，否則我們無法改變這點。直接把死亡的沙漏丟到一個人面前，顯然完全無濟於事，「不要變老！」也不適合當成公共衛生宣導口號。如果癌症是生命中無法逃脫和避免的事，我們確實必須在真正了解這種疾病是如何開始及擴散的基礎上，更努力思考如何來預防它。

說服所有抽菸者戒菸，並不可能讓癌症病例消失，但可以防止全世界每年數百萬人過早死亡。消除環境中所有空氣污染和毒性工業化學物質的成效也有限。然而無論我們活得多健康，仍然沒有人能返老還童。對許多人而言，癌症無法避免，或許對所有人而言都是必然的（只要活得夠久）。

你或許看過生日卡片上寫著「你心裡是幾歲就是幾歲！」這類的話。就癌症風險而言，我們的組織微環境是幾歲，我們就是幾歲。儘管電視節目說只要藉助適當的髮型、醫美手術和更多聽來十分神奇的不死仙丹就能**年輕十歲**，知道體內有什麼狀況顯然更加重要。

就像作家王爾德（Oscar Wilde）筆下的主人翁多利安．格雷（Dorian Gray）一樣，我們或許外表看來不錯，但體內器官的細胞完整性可能跟藏在閣樓的畫像一樣憔悴。要發現如何維持組織年輕美麗，以便盡可能防範巧取豪奪的細胞出現，還有許多研究有待進行。使老化延後五到十年會有一定的影響，如果能延後二十年以上將是極大的變革。

就算最有效的預防方法也只跟現在相差無幾。另一個重點是盡可能早期診斷出癌症，迅速手術切除，最有可能治癒。新聞經常出現關於「簡單驗血檢查癌症」的報導，理論依據通常是只要檢查血液中是否有死亡癌細胞釋出的有缺陷分子或突變ＤＮＡ片段，就能檢查出腫瘤。這類技術很酷也很令人興奮，但即使是健康的組織也可能含有「癌症基因」使問題變得更加複雜。我們必須非常確定這類偵測惡性腫瘤的檢驗，能偵測出即將擴散且亟需治療的腫瘤，而不只是找出不會造成問題的細胞株。

如果驗了血卻只發現體內有癌症，而無法明確指出位置，幫助也不算大。但電腦斷層掃描和X光等造影技術靈敏度越來越高，已能找出體內各種腫塊和腫瘤。我們觀察得越仔細（無論腫瘤或基因突變），發現的奇怪之處就越多，就像放大蘇格蘭地圖，看到的島就越來越小，從斯開（Skye）、路易斯（Lewis）和哈瑞斯（Harris）或莫爾（Mull）島這類顯而易見的島，到只有海鳥和海豹的小島。我們怎麼知道掃描影像呈現的哪些點可能危險、哪些又無害？

例如，每年有數千名接受乳房攝影篩檢的女性得到令人憂心的結果，指出胸部有乳腺管內原位癌（DCIS）。這種小腫瘤可能會、也可能不會發展成癌症。DCIS在乳房篩檢普及之前幾乎沒人聽過，但現在占了將近所有乳癌的四分之一。有些女性會為了保險起見而接受手術，甚至化療和放射線治療，承受強烈的焦慮和壓力。但現在我們無從知道這些腫塊是否會造成問題，因此接受大量不必要的治療和擔憂。

有一種強而有力的說法主張，癌症篩檢能挽救生命，所以接受越多次篩檢越好，對吧？但前提是篩檢必須適當，而且真的能挽救生命，而不是找出完全不會造成問題的腫瘤，提高存活統計數字。我們越了解細胞和組織微環境間的交互作用，這個倫理問題就越迫切。給予不必要又壓力極大的治療，結果可能擾亂組織微環境，改變天擇壓力，反而促使原本就不良的細胞株出現。

我們很容易就放棄說：「沒辦法，生命就是這樣，我們無法改變，說不定明天就被公車撞了！」但我們或許有辦法減慢時間流逝，尋找維持小區域細胞的方法，而不是坐等癌症細胞株失控。我們是否能藉由改變生活方式或藥物，協助組織盡可能抑制巧取豪奪的細胞出現？此外，我們能如何測試這類長期癌症預防方法？針對預期生命只剩數個月或數年的癌症患者進行臨床試驗比較簡單，但可能需要幾十年來驗證是否有效的預防方法，又該如何測試？或許有個解決方法：就是提出幾個間接度量來觀察組織中的狀況。舉例來說，觀察正常組織中不斷改變的細胞株拼布，或是測定排入血液中的DNA突變範圍。即使如此，給健康的人服用多年藥物仍然有重要的倫理意涵，因為這麼做可能有未知的長期副作用。

透過這些詳細的基因和細胞株演化研究，關於癌症起源和發展的新看法將逐漸成形。從正常細胞變成晚期轉移性癌症的過程，並非累積一組特定突變那麼單純，我們不應該認為治療這種疾病就像勾選特定針對性療法清單一樣簡單。人類所有細胞都擁有基本的突變和選擇能力，都有可能變成巧取豪奪的細胞並演化成致命的癌症。只要有幾個脫序細胞發展成腫瘤，這個演化過程就不會停止，只會越來越嚴重。

6 自私的怪物
Selfish Monsters

一九九〇和二〇〇〇年代的基因革命，號稱將改變癌症的治療方法。研究人員和製藥公司列出驅動旺盛細胞生長的脫序基因並開發高標靶性療法來阻擋這些基因，相信癌症靈藥已經近在眼前。基利克是這條邁向精準醫學之路的代表，確實改變了慢性骨髓性白血病患者的存活時間（參見第93頁）。可惜的是，它亮眼的成功很難複製到其他癌症上。

我最記得的例子是日沛樂（Zelboraf，學名*Vemurafenib*）。這種藥物的功能是關閉過度活化的BRAF基因，黑色素瘤皮膚癌有一半以上源自這個基因錯誤。二〇一〇年，生產基利克的公司發表PLX4032初期臨床試驗的最初結果，後來把它命名為日沛樂。這次的結果也不同凡響，成為世界各地的新聞標題。參與研究的三十二名患者中，至少有二十四名腫瘤縮小，另外有兩名腫瘤完全消失，而且副作用相當小。當時的維康信託基金會（Wellcome Trust）董事會主席馬克．瓦波特爵士（Sir Mark

Walport）讚揚這項突破有如癌症研究的「盤尼西林時代來臨」。但十分諷刺的是，他說的還真的沒錯。

幾年前我參加一次沉悶的研討會，好奇地看著一位研究人員在背後的大銀幕展示兩張相片。第一張是一位男性晚期黑色素瘤患者開始以日沛樂治療之前，面容憔悴枯槁，腫瘤從細瘦的四肢冒出，像細枝上的節疤一樣。第二張相片中，同一位患者簡直判若兩人，變胖了而且精力充沛，幾乎看不出幾個月前他的身體曾經遭到疾病肆虐。連時時抱持懷疑的科學家也可能會認為這是奇蹟。

第二張投影片讓人倒抽一口氣後全都掉回現實。同一位患者的第三張相片拍攝於開始治療後一年左右，跟第一張相片幾乎完全相同。一團團的腫瘤捲土重來，從內部侵蝕他的身體。這種藥物雖然讓他在癌症緩和期間恢復健康，但最多只能多拖幾個月。

這種令人難過的故事經常發生。很多人的親友罹患晚期癌症時，治療效果似乎不錯，但後來突然復發，接著就束手無策了。新一代分子標靶藥物治療癌症失敗，讓許多研究人員感到困惑又失望，患者和家屬當然更是如此。造成這類現象的原因相當明顯，但大多數科學家、醫師和製藥公司幾十年來一直忽視。我們不只要處理患者體內的癌細胞，還要對抗生物本身最基本的過程：演化。

一九二八年盤尼西林的誕生改變了歷史。抗生素把危害生命的疾病變成小麻煩，提高外科手術的安全性，同時大幅減少女性死於生產後感染的人數。無論是一瓶瓶藥丸或喝起來充滿化學味的藥水，從輕微的流鼻水和擦傷到更嚴重的感染，醫師一律都開抗生素。發現定時服用抗生素可提高動物產量後，美國和許多國家使用得更加普遍。但人類毫不思考地濫用這種特效藥，卻帶來慘痛的後果。

只要條件適當，細菌在二十分鐘內就會開始增殖，一夜之間從兩個、四個、八個到幾百萬個，DNA也在細胞分裂時開始出現突變。大多數突變是有害的，可能減慢分裂或導致細胞死亡，但偶爾也會出現有利的改變，例如在某種藥物存在時繼續生長等。抗生素治療的作用類似強大的選擇壓力，消滅對藥物有反應的細菌，但讓已經演化出抗藥性的細菌更加興盛。細菌複製得相當快，所以有抗藥性的細菌數量很快就會大於其他細菌，接管整個族群。細菌本身也常交換少許DNA，稱為質體（plasmid）。如果抵抗某種抗生素的能力蘊含在某個質體的某個基因中，就可能很快地與其他細菌交換，甚至可能涵括不同的物種。

盤尼西林出現後不到一個世紀，一百五十種抗生素使用過度，無法遏止地造成抗藥性超級細菌出現，引發全球公衛警報。目前歐洲每年約有兩萬五千人死於抗藥性感染，而且醫師很快就會沒有有效療法可用。由於抗藥性菌株仍在持續出現和散播，這個數字未來十年內將大幅提高。專家警告，如果不迅速採取行動，開發更好的檢驗技術、療法和策略來對抗抗藥性演化，將會發生後抗生素災難。令人沮喪的是，這件事早在一九四二年研究人員首次發現抗盤尼西林感染擴散時就應該可以預料得到。

癌症不是細菌感染，但承受的演化壓力和抗藥性超級細菌相同。一般癌症診斷確定時已經發展到數百萬個細胞，其中許多細胞有自己的基因變異和生物特徵，協助它們演化和適應周遭世界的變化，也包括化療和標靶治療。在這些細胞中，抗藥性的種子可能早就已經種下。

歡迎認識抵抗力

每年有好幾千篇論文發表在科學期刊上，詳細說明國際癌症研究者群體的研究成果。這些論文大多相當單調乏味，一次次把科學疆界向前推進一點點。但二〇一二年三月，《新英格蘭醫學期刊》（*The New England Journal of Medicine*）發表的一篇論文改變了一切。這篇論文是英國癌症研究中心倫敦研究所（現在隸屬於法蘭西斯克里克研究所（Francis Crick Institute）查爾斯．史旺頓教授（Charles Swanton）的心血結晶。史旺頓是頗富企圖心的科學家，以前是醫師，所以經常接觸兩樣有用的東西：癌症患者和新穎的DNA讀取機器。

當時大規模研究已經發現，每個人的腫瘤之間遺傳差異非常大，因此必須依據每個人癌症本身的遺傳組成來選擇標靶藥物，不能用同一種藥物治療所有患者。因此現在我們知道，每個人的癌症都是不同的演化事件，具有獨一無二的隨機突變組合。但這個說法的基本假設是腫瘤中所有細胞都相同，具有相同的驅動突變，玩著簡單明瞭的遺傳賓果遊戲。這個說法有部分原因是當時ＤＮＡ定序技術的限制，當時的定序技術一開始需要的樣本量較多，由大塊腫瘤或實驗室中培養的數十億個細胞取得，全部混合放進試管中。

隨著定序技術靈敏度逐漸提高，狀況也開始變得複雜。二〇〇六年，研究人員正在尋找突變的ＥＧＦＲ癌症驅動基因，這種基因可使細胞得以抵抗某些標靶藥物，他們發現肺部腫瘤中有一小部分細胞在開始治療前就已經具有抗藥性突變。幾年之後，科學家指出，隨血液流動的白血病細胞看似相同，但其實可以依據某些特定基因標記，明確地分成兩個陣營。

二〇一〇年，研究人員發現由原發性胰臟癌擴散的次發性腫瘤在遺傳上與奠基者族群有關，但似乎在轉移過程中出現許多新突變。後來在二〇一一年，中國研究團隊發現，單一大型肝臟腫瘤的鄰近切片中的突變驅動基因不同。同一年，紐約科學家把一小片乳癌樣本分成一百個單一細胞，對每個細胞的ＤＮＡ進行定序，這些細胞大致分成三個不同但相關的群組，每個群組各有獨特的遺傳優點和缺點。

令人不安的狀況隱隱浮現。每個腫瘤其實都包含一群相關但遺傳上不同的細胞株，其中有些含有造成轉移或抗藥性的突變。儘管這些研究很有價值，卻都沒有真正傳達個別癌症內的遺傳多樣性，或說明這些細胞株如何出現和演化。

後來艾薇（Evie）出現了。

由於醫療保密義務，所以我們不知道患者的姓名或性別，但EV-001號患者艾薇打開了一扇窗，讓我們一窺以往看不見的癌症內部世界。這位患者被診斷出有一個幾乎占據一邊腎臟的大腫瘤，旁邊還有另一個腫瘤。艾薇的肺部有許多次發性癌症，有個特別大的腫瘤安頓在胸壁上。外科手術是最適合的治療方法，但未來發展看來一定不佳。動刀之前，這位患者自願接受臨床試驗，測試六個星期的癌伏妥（Afinitor，學名everolimus）藥物治療是否能使腫瘤縮小以便摘除，有幫助的話就可以持續治療。

艾薇接受手術時，史旺頓團隊採取腫瘤樣本，切成小塊，九塊取自原發性大腫瘤、兩塊取自胸部腫瘤，另外還有完整的次發性腎臟小腫瘤，進行仔細檢驗。接著他們花費三年時間，辛苦地分析每個腫瘤的DNA，列出他們找到的所有基因改變。結果相當迷人又令人大惑不解：所有樣本顯然都相關，具有一些共同突變，但沒有兩個樣本在遺傳上完全相同，連相鄰的兩個樣本也不一樣。此外，距離較遠的次發性腫瘤都和原本的原發性腫瘤大不相同。接下來要研究這些細胞株彼此有什麼關係，以便預測它們的演化旅程。

他們是這麼做的。假設我們正在看遙遠國家某個非常龐大、非常奇怪的家族所有成員的照片，首先我們會注意到其中每個人的頭髮都是淺藍色，但這個國家其他人的頭髮都是黑色的。我們可以看出造成藍色頭髮的基因改變一定出現在很久之前，而且是分辨這個特殊族群和一般人的第一個特徵。

接著我們發現，一半家族成員的兩隻手各有六根手指，其他家族成員只有五根。這個基因改變一定發生在髮色改變之後，但仍屬家族成員不多的初期，有一半成員發生六指突變，所以繼承這個突變的後代都有這個特徵，其他成員則沒有。

最後，我們發現每個人的眼睛顏色都不同，有紅色、黃色、綠色、紫色等，以及其他種種獨特的性狀。最後這組基因改變一定是最近發生在每個人身上，因為每個人都不一樣，而不是整個族群都相同。

這些資訊已經足以讓業餘系譜學家畫出簡單的樹狀圖，說明這個家族如何隨時間有所分歧和改變，同時了解潛藏基因錯誤的關係：髮色基因最先出現在這個家族的奠基者身上，接著是手指數目的基因，最後則是眼珠色彩和其他特徵。史旺頓把這個原理套用到所有艾薇腫瘤小塊的基因資料上，拼湊出不同細胞株的家譜圖，找出每個從原始主幹分出的新基因改變。取自參與試驗的另外三位患者的多個樣本也證實他們的想法正確：每個腫瘤由相關但不同的細胞株組成，每個細胞株都含有共同與獨特的驅動突變。

發表在《新英格蘭醫學期刊》的論文中的家譜圖簡單清楚，看來極為神似將近兩世紀前另一位科學家畫的圖。還有個神奇的巧合，那位科學家也叫查爾斯。

一八三七年某一天，著迷於藤壺和巴松管[27]的查爾斯·達爾文翻開筆記本新的一頁，寫下「我認為」。他在下面畫出關於生命樹的想法，新物種隨時間適應與改變，從已經滅絕的古老代表分出。這個簡單概念就是他的天擇演化理論的核心，長期延宕後終於在一八五九年發表。地質學和遺傳學等各個科學領域的證據都支持他的說法，演化是地球生物多樣性的基礎。

演化在地球上發揮作用已有四十多億年之久，使生物適應幽暗的海洋到難以呼吸的山頂等各種環境。隨機的基因改變（通常出自DNA複製和細胞分裂時的偏差和失誤，或是放射線或化學物質等外力影響）產生特徵稍有不同的物種。這類改變大多無害或沒有影響，但有少部分可能是幸運的生物紅包，讓擁有者比同類動物大一點、強壯一點、小一點、聰明一點、結實一點、條紋多一點或斑點多一點。

這個特質讓生物在面臨掠食者、食物短缺、空間縮小、氣候變遷或各種想像得到的選擇壓力時擁有優勢。結果，這些擁有一點優勢的動物、植物或昆蟲多了一點機會繁殖，並且把這個有用的遺傳特質傳給下一代。如此不斷重複數百萬年，就成了現在的樣子，整個地球都是多少有遠親關係的物種，每個物種的遺傳根源都是四十億年前

27 作者註：達爾文著迷於蚯蚓幾十年之久，他去世前半年出版的最後一本書就是探討蚯蚓行為的論文。為了測試蚯蚓是否聽得見聲音，他還動手製造十分巨大的聲響：他吹錫笛、兒子吹巴松管，接著大聲吼叫和重重敲打鋼琴琴鍵。最後他們斷定，蚯蚓雖然對空氣中的振動很敏感，但對達爾文家族的音樂天分完全無動於衷。

的共同祖先路卡。

達爾文對物種起源的結論不可能跳脫：生物必須因應選擇壓力而適應及改變。史旺頓的研究結果告訴我們，人體內的癌症也是如此。基因遭到擾亂、迅速複製的一大群癌細胞就像演化的微型生態池，每一小群細胞都踏上自己的「**自選冒險體驗**」。次發性腫瘤是關係較遠的遠親，有自己的分子古怪之處。這些細胞株都來自同一個奠基者細胞，隨疾病發展而分歧，在過程中出現新的突變和改變。

以往我們認為癌症純粹是基因和遺傳疾病，但此外還有表觀遺傳（epigenetics），也就是「先天遺傳加上後天環境」這個概念中的「後天」部分。我們的基因組中有各種分子記號和標籤，稱為表觀遺傳修飾（epigenetic modification），無法依靠單純的DNA定序技術檢測出來。就像貼在食譜書上的便利貼，用以標示出喜歡的菜色一樣，這些修飾標示出基因活動型態，藉以因應飲食、壓力、運動等體內和體外的環境變化。腫瘤中有許多這類修飾遭到擾亂，在沒有突變的情形下也可能開啟或關閉基因，協助癌細胞適應局部環境變化。舉例來說，在某些腸癌中，重要的DNA修復基因MLH1被關閉，藉以因應低氧濃度。要找出這個改變，必須搜尋基因周圍表觀遺傳記號的改變，而不是藉助DNA定序技術尋找潛藏的突變。

完全依靠打碎大塊組織以在腫瘤中尋找突變的技術，會忽略這種龐大的多樣性，就像把二十種完整水果打成蔬果汁，想從裡面分辨出一顆山桑子和一整個鳳梨的味道一樣。具有某種突變、能夠抵抗藥物的小團細胞正是如此，這類細胞團起初或許不明顯，但後來往往能危害生命。

科學家把這種突變拼布稱為腫瘤異質性（tumour heterogeneity）。它可讓我們從基本遺傳層面了解個別癌症如何隨時間生長和改變。從全球看來，演化已經在地球上形成壯觀的多樣性。但腫瘤內的遺傳多樣性還是個大問題，也是大多數晚期癌症藥物最後失效的原因。在自然界中，物種內的遺傳變異代表通常有少數耐力較強的個體，面對極為艱困的狀況也能適應和存活下來。

在癌症中，放射線治療、化療或分子標靶藥物攻擊的作用也和選擇壓力相同，淘汰容易受傷害的細胞，並把它們消滅。但可能還有幾群有抵抗力的細胞存活下來，再度開始生長。這不是療法的問題，而是演化作用。在地球上創造繁盛多樣性的特徵，也是生物系統中的問題。就像漫畫書中現身在有毒沼澤裡的反派角色，擁有十倍的力氣和兩倍的野性一樣，凡殺不死它的，必使它更強大。

樹木與樹幹

如果把眼光從組織微環境的小小空間擴大到更大的世界，會比較容易理解癌症演化過程。想像有個生態學家準備測定非洲大草原上一大片區域的生物多樣性，他可能穿著厚重的靴子、有髒污的短褲，或許還留著鬍子。要實際調查每吋土地顯然不實際，所以他們會選擇幾塊稱為樣區（quadrant）的小片區域，計算其中的動植物數量，以這些樣本來代表整片區域。然而這種方法可能會漏掉調查區域以外的某些物種，而且這些物種可能少見但在生態上相當重要。同樣地，腫瘤的遺傳分析往往只觀察單一例子，以它來代表這種疾病，但漏失少見的細胞「物種」，這些細胞可能帶有抵抗治療的種子。

世界各地許多研究人員從早期就開始研究各種腫瘤的遺傳異質性，列出有關聯的細胞團的演化改變，試圖了解腫瘤生長和抵抗藥物的速度。某些腫瘤的家譜圖看來像椰棗樹，很長一段時間中的遺傳改變很少，接著演化活動突然爆發。如果能找出藥物，消除「樹幹」中所有細胞的共同突變，這種癌症或許能治癒。有些家譜圖比較像粗壯的橡樹，有數個明顯的粗枝分叉出去，代表新的驅動突變使細胞株擴散。同時使用數種藥物或許能剪除粗枝，但沒有砍掉椰棗樹那麼簡單。還有些家譜圖像茂盛的灌木，多個粗枝直接從地面長出，四處蔓延，躲避各種化療嘗試[28]。

史旺頓等人正在為二〇一二年的腎臟癌論文做最後修改時，優秀的新研究生尼可拉斯．麥克葛拉納漢（Nicholas McGranahan）加入這個實驗室。幾年時光飛逝，這位研究生成為倫敦大學學院（UCL）的團隊主持人。麥克葛拉納漢仍然和史旺頓密切合作，現在專注於研究肺癌，它是全世界排名第一的癌症死因。

許多肺部腫瘤雖然發現得較早也還相當小，但往往擴散得又大又快。外科手術和放射線治療不一定能進行，化療效果也相當有限。儘管已經開發出幾種標靶藥物鎖定肺癌中最常見的基因改變，但抗藥性幾乎一定會出現，存活時間通常也只有幾個月而非幾年。在「透過治療追蹤癌症演化」（TRACERx）這項大型計畫中，麥克葛拉納漢等人描繪出八百多名患者的基因拼布，從診斷到復發等每個步驟都取得多個樣本。

令人洩氣的是，他們的發現帶來的是更多問題，而不是答案。即使規模最小的癌症，也是由遺傳上各不相同的小細胞株組成的小型拼布毯。更令人困惑的是，相同的突變在腫瘤中出現的區域經常超過兩個以上，如果沒有發現另一片癌細胞缺少這種突變，往往會以為它是共同突變（科學術語稱為複製性〔clonal〕）。

這種麥克葛拉納漢所說的「複製性假象」（illusion of clonality）在肺癌中格外普遍，而且會在為患者選擇最適合的標靶療法時造成問題。如果可能，我們希望選擇的藥物能針對這類共同複製性突變的產物，因為這樣比較有機會消滅體內所有癌細胞。但如果我們定序一群**沒有**這種突變的細胞，因此無意中漏掉真正的目標，這種療法早晚都會失效，而且應該會變得更糟。

更令人困惑的是，麥克葛拉納漢說明，癌細胞不僅會在演化時出現新突變，有

28 作者註：諷刺的是，這類突變極多、分支龐雜的腫瘤似乎是新免疫療法藥物的最佳目標，因為它們誇張的遺傳特異性比單純低調的腫瘤更容易引起免疫系統注意。

時也能自我修復。他和同事發現越來越多例子，腫瘤的細胞原本全都帶有疾病初期的某個突變，但他們後來再觀察時發現這些受損細胞的後代似乎已經治好自己。如果這樣的修復能帶來選擇優勢，這個現象可能相當重要。癌細胞具有破壞和修復本身的能力，凸顯出這些演化過程有多麼變化多端。

此外，儘管癌症似乎是狡猾的對手，一有機會就改變方向，利用新生態席位求生，但這樣的演化靈活性也必須付出代價。演化不是工匠或工程師，簡練地設計出任何問題的最佳解決方案。它有點像一九八〇年代美國影集裡的馬蓋先，抓起手邊的基因材料來解決困難，求取生存。影集裡的主角永遠都能在節目結束前逃出困境，但絕大多數癌細胞沒辦法活下來。突變在正常狀況下大多有害，可能導致細胞死亡或運作嚴重減慢。只有在嚴酷的選擇性藥物攻擊下，突變才可能立下大功。

使細胞能抵抗藥物的改變，也會使它們運作減慢，代表它們大多數時間生長和增殖的速度比容易受藥物傷害的細胞慢。但如果活力較強的細胞被一波化療或標靶藥物消滅，生長較慢的細胞就會突然成為僅有的細胞。所以只針對看來生長迅速的細胞還不夠，也必須注意比較安靜的細胞。

令人沮喪的是，科學家已經發現抵抗標靶藥物的種子可能從開始就已存在。一項針對骨髓癌（主要侵襲白血球）患者的詳細研究發現，最終壓垮患者的癌細胞出自一個小小的細胞株，這個細胞株在疾病最早期就已存在。但不知它如何能抵抗醫師給予的所有治療，最後獲得勝利，打敗其他所有細胞。

二〇一六年另一份論文比較取自治療前和治療後的腦部髓母細胞瘤（medulloblastoma）樣本，指出天擇發揮作用的無情現實。研究人員在三十多名患者中發現，治療後捲土重來的癌細胞在原始腫瘤中已經存在，但只有一小團。大部分腫瘤被放射線治療消滅後，這些不起眼但有抵抗力的細胞取得空間，得以迅速接收。在許多例子中，含有被視為共同驅動突變的原始細胞株在治療後都不存在。如果是黑幫電影，這種情節就像是所有競爭者都被消滅之後，站在角落的低調小弟突然變成老大一樣。

此外還有一個問題，而且很少有人提到，因此已經成為癌症療法界說不出口的痛點：許多傳統化療藥物和放射線療法的作用方式是破壞DNA，產生更多可能提高抵抗力的突變。較新的標靶療法也不例外。發表於二〇一九年底的一項研究指出，腸癌細胞為了因應以特定分子改變為標靶的藥物作用，會啟動更多容易出錯的DNA複製機制，因此提高造成新突變的機率，使它們能夠抵抗這種療法。

二〇一二年，美國密蘇里州的華盛頓大學觀察八位急性骨髓性白血病（AML）患者的DNA，這幾位患者已經接受化療，但幾年內又復發。他們發現，這八個病例全都有治療造成基因改變的證據。這些研究人員在發表於《自然》期刊上的論文中指出：「雖然化療對初步緩解AML患者有其必要，但我們的數據也提出化療造成新突變而促使復發的可能性。」

換句話說，化療雖然是治療白血病的唯一方法，但對某些患者而言，化療最後可能使狀況更糟。然而，似乎不一定絕對如此。研究人員觀察幾位曾經接受帝盟多（Temodal，學名temozolomide）藥物治療的腦部腫瘤患者，這種藥物可能導致某種極易辨識的DNA損傷。他們發現存活癌細胞的DNA有許多新突變，這些新突變無疑是藥物的傑作。但不是每位患者都有這種突變，而且也無法確定造成差別的原因。無論原因是什麼，這種狀況當然**不是好事**。

達爾文的逆襲

DNA定序速度越來越快、費用越來越低、靈敏度越來越高，世界各地的研究人員開始更深入地拆解癌症的基因拼布。研究結果迅速湧現，揭露食道癌、卵巢癌、腸癌和其他癌症中遺傳特質各不相同的細胞的複雜型態。事實上，某群癌細胞的遺傳特徵可能比鄰近的另一群細胞更接近取自另一位患者的樣本。任何一個小小的細胞株都可能含有使它們能抵抗治療的基因改變，甚至抵抗最新最貴的標靶療法，而且只要有一個細胞逃脫，就可能使腫瘤再度出現。

這是醫師和研究人員都不想聽到的事實，患者當然更不用說。腫瘤隨生長而演化並多樣化，一小團有抵抗力的細胞就足以讓癌症捲土重來。史旺頓在《新英格蘭期刊》上的論文讓癌症研究圈一飛沖天，使癌症演化和異質性成為熱門主題，促成世界各地的大型研究計畫。但這其實沒什麼好驚訝的。

四十多年前，出生在費城的科學家彼得・諾威爾在著名的《科學》期刊上寫了一篇短文：〈腫瘤細胞族群的複製性演化〉（*The clonal evolution of tumor cell populations*）。文中主張雖然癌症源自單一細胞，但歷經許多回合的突變和選擇後變得更凶猛，而且能抵抗治療。他甚至認為我們需要依據個別患者癌症的遺傳組成，量身訂做個人化的療法，好幾十年前就預見精準醫療時代的到來。這篇論文摘要的最後兩行令人不安地預言：

> 因此，每名患者的癌症可能都需要個別的特定療法，即使如此，也可能遭到遺傳上變化多端又能抵抗治療的變種細胞阻撓。我們應該投入更多研究，在臨床癌症常見的晚期之前了解和控制腫瘤的演化過程。

一九七六年諾威爾的論文發表時，他已經因為參與發現費城染色體（參見第92頁）而成名。這段粗短的DNA片段是導致慢性骨髓性白血病失控生長的原因。雖然他相當有名（至少在科學界如此），但很少人注意他。但現在任職於英國薩里癌症研究所（ICR）的兒童白血病專家梅爾・葛里夫斯（Mel Greaves）注意到了。

二十多年前，葛里夫斯還不了解腫瘤遺傳異質性的程度時，曾經寫過《癌症：演化的遺產》（*Cancer: the evolutionary legacy*）這本書。他在書中提出癌症本質上必定和演化有關，包含人類以及癌症本身在體內發生和擴散的演化過程。即使沒有現代基因組學的研究證實，這個理論仍然十分清楚地解釋了天擇在腫瘤中遺傳上各不相同的細胞株內發揮作用的原理。但他和之前的諾威爾一樣，沒有受到多少注意。

依據二〇一一年發表的一項分析，從一九八〇年代開始，關於癌症復發或治療抵抗力的科學論文中，只有一％提到演化概念，其後五年增加到十％左右，但仍然相當少。這個現象就某個程度而言可以理解。幾年之前，DNA定序技術還沒辦法讀取相當小的腫瘤樣本中的所有基因，並追溯其演化過程，當然更不可能重複數十甚至數千次，但現在則完全沒有問題。

為了尋找癌症的演化觀點被忽視如此之久的原因，我帶著翻閱多次的《癌症：演化的遺產》前往薩里癌症研究所拜訪作者。葛里夫斯已將近八十歲，剛剛獲封為騎士。諾威爾的科學論文發表時，他是博士後研究員，剛開始研究癌症。他的學術背景是演化生物學，老師是傑出的數學家及遺傳學家約翰・梅納德・史密斯（John Maynard Smith），因此這個領域雖然很少人認真看待諾威爾，但他很快就理解這個理論的重要性。

他沉著的聲音帶著惱怒說：「到現在我還很驚訝那篇論文的影響那麼小，但我覺得這個理論非常合理，生物的運作原理就是這樣。所以我真正驚訝的是大眾不了解這點。達爾文不知道DNA和基因就研究出這些！這個道理那麼簡單，但十分吸引人，為什麼沒有人討論？」

我回想佛格圖的例子。這張簡潔的直線圖說明細胞隨突變越集越多形成腫塊，接著再成為腫瘤的發展過程，大大影響研究人員和醫師對癌症發展的看法。在許多方面，這也很像藝術家魯道夫．薩林格（Rudolph Zallinger）一九六五年的著名作品《進化的歷程》（March of Progress）。它把人類演化描繪成直線前進的一連串過程，從指節撐地的猴子到蹣跚行走的猿類、眉骨高聳的洞穴人，最後到愉悅地一絲不掛、直立行走的現代人。

這幅吸引目光又細緻的作品，並不是為了從科學上精確說明人類演化過程，卻無意中誤導了大眾對演化的看法。即使在一九六〇年代，科學家也已經開始了解物種在數百萬年間逐漸演化，其中有許多次中斷和轉向，所以演化樹是盤根錯節的灌木，而不是直線的軌跡。

智人（*Homo sapiens*）是現在僅有的一種人類，曾經目送所有古代人類競爭者消失。但化石紀錄中有許多他們存在的證據，加上分析這些古代DNA獲得的有趣結果，指出在這個過程中有非常非常多的跨物種交配。我們也持續和這些遠親的後代一同演化，包括猴子、黑猩猩、大猩猩、狒狒和其他動物。試圖以《進化的歷程》解釋地球上所有靈長類動物複雜的演化關係，就像試圖以佛格圖和幾個驅動突變解釋晚期轉移癌症的複雜性一樣徒勞無功。

葛里夫斯主張：「遺傳學和基因組學都非常棒。我們可以看到各種複雜的變化，而且不只是一連串事件。但我仍然認為我們太以基因為中心。我提出另一個演化模型，因為它是這個過程發生的脈絡，而且我很驚訝有太多腫瘤科醫師不清楚抗藥性是什麼。天啊，這就是物競天擇，但花了這麼久的時間才了解！」

對於葛里夫斯和史旺頓這類研究者而言，癌症的演化特性看來明顯得不得了。有些人則覺得很難理解癌症是持續改變、會適應也會演化的複雜系統，而不是一次就能連根拔除的固定目標。或許大型投資機構和製藥產業已經投入太多錢去尋找神奇靈藥，因此不願承認這個概念注定會被演化論打敗。

事實上，就像葛里夫斯告訴我的，一種療法越精確針對某個分子目標，其抗藥性就會越早出現。就如同環境中有某種食物來源消失，大多數動物都能很快地適應，改吃其他食物，除非牠們只能吃這種東西。

這也有助於解釋基利克治療慢性骨髓性白血病的成功獨一無二且無法複製，因為這種血癌的驅動基因只有一個，就是融合的費城染色體，而且所有癌細胞都有這個基因。慢性骨髓性白血病完全依賴這個融合基因生存，所以只要有效解決它，就能完全消滅這個疾病。基利克是目前最接近神奇靈丹的藥物，但也導致我們單純地認為只要找到更多相同藥物，就能治癒癌症。

演化的大熔爐

五億年前，生物相當簡單。有細菌、變形蟲，或許還有幾種多細胞動物。接下來一切都改變了。在短短七千到八千萬年間[29]，地球生物歷經速度極快的演化時期，稱為寒武紀大爆發（Cambrian explosion），主要動物群大多首次出現在這個時期。

一群生物出現在遼闊太古海洋深處渾濁的海水中。這些生物實在太過奇怪，可能連恐怖片的道具部門都沒辦法接受。其中之一的學名是齒謎蟲（*Odontogriphus*），看來像軟軟的掃地機器人。此外還有威瓦西亞蟲（*Wiwaxia*），看來像維京人的頭盔，但上面沒有角，而是葉片狀的指狀物。奇蝦（*Anomalocaris*）長得像龍蝦和開罐器的合體，內克蝦（*Nectocaris*）是兩眼凸出的烏賊，有兩條不斷揮動的觸手。歐巴賓海蠍（*Opabinia*）看來像有五個眼睛又吞下一台吸塵器的蝦子。此外還有名副其實的怪誕蟲（*Hallucigenia*），這種拇指大小的蟲有密密麻麻的角、牙齒和尖刺，簡直就是從惡夢裡跳出來的生物。

---

29 作者註：這個時間在地質學上相當短，這解釋了為什麼古生物學家總是遲到。

這些怪異的動物都是德國生物學家理查・戈德史密特（Richard Goldschmidt）所謂「有希望的怪物」（hopeful monster）。他以這個詞形容位於加拿大落磯山區史前海床伯吉斯頁岩（Burgess Shale）中的化石遺骸。伯吉斯頁岩中的奇特生物與先前和以後的生物都不一樣。

寒武紀大爆發的潛在原因目前仍然是謎，而且原因可能不只一個。研究人員曾經提出各種解釋，包括氧濃度突然提高、低處陸塊的洪水把養分沖進海中，甚至來自銀河系的宇宙射線暴增等。此外，也說不定是某些創新引發物種迅速多樣化，例如游進較深的水中或穿過海床表面黏稠的細菌層，發現新的生態席位和食物來源等。另一個可能性是演化出視力，引發擁有視力的掠食者和獵物間吃與被吃的生物武器競賽。這不是狗咬狗的世界，而是怪物咬怪物的世界。

無論導火線是什麼，寒武紀大爆發基本上都是遺傳爆炸，當時的演化不是微小突變帶動緩慢漸進的天擇過程，而是飛速前進。戈德史密特所謂有希望的怪物體內出現旺盛的實驗性結構改變，很可能是基因空前洗牌的結果，讓這些怪異的生物在海洋中爭奪生存權。然而儘管太古海洋中曾經出現無數奇特的生物，但幾乎沒有一種興盛起來。其中大多數已經滅絕，除了加拿大山區裡壓扁的印記之外，沒有曾經存在的線索留存到現在。但有少數存活下來，演化成以現代生物美學標準看來比較傳統的生物。

我們認為的演化，通常是由小幅度逐步的基因改變所造成的緩慢變化，時間往往長達億萬年。體型和狗相仿的四足哺乳動物始新馬（*Hyracotherium*）花了五千萬年演化成現代馬，脖子變長了一點，馬蹄也變結實了一點。如果我們在森林碰到始新馬，可能必須很認真才看得出牠跟現在的後代的相似之處，但至少屬於同一種動物。這類漸進演化過程，類似早期癌症或兒童癌症。但晚期癌症誇張的遺傳多樣性，看來比較像伯吉斯頁岩裡各種奇怪的動物。

呼應戈德史密特對寒武紀海洋生物的感情，癌症可說是「自私的怪物」，在患者活著時瘋狂迅速演化。相同的生物基礎過程仍在發揮作用，但速度變得非常快，而不是在很長的時間裡緩步滑行。只要有足夠的細胞、時間、基因燃料和選擇壓力，任何狀況都可能出現在癌症的熔爐裡，新細胞在適應或死亡的競賽中不斷生成、死亡和隨意改變基因組。擁有新特徵而得以存活和增殖的生物獲勝，落敗者就此滅絕。

在桑格研究所的研究團隊努力下，現在我們知道，我們的身體到中年時已經成為突變細胞株的拼布，在擁擠的組織環境中彼此爭奪空間。這些突變大多是比較微小、特定的改變，其中有些正好位於癌症驅動基因上。除此之外，基因組其他部分看來相當正常。雖然現在還無法斷定一團正在生長的狡猾細胞究竟什麼時候會變成癌症，但許多病例中的關鍵事件似乎是類似引發寒武紀大爆發的基因洗牌，稱為染色體不穩定（chromosomal instability）。除了微小突變的逐步變化，癌細胞的基因組簡直是一團混亂。整段基因被複製或刪除，大段ＤＮＡ似乎在基因組中到處亂跑，整條染色體重複或直接消失。

研究人員以DNA定序資料重建個別癌症的演化軌跡，發現癌前腫塊和生長緩慢的腫瘤通常依循比較緩和的演化路徑，慢慢地出現幾個新的驅動突變，會發展十年以上。其他狀況則很早就有染色體不穩定的徵兆，導致生長迅速、在體內快速擴散，而且對治療有抵抗力的機率很高。基因大爆炸點燃腫瘤演化熔爐底下的火苗。這種狀況一旦出現，就很難遏止。

從一百多年前漢斯曼和波威利的時代，我們就已經知道癌細胞的染色體數目通常不正確。這個現象稱為非整倍體（aneuploidy），發生原因是染色體在細胞分裂時分配不正確。一個子代的染色體過多，另一個則太少，最後使細胞一下子缺少或重複數千個基因。細胞有時會直接跳過整個分裂過程，再進行一次DNA複製，把整個基因組複製一次。

如果染色體（也就是基因）數目依然平均，或許沒什麼關係，但擁有過多染色體會造成進一步分裂困難，提高一或多個染色體在下次細胞循環中丟失的機率。此外，擁有額外DNA代表演化的基因燃料更多，因為這些多餘的染色體可能會出現更多突變。

假設在踢足球時每隊的球員不是十一名，而是二十二名，這樣的比賽可能讓人困惑，但大概還能勉強進行。如果去掉某一隊的所有前鋒或守門員，就會使兩隊嚴重不平衡，使另一隊更容易獲勝。當球員開始負傷（相當於癌症中的更多突變），比賽將變得越來越不公平。

李榮（音譯）一直對這個染色體不平衡問題很有興趣。李榮目前是美國約翰霍普金斯大學細胞生物學教授，但從一九八〇年代還是研究生時就迷上了有絲分裂。當時是細胞分裂研究的重要時期，推動細胞循環的分子引擎剛剛發現，發掘出新的研究機會。李榮是年輕的團隊主持人，把眼光轉向酵母菌的有絲分裂，希望了解染色體為何總能正確地分配給子細胞。在認真計畫和仔細實驗之餘，有個意想不到的結果後來成為她早期研究生涯最重要的結果。

李榮和同事運用基因工程，除去酵母菌中的二型肌凝蛋白（Myosin II）基因。這個基因負責生成一種微小的分子馬達，發出力量，帶動細胞分裂的最後分離階段。從酵母菌到人類，這種基因幾乎完全相同，代表它對生物而言相當基本，所以李榮假設細胞沒有它將會死亡，但她錯了。

改造過的酵母菌雖然大多死亡，但有幾個堅韌的倖存者，這些看來怪異的細胞黏在一起，顯然很難分開。李榮出於好奇，小心地拿起它們，放在有新鮮食物的盤子裡，看看會有什麼狀況。她驚訝地發現一小片菌落開始生長。她拿起最大的菌落，放在新盤子裡。這次菌落更多，而且生長得更快。她再一次拿起最大的菌落，放到新家，不斷重複同樣的步驟。

李榮做的其實是終極酵母菌淘汰賽，只有最強悍的倖存者能進入下個回合。經過十幾回合的選擇，最後她得到的酵母菌落和正常細胞毫無分別，但仍然缺少先前認為絕對不可缺少的基因。它們在她眼前演化，克服重大遺傳障礙，但當她探究它們是否具有彌補這個損失的其他突變時，卻毫無結果。那麼它們到底怎麼做到的？

她唯一找到有問題的地方是非整倍體。所有酵母菌含有的染色體數目都不同，而不是正常的十六條。它們不僅學會如何接納這個不尋常的配置，還把這些多出來的染色體當成工具，創造新的性狀。在她培養出來四十五種超級酵母菌中，有十種生長狀況和正常細胞相同。但它們只演化出三種方式，以共同行為和染色體增加或減少的型態，來解決缺少二型肌凝蛋白基因的問題。有個解決方法是在細胞應該分裂的地方生成厚厚的細胞壁，把細胞分成兩半，而不靠馬達帶動分裂。演化出這種解決方案的超級菌株，全都擁有重複的十六號染色體，這個染色體的數目對生成細胞壁而言相當重要。有兩組這類基因，代表細胞壁也有兩組，因此不需要肌凝蛋白馬達。

這聽來似乎是有用的細胞超能力，但這些細胞如果在正常環境下和染色體數目正常的細胞競爭，則擁有額外的染色體或基因不一定是優勢。非整倍體其實是龐大的突變，一下子改變數百個或數千個基因的活動。但環境一旦改變，遊戲規則也會改變。

如果細胞在良好的環境中快樂地增殖，非整倍體就是劣勢。如果非整倍體酵母菌細胞和一般細胞一起生長，它們很快就會敗給鄰近的正常細胞。但細胞承受壓力時，無論原因是二型肌凝蛋白等重要基因的遺傳突變，或是環境條件不佳，存活就成為更大的驅動力。非整倍體在正常環境下是極端解決方案，但能快速產生數量龐大的可能基因排列組合，為藉助演化逃脫困境提供豐富的燃料。在絕大多數環境中，結果可能不會太好，因為染色體不平衡通常的結果是細胞死亡或永遠無法分裂。但某些有用的特徵可能會在混亂中出現。與其說適者生存，不如說怪者生存。

這個反應早在細菌時期就已存在。細菌在環境不佳時，活化草率又容易出錯的DNA修復工具，用來提升基因組內的多樣性，以便藉由演化脫困。確實細節雖然還不清楚，但更複雜的生物（包括人類）細胞分裂時，似乎會放鬆確保染色體完整複製和分離的品質管制，隨意調換基因，藉此提出存活計畫。

酵母菌有十六條染色體，即使沒有受到進一步重新排列和突變的影響，在非整倍體細胞中也可能有一到四組。所以想想看，如果把癌細胞中人類基因組的四十六條染色體任意調換，可能會出現多少種變化？難怪絕大多數人類腫瘤都是非整倍體，而且腫瘤越到晚期，染色體就越怪異。染色體不穩定性似乎是大多數凶猛難治的腫瘤的基本特性。不穩定的癌細胞每分裂五次，就會取得或失去染色體，比較穩定的細胞要分裂一百次才會出一次錯。

這種狀況很快就成為惡性循環：受到壓力的細胞分裂時更容易發生錯誤，產生非整倍體，導致基因活動程度受到影響和染色體數目不均衡，這進一步又使細胞受到的壓力更大，容易發生更多錯誤。某些癌症驅動基因還會加速細胞循環，提高循環過程沒有完成所有正確檢查就匆忙開始的機率。有幾個研究團隊正在研究，如果以藥物治療分子機器中負責帶動細胞循環的部分，是否可能有助於降低步調，讓細胞有時間檢查運作狀況，使染色體比較不容易誤入歧途。這個相當有趣的想法，或許能防止初期腫瘤踏進不穩定的危險區。

癌細胞玩的另一個把戲稱為基因組倍增（genome doubling），也就是整個基因組複製一次。這是說細胞複製了全部DNA，準備分裂，但最後沒有完成。在某些例子中，這個現象可能早在癌症發現前十五或二十年就已經發生。細胞一下子多了一倍的DNA可以任意使用，因此有更多本錢演化。額外的基因可在原始基因損壞時當成「備份」，或是突變成有害的形式。遺傳實驗產能加倍，是創造特殊細胞的演化捷徑。農業史上也曾經運用過這個手法，許多常見的水果、蔬菜和穀類都擁有多組DNA，原本是自然基因組倍增產生有趣的變異，再由農民選擇後進一步繁殖[30]。

非整倍體和基因組倍增很常見，卻不是導致癌細胞內染色體混亂的唯一方式，還有很多其他方式能讓腫瘤基因組遭到破壞。癌細胞遭遇的壓力可能使潛伏在DNA中沉睡的類病毒序列重新活化。這些復活的僵屍基因稱為轉位子（transposon），開始在基因組周圍四處跳動，拉著鄰近的基因一起走。基因破壞活動相當多，大段或小段染色體被剪貼到其他位置，通常是DNA修復過程出錯的結果。

端粒（Telomere）是染色體兩端的保護蓋，細胞每次分裂後會逐漸縮短（參見第40頁），如果細胞持續增殖的時間太長，端粒甚至可能耗盡。這類磨損的端點看來很像DNA分成兩半時的損傷，使得細胞修復機制錯誤地把整條染色體從端點黏在一起，試圖修復損傷。

接著是染色體破碎（chromothripsis），英文名稱源自希臘文，意思是「破成碎片」。二〇一一年，一個執行癌症基因組定序的研究團隊發現，在不大但相當比例的腫瘤中，整條染色體分成好幾段又重新黏回。這些染色體的修復工作做得不漂亮，黏接得隨性又雜亂，就像重新組裝打破的彩繪玻璃窗，但完全不按照原始設計一樣。染色體破碎在某些癌症中特別常見，包括多達四分之一的骨癌，而且是效能強大的演化燃料。

如同白血病的染色體融合把BCR和ABL基因融合在費城染色體中，這類融合把原本不應該在一起的基因硬接在一起，產生可怕的癌症驅動力。在其他例子中，染色體的重新排列大幅改變了細胞核內的基因歸檔系統，把正常活化的腫瘤抑制基因移到

---

30 作者註：人類染色體一般是兩組，但許多癌細胞多了一倍，因此成為四倍體（tetraploid）。一般細胞稱為二倍體，卵子和精子是單倍體（haploid）。常見的草莓染色體基本數目是七條，但可能有兩倍、四倍、五倍、六倍、七倍、八倍或十倍，因此是二倍體、四倍體、五倍體、六倍體、七倍體、八倍體，甚至十倍體。

指定為不活化的區域，或把不活化的驅動基因移到活化區。

現代的波威利和漢斯曼運用彩色顯微技術，把每條染色體塗上不同的螢光染料，觀察到腫瘤中各種奇怪又美妙的基因重排。染色體被複製或完全消失，完全打散後以新的結構黏接回去，甚至加入奇怪的小環，其中含有高度活化的致癌腫瘤基因。在個別細胞層級，這些事件就像災難時在驚慌中的孤注一擲，只有極小的存活機會。但如果把一群癌細胞看成環境中迅速多樣化的微小生物，就能看出演化規律的作用。一小群倖存者就足以確保整個群體的未來。它們多奇怪都不重要，最重要的是它們活下來了。

海拉細胞是海莉耶塔．拉克斯（Henrietta Lacks）提供的子宮頸癌細胞，世界各地實驗室從一九五〇年代開始培養這些細胞[31]，當中有七十多個個別染色體以及一百五十多萬個單字母錯字，將近七百五十個大段和一萬五千個小段染色體漏失，三千五百個新段落有絕大部分被黏回。美國演化生物學家雷伊．范．瓦倫（Leigh Van Valen）主張，海拉細胞在實驗室中存活許久，並且與人類細胞的正常染色體排列明顯不同，因此應該被命名為新物種*Helacyton gartleri*，但其他科學家不太支持這個提議[32]。

然而在自然界中，原本關係接近的群體間有明顯的染色體差異時，才會出現新物種。舉例來說，人類的基因組有九十八％和黑猩猩相同，兩個物種在染色體層級的主要差異是一個重新排列。猿類祖先在某個時刻，兩條染色體融合在一起，形成現在所謂的二號人類染色體，使人類染色體變成二十三對，而黑猩猩還是二十四對。在晚期腫瘤的混亂環境中，細胞內部的染色體也混亂嚴重得多，所以我們甚至可以說每個人的癌症也算是一個或多個新物種。

推動死亡之輪

近幾年來，我們已經相當擅長讀取基因。A、C、T、G構成的無限字串，從世界各地精良的基因機器中湧出，揭示數千個腫瘤和健康基因的遺傳組成（genotype，基因型）。但儲存在資料伺服器中的一連串字母本身其實不代表所有狀況。

基因當然很重要。它們是配方和指令，用來製作人類細胞和身體內的一切，細胞和身體則受基因變異和突變影響。但俗話常說，有什麼不重要，做什麼才重要。表現型（phenotype）——也就是細胞和生物的外觀、行為以及對周遭世界的反應等，是由錯綜複雜的遺傳、表觀遺傳和環境交互作用所決定。這些交互作用在適當（或不適

---

31 作者註：關於這個故事，請參閱芮貝卡・史克魯特（Rebecca Skloot）所寫的《海拉細胞的不死傳奇》（*The Immortal Life of Henrietta Lacks*）。

32 作者註：這個名稱是向美國分子生物學家史丹利・加特勒（Stanley Gartler）致敬。他發現世界各地實驗室培養的癌細胞系有許多其實是偽裝的海拉細胞。我們知道這個交叉污染已有數十年，現在仍然存在。然而不意外地，有些研究人員不願意承認許多試管內細胞實驗的內容物或許和培養皿蓋子上的名稱不同，也不承認這對癌症研究的影響。

當）的時間及適當（或不適當）的位置開啟和關閉基因。此外還有我常說的「搖擺起伏」。生物不是精密的工程計畫，細胞內部擁擠忙亂的環境中有很多機會出現隨機錯亂和變化，可能影響最終結果。

對葛里夫斯和其他大力鼓吹癌症演化觀點的研究人員而言，令人沮喪的是近幾十年來的研究幾乎全部集中在定序更多基因和基因組。今天要測定基因型很容易，甚至可以細到單一細胞層級。但要測定表現型，也就是如何運用基因和用來做什麼，則困難得多，但狀況也開始改變。有一個方法是讀取基因開啟時產生的所有分子訊息，找出單一細胞內的基因活動型態。我們已經開始接近能對每個細胞中數十萬個蛋白質進行同樣的研究。

研究個別細胞的行為和反應則更加困難，尤其是這兩者都取決於周遭環境。培養皿裡單一細胞的行為，不可能和它在活器官的細胞社會中的行為相同，但研究人員才剛開始開發仔細觀察這類微小棲息地所需的工具（參見第181頁）。

重要的是，演化只影響表現型，不影響基因型。天擇不會看著細胞內DNA的某個特定序列說：「好，這個基因看起來不錯，我們就用這個。」它只作用在這些基因的結果上——也就是一個細胞或生物在環境中的行為和存活（適應程度）。這個結果決定它的生死以及是否能把這些基因傳給下一代。撇開高速又低價的DNA定序帶來的遺傳革命不談，我們仍在奮力打開基因型和表現型之間的黑盒子。要得知正常細胞中人類基因組的數百萬個變異如何與環境交互作用已經相當困難，要研究癌細胞中凌亂的突變，更是難上加難。

或許我們無法把腫瘤細胞從基因型到表現型的所有分子步驟連結起來，但在死亡之輪（Wheel of Death）的協助下，我們可以得知它們的變化方向。「死亡之輪」應該稱為「癌症標章」，是十個癌症的重要特徵，首先由美國生物學家溫柏格（參見第四章）和道格拉斯．海納漢（Douglas Hanahan）以精簡的圓形圖提出。「死亡之輪」是一份實用的手冊，說明成功腫瘤的表現型，包括自給自足的增殖、忽略停止訊號、假裝死亡、更新端粒、擾亂新陳代謝、迴避免疫系統、染色體不穩定、在體內侵略及擴散、發展血液供應，以及引起發炎等。

透過大規模的DNA定序，在各種癌症和健康組織中已經找到不同時間出現的基因改變的排列和組合。但把癌症視為一群在體內演化的物種，最終衝向「死亡之輪」，顯然比將它視為突變和目標清單合理得多。突變確實很重要，但究竟是哪些突變，並沒有它們產生的表現型那麼重要。

以遺傳和表觀遺傳改變的可能組合來看，應該有很多種方法能使細胞凋亡不那麼活躍或加快細胞循環。從演化觀點看來，它**怎麼**發生並不重要，重要的是它做了**什麼**。我們似乎不可能完全釐清癌症在遺傳上的複雜性，但若知道個別癌症的特徵可以歸納成這些標章，就有機會深入了解癌症潛藏的過程。如果能了解這些過程，或許就能研究出如何在癌症的演化遊戲中打敗它們。

假設我們能倒帶回到地球生物剛出現的時代，重新播放一次，多細胞生物仍然會出現嗎？魚類仍然會爬出海洋，在陸地上展開新生活嗎？甚至，假如恐龍仍然大多數已經滅絕，鳥類會從存活的動物中演化出來嗎？始新馬會不會變成馬？四十億年之後會不會出現像我一樣的人，在電腦上打這些字？

在歷史和文化領域，這類假想狀況也常常出現。如果有人回到過去，殺死希特勒，我們現在會怎樣？第二次世界大戰的恐怖景象或許不會發生，但歷史上已有多次經驗，只要社會具備不平等、外團體、意見分裂以及強烈的領導欲等條件，這些專制的法西斯獨裁者就會出現。如果希特勒在一九三〇年代消失，懷有相同想法和行動的另一個人也會在混亂中出現。

如果生物發展的過程重來一次[33]會有什麼結果，是演化生物學歷史最悠久的謎團，橫跨哲學和科學兩個領域。我們無法觀察重新開始的原生湯中類似路卡的細菌和同伴的命運，重新創造四十億年來所有生態變化、推進和大災難（主要是因為投資機構大多只提供五年補助）。但癌症讓我們一次又一次地看到這個演化思想實驗的結果，而且只需要幾年時間。

癌症源自人體內的一個人類細胞。它轉為惡性的過程中，或許曾經遭遇許多基因排列、環境擾亂和選擇壓力，但這些都不是無限的。地球上的生態席位擁有極大的多樣性，從含硫的深海熱泉到乾旱的沙漠都有，人體內的棲地範圍則有限得多。不同的器官之間有相當差異，取決於它們的發育史，但哺乳動物細胞的運作範圍相當有限。

我們看看自然界，可以發現動物以相同方式解決問題時，往往會一再演化出相同的特徵。會飛的狐猴、會飛的松鼠和蜜袋鼯都以稱為翅膜（patagium）的肉質薄膜在樹梢間滑翔，但這三個物種的演化途徑各不相同。動物如果被隔離在島嶼上，體型通常會變得特別小，植物反而會變得巨大。在地中海、太平洋白令海峽、美國加州沿岸和東南亞的印尼群島等相距甚遠的島嶼上，都發現過小型象化石，但這幾個物種間沒有關係。大西洋兩岸的刺蝟各自獲得演化結論，認為要逃過被掠食者吃掉，最好的方法是長出很長的刺。李榮的超級酵母菌只能演化出三種方式來解決缺少二型肌凝蛋白的生命問題，但每個菌株則透過不同的基因改變組合度過難關（參見第178頁）。

因此可以想見，如果兩個細胞環境彼此類似，起始遺傳物質相同，到達「死亡之輪」的途徑或許有限。特定基因中的突變或許可以達成這點，因此某幾種腫瘤中經常出現的嫌犯總是同樣幾個。這個趨同現象甚至可能跨越物種：某幾個驅動突變在人類、狗和馬的某種罕見皮膚癌中都看得到，代表這種腫瘤可能採取的演化路徑非常

---

33 作者註：強納生．羅索斯（Jonathan Losos）曾經在他的傑出著作《不可能的命運》（*Improbable Destinies*，2017）中探討過這個問題。

少。

在其他例子中，看來完全不同的癌症可能是同一個生物網路瓦解所造成，這個網路由數十甚至數百個基因構成。無論是強是弱、是遺傳還是表觀遺傳，這些基因的改變結合起來，可能都足以使系統瓦解，而且不一定出現明顯的驅動突變。了解及改正潛藏的系統不平衡的，其效用更應該在於控制疾病，而不是建立規模龐大又有充足備援的系統。

這個挑戰雖然看來十分困難，但其實比想像的可行。人類基因組相當龐大，約有兩萬個基因，再加上一百多萬個控制基因的開關，但容許的演化逃逸路徑有限，而且人類的遺傳路線圖越來越詳細。

基因和突變相當重要，因為它們是癌症演化的燃料，但所有生物都生活在環境中並回應環境，癌細胞也不例外。所以如果我們轉換成生態學家和演化生物學家的想法，或許能進一步了解、防範和治療癌症，把腫瘤視為一群群基因各異的個體在體內遊走，受天擇的法則和變化影響。為了理解每個個體的演化歷程，推測它們未來的可能去向，我們不僅需要知道它們的基因，還必須知道它們生活環境的樣貌。

7 探索癌症星球
Exploring Planet Cancer

從上面看下去的景象十分壯觀。山谷和山丘充滿各種生物，河流蜿蜒其間，河裡也充滿奇特的生物。距離拉遠之後，感覺就像飛行在青翠的雨林上空，或許還能看到一小群掠食者聚集之後出發獵捕。這其實是癌症內部的景象。

這次的導覽員是年輕又才華洋溢的華裔學者袁茵茵（音譯），為倫敦癌症研究所演化及癌症中心的電腦科學家及團隊主持人。她運用精細的影像分析演算法窺視腫瘤內部世界，鉅細靡遺地描繪腫瘤內的生態背景和細胞物種。袁茵茵踏入科學界後，最初是研究生物資訊，耙梳取自癌症樣本的大量ＤＮＡ定序資料，希望了解癌症的驅動基因。但她後來發現腫瘤內組織和結構的相關細節非常缺乏。她不只想知道包含數百萬個癌細胞的組織中的關鍵突變清單，也想知道這些細胞位於何處、如何排列，以及裡面可能還有些什麼。

我們急切地想盡可能多定序一些癌症基因組，卻忘記了人體組織和在其內部生長的腫瘤是許多片微小的棲地，每片棲地都有自己的特質。從這個觀點看來，遺傳上各不相同的癌細胞顯然會依據自己生長的環境，以不同方式演化，就像自然界中的物種一樣。

把各自擁有生態席位的健康細胞、免疫細胞、癌細胞等的腫瘤組織全都打碎放進試管，用來研究癌症基因組，等於抹滅這些多樣性，變成不具明顯特徵的平坦土地。生態學家先下到谷底，觀察長在河邊的茂盛綠色植物，再攀爬到一千公尺的山頂，窺視高山石楠之後，畫出的地圖一定不可能是海拔五百公尺的平原，讓垂柳和小白花長在一起。這麼做在科學上完全不合理，但近幾年來我們研究癌症的方法就是這樣。

病理學家透過顯微鏡觀察腫瘤切片已經超過一個世紀。即使是今天，診斷癌症的標準方式仍然是把切片放在顯微鏡下，觀察細胞。DNA定序越來越快、越來越便宜，處理的癌症基因組越來越多，病理學卻只能在後面追趕。直到最近幾年，技術才進步到能把這些影像轉換成詳細的數位資料，供袁茵茵研究，分析在腫瘤內原本位置的細胞和狀況。

她把一張高解析度顯微影像放到螢幕上。這是史旺頓的TRACERx研究（參見第158頁）蒐集的肺部腫瘤切片。五彩繽紛的景象看來有如雨林的衛星影像，上頭有兩個為了進行DNA定序和其他分子分析採取樣本時戳出來的洞。我津津有味地看著她放大和縮小，就像用Google地圖探索世界一樣。我們在一條血管彎彎曲曲穿入一團癌細胞的地方暫停一下，接著到埋伏在腫瘤邊緣的一團免疫細胞上方盤旋。整個畫面都在小小的切片中，取自直徑約兩公分的腫瘤。

我不禁想到，從十九世紀顯微鏡專家和他們工整的惡性細胞鉛筆畫，到現在已經進步了多少。波威利一定很難想像，現在的病理學家把三百片組織切片玻璃片放進數位掃描器擺一個晚上，第二天硬碟裡就有許多高解析度影像。而且電腦演算法正在接受訓練，執行分辨及描繪這些生物景色中所有特徵的辛苦工作，再也不需要辛苦地編製目錄和人工計算細胞數目。

袁茵茵和團隊成員試圖以目前的癌症特性描述方法解決基本問題。打碎及定序腫瘤樣本時，將會消去關於癌細胞與鄰近正常細胞的空間排列資訊。所以她改用先進的成像技術和人工智慧演算法，就像操縱無人機在叢林上空飛行，了解其中所有物種的組織和多樣性。

現在的打碎定序法流失的不只是基因拼布的細節。研究人員越來越密切注意免疫細胞在癌症中的分布，包括致命掠食者或發炎因子促進物等。雖然現在有許多先進的細胞分類機器，能告訴我們打碎的腫瘤樣本中有多少免疫細胞，但無法得知它們位在何處以及它們的功能。

我們先前已經知道，腫瘤內的免疫細胞數量越多，這個腫瘤對治療的反應越明顯。但袁茵茵團隊現在發現，真正重要的是腫瘤的位置。比方說，想像我們看到一系列五張森林的空拍相片，想知道討厭的侵略性老鼠和掠食者老鷹的分布狀況。在四張相片中，有許多老鷹正在獵食和盤旋，老鼠不敢接近，從這幾張影像的平均狀況看來，這場「對鼠抗戰」即將獲勝。但最後一張相片卻完全不是這麼回事：相片裡是一片難以獵食的茂密樹林，這裡很快就會被吱吱叫的小動物占據，以後當然會擴散到鄰近地區，尋找新的住所。

現在，想像這幾張照片是取自某個腫瘤不同位置的五個樣本的高解析度影像，免疫細胞是老鷹，癌細胞是老鼠。假設有一張相片裡的免疫細胞是十%，兩張是二十%，一張四十%，還有一張只有五%，我們通常會把這些數字平均，得出大約二十%的免疫滲透率（專業說法）。但這種方式忽略了其中一片「熱區」有很多免疫細胞，另外一片區域又幾乎沒有——這個「冷區」成為癌細胞躲過掠食者的避難所，可以毫無顧忌地增殖，可能還會開始在體內遷移，在其他地方形成第二個腫瘤。

袁茵茵團隊把這個概念更推進一步，開發出新演算法，分析肺癌患者多個樣本中熱區和冷區的數量，發現免疫冷區數量較多的腫瘤在治療後比較容易捲土重來。如果直接平均整個腫瘤的免疫細胞數量，就沒辦法看出這點，但對於想擬定最佳治療策略的醫師而言，這一點可能十分重要。

重要的是，免疫系統和癌症同樣具備適應和演化能力，有可能長期控制甚至治癒癌症。因此免疫療法是目前最熱門的癌症研究主題。目前領先群雄的是檢查點抑制劑

（checkpoint inhibitor）。這類藥物可警示免疫細胞有癌細胞出現，並促使免疫細胞開始攻擊。這類藥物治療黑色素瘤和肺癌的效果特別好，甚至有些末期患者可以完全治癒，但可惜只對不到五分之二的患者有效。這種反應程度有所差異的現象，部分可能歸因於我們體內的非人類細胞，也就是統稱為微生物（microbiome）的細菌、真菌和病毒。此外，對免疫療法反應明顯的患者腸道內的菌叢，似乎與無反應的患者不同。目前有許多研究在尋找提高免疫療法的效果以及設計檢測方法，想確定哪些患者受益最大，但有些腫瘤科醫師即使沒有這些資料，也會以免疫療法當成最後手段。

在實驗室中培養基因改造免疫細胞的構想也開始普遍起來。研究人員採用CRISPR等新的基因編輯技術，創造能搜尋及摧毀各種癌細胞的「超級戰士」，但因為技術因素，這類治療極為昂貴。目前市場上有幾種基因改造免疫細胞（CAR-T細胞）血癌藥物，未來還會有更多令人振奮的發明問世，但在本書撰寫時，這類療法用於治療固態腫瘤仍處於早期試驗階段。

然而，免疫系統是力量強大的猛獸，喚起它時必須特別小心。我們不清楚以這種新方法發動免疫系統在好壞兩面的長期影響。過度刺激可能造成細胞激素風暴，使體內出現大量免疫訊號，引發激烈反應，導致嚴重副作用甚至死亡。過度活化的免疫細胞也可能把體內健康組織當成目標，攻擊神經、內臟和皮膚。有些報導也開始提到急速惡化（hyper-progression），也就是免疫療法引發腫瘤爆炸性生長的現象。這些狀況必須和有限的成功機率彼此平衡，避免對時間和選擇都相當有限的患者造成不必要的傷害。

免疫細胞種類繁多，功能各有不同，因此顯得更加複雜。有些是掠食性狩獵者，有些則是引發發炎的麻煩製造者。有調解者可以緩和過度激烈的免疫攻擊，還有垃圾清運機構，負責大口吞吃死傷的細胞。免疫反應有些有助於防制癌症，但有些反而會刺激癌症生長。在此同時，掠食性強大的免疫細胞可能是強大的選擇力量，影響腫瘤的演化方向。TRACERx團隊的研究結果指出，有些肺癌會轉為「匿蹤模式」，以因應腫瘤發展初期的持續免疫攻擊，關閉或拋棄特殊的分子標誌，避免引起掠食者細胞的注意。

腫瘤內部和周圍雖然可能有許多種免疫細胞，但癌細胞更多，而且每個細胞都具有本身的基因突變。袁茵茵接下來的重大挑戰，是進一步探究生活在腫瘤內不同棲地的癌細胞物種，並與我們已知的遺傳、實體和行為性狀對照。來自定序實驗室的大量DNA資料和癌症基礎生態兩者的連結工作十分複雜，但由於人工智慧和機器學習的進展，現在已經可以順利完成。

她透過顯微鏡看到的多樣性應該會反映到遺傳多樣性上，但癌細胞和棲地的比對工作相當複雜，需要對DNA、蛋白質、細胞特徵和基因活動模式進行高解析度空間分析，以及整合所有資料並加以解析的運算工具。蒐集這些資料，比把打碎的腫瘤樣本送進定序機器困難得多。影像檔案比大量DNA字母大上許多，需要龐大的運算能力和儲存空間，但它提供的資訊也更多，有助於了解癌症的複雜生態並且更有效率地解決問題。

袁茵茵團隊正忙於把他們開發的演算法轉換成臨床工具，供醫師使用，描繪腫瘤和內部細胞物種的分子狀況，協助醫師選擇最佳治療方法。有好幾種很棒的技術創新正在開發中，包括分析腫瘤切片中單一癌細胞內的基因活動模式，未來有一天甚至還能定序這些細胞的基因組。稱為「電腦視覺」的自動化影像分析技術也可能徹底改變這個領域。例如紐約大學研究人員日前運用谷歌已有的影像分析演算法，純粹由顯微鏡影像辨識肺癌細胞團的可能突變。這麼做的精確度不是百分之百，但是個不錯的開始。

另外還有一點值得一提：用於DNA定序和影像分析的癌症樣本，只是死亡生物的片段影像。它可說是基因化石紀錄，代表著花費多年時間、因應環境變化而不斷演化和適應的腫瘤。所以試圖以幾個樣本了解腫瘤的分子複雜性，就像單靠觀察博物館裡的始新馬和現代馬標本，就想推斷出演化過程中每次基因改變一樣。

研究從初期到致命轉移性癌症的每個階段取得的樣本，捕捉癌症演化過程，可讓我們了解腫瘤發生時從「慘細胞」變成「壞細胞」的過程。此外它也能讓我們了解先驅細胞進入血液進而形成次發性癌症的過程，也了解癌症在治療下縮小後再度出現時的狀況。

癌症研究最後的疆界不是空間，而是時間。

無法癒合的傷口

到目前為止，我們一直把癌細胞視為環境中的被動成員，不斷適應和因應周遭世界的改變。但這只是部分真相，環境會塑造物種，物種也會塑造環境。世界各地都看得到生物對周遭環境造成的影響，從水獺辛勤地建造水壩或兔子四處蔓延的地道，一直到人類留下的明顯生態足跡等。我們人類藉由建造遮蔽處、運用火和農耕來改變環境，支持本身生存；同樣地，癌細胞則是地獄國度的工程師，破壞正常細胞安居樂業、井然有序的社區，建立更適合它們貪婪取巧天性的環境，就像《瘋狂麥斯》電影場景那樣。

袁茵茵的腫瘤影像雖然看來像茂盛的雨林，其實沒那麼令人愉悅。癌細胞就像我們印象中的壞鄰居，搶走所有的氧和養分，排出廢物污染環境。健康細胞藉由「有氧呼吸」（aerobic respiration）這一連串複雜的生化反應。「燃燒」氧和葡萄糖以產生能量，同時生成水和二氧化碳兩種副產品。生長迅速的腫瘤內部血液供應混亂（參見第193頁），因此是低氧環境，所以癌細胞通常會改用另一種稱為糖解（glycolysis）的方式代謝，這種古老的無氧代謝途徑最初出現在生活在無氧深海的古代細菌內。癌細胞透過糖解作用，以高達健康細胞十倍的速度燃燒葡萄糖，同時排出乳酸，迅速地把健康組織變成有毒的荒地。

改用糖解的開關通常稱為瓦氏效應（Warburg effect），以一九二〇年代首先發現癌症偏好在無氧狀態下燃燒糖的德國生物學家奧圖．瓦柏格（Otto Warburg）命名。他深信導致癌症的因素是代謝改變和酸化，而不是其他方式。瓦柏格於一九三一年以能量產生研究成果獲頒諾貝爾獎，並且對他視為浪費心力的致癌物、基因和癌症病毒研究不屑一顧。後來發現導致腫瘤的原因是基因錯誤累積後，他的說法幾乎完全被拋棄，因為新陳代謝改變顯然不可能造成突變。

雖然四處蔓延的陰謀論網站和YouTube頻道吹捧瓦柏格發現了「他們」不希望大眾知道的癌症「真相」，但目前依然缺乏確實證據證明新陳代謝的改變可導致惡性腫瘤。回頭再看看適應性腫瘤生成理論（參見第118頁），其中提到癌細胞如果比健康的鄰近細胞更適應高壓力環境，可能就會生長得更好，那麼我們就很容易理解，高酸度低氧環境可以成為強大的演化壓力。改用瓦柏格提出的糖解和酸化，可能只發生在一小團癌細胞中——可能是因為短暫缺氧，但這樣或許就足以導致可在這類嚴酷狀況下存活的強大突變發生。

我們探索這類毒性環境時，必須記住腫瘤不只是癌細胞，還包含許多其他細胞和物質，統稱為基質（stroma）。基質中有各種免疫細胞、「填充物」纖維母細胞和血管，以分子膠（細胞外基質）黏結在一起，周圍充滿各種生化訊號。典型胰臟腫瘤中的癌細胞往往只占十%，其餘都是被召募來支持或對抗癌細胞的成員。儘管這個奇怪的團體對癌細胞的生存顯然十分重要，但我們對它們如何危害周遭環境仍然所知極少。

其中的奧祕可能在於癌細胞攻擊人體正常生物進程並加以改造，使它符合自己的需求。舉例來說，健康組織對腫瘤產生的反應與其他傷害相同，會派出免疫部隊對抗入侵者，引起發炎，促進癒合，並以黏稠的纖維母細胞接合組織。但現在我們逐漸了解，腫瘤會操縱這個用意良好的癒合過程，促進自己生長。

證明癌細胞會這麼做的一條線索來自英國劍橋大學生物學家傑拉德・伊文（Gerard Evan）的研究團隊。他們投下數十年時間，研究MYC這個重要癌症驅動基因，這個基因在許多種癌症中處於過度活化狀態。在正常環境下，MYC可協助發動傷口癒合和組織再生所需的複雜生物活動，任務結束後就會關閉。但癌前肺細胞中的MYC不停活化，造成正常癒合過程病態重複，使無害的「慘細胞」不斷增殖，變成凶猛的「壞」癌症。

由於發炎可能擾亂井然有序的細胞社會，所以組織損傷或發炎等可能引發這些過程或提高其強度的因素，也會促進腫瘤生長。相反地，想辦法控制發炎，使傷口癒合順利完成而不要持續惡化，可能是治療癌症的有效方法。

腫瘤利用正常生物進程壯大自己的理論，也擴大到利用血液系統的生物管路。自從醫學剛萌芽的時代，醫師就發現腫瘤有本身的血液來源。癌症（cancer）名稱起源的常見解釋，是希波克拉底在公元前五世紀以希臘文的螃蟹（*karkinos*）命名，原因可能是腫瘤表面蔓生的血管像螃蟹的腳，或是比喻這種疾病像螯一樣緊抓住身體[34]。

長出新血管（這個過程稱為血管新生〔angiogenesis〕）是從一團自私細胞發展到成熟腫瘤的重要步驟：氧和養分單靠滲透只能供應給幾百個細胞，所以癌症如果沒有長出血液來源，最多只能長到這個句子結尾的句點大小。當然，血管還可提供方便的轉移路徑，讓癌細胞得以離開生成它的腫瘤，到達體內的遙遠部位。

癌症的血管和健康組織中井然有序的管路不同，是毫無組織的一團混亂，隨著飢餓窒息的細胞發出的分子召喚在腫瘤內蜿蜒行進。一九七一年，頗具雄心的波士頓年輕外科醫師猶大．弗克曼（Judah Folkman）發現癌細胞會製造一種可溶化學物質，將之注入大鼠皮下後可使新血管生成。他把這種物質稱為腫瘤血管新生因子（Tumour Angiogenesis Factor）。他受到研究結果的鼓舞，試圖說服研究界開發干擾這種神祕因

---

34 作者註：義大利裔英國醫師路易．桑邦（Louis Sambon）依據蟹奴（Sacculina）這種寄生蟲的行為，於一九二〇年代首先提出另一種說法。蟹奴通常是自由游動的藤壺狀生物，但也會寄生在蟹類腹部，形成腫瘤狀的團塊。桑邦注意到古希臘人十分喜愛甲殼類動物，會做成食物，也當成藝術作品和首飾的素材，所以他不相信希波克拉底會忽略這類奇怪腫塊和侵襲患者的致命腫瘤之間這麼明顯的比擬。

子的藥物，希望切斷飢餓腫瘤的血液來源，阻止腫瘤生長到危險程度。他的想法起先受到許多同儕懷疑，他們都認為腫瘤是生長在已有的血管上，而不是自己生成血液來源。十多年後，研究人員發現癌細胞製造的幾種分子，這些分子可刺激鄰近血管長出新的分支，因此證實弗克曼的想法。

這些分子中最令人振奮的是血管內皮生長因子（Vascular Endothelial Growth Factor，VEGF），亟欲找出阻斷癌症血液來源的研究人員很快就把它當成目標。領先群雄的是加州的基因泰克（Genentech）生技公司。一九九〇年代，這家公司投入大部分時間，開發出第一款VEGF阻斷藥物癌思停（Avastin，學名bevacizumab）。許多人寄望這款藥物成為全世界期待的重大突破，連專家詹姆斯・華生（James Watson，DNA結構的共同發現者）都宣稱弗克曼的發現「將在兩年內治癒癌症」。

弗克曼本身則審慎得多，指出這種藥物只在動物身上試驗過，尚未進入人體試驗階段[35]。癌思停儘管掀起熱潮，但治療癌症並不成功，不過後來因為治療黃斑部退化而找到第二春。黃斑部退化是眼底長出新血管造成視力逐漸降低的病症。

要解釋癌思停為何無法滿足這些崇高的期待，必須追溯到一九九九年，這款藥物取得治療癌症許可的五年之前。在美國愛荷華大學解剖系深處，細胞生物學家瑪麗・韓崔克斯（Mary Hendrix）和同事使用高倍率顯微鏡仔細觀察黑色素瘤內的構造時，特別注意迂迴的血管深入癌細胞團。當時血管新生的教條認為這些雜亂的管路一定是鄰近血管的分支，然而這些黑色素瘤中的微血管其實是腫瘤細胞變身形成，韓崔克斯稱這種現象為血管擬態（vascular mimicry）。發現癌細胞能變成血管引進血液，而不是發送訊號促使新血管進入，既令人驚訝又充滿爭議。儘管抗血管新生藥物一個個邁入臨床實驗階段，仍然很少人相信這個「邪說」。

韓崔克斯和另外幾位信徒堅守信念，每年發表幾篇論文，指出血管擬態確實存在、重要而且值得思考。直到二〇一五年，英國癌症研究基金會劍橋研究所分子生物學家葛瑞格．漢農（Greg Hannon）在《自然》期刊上發表論文，提出相同的說法，這個理論才開始廣被接受。漢農等人發現乳癌細胞移植到小鼠體內時，可以變成血管，讓腫瘤接上主要血管，提供管道供癌症擴散。

發現腫瘤能利用基本生物程序，為自己提供新的血液來源，其實不全在意料之外。在發育中的胚胎裡用來建立血液系統的所有相同基因，在成年細胞中依然存在，只是已經關閉，那為什麼不拿來用？更重要的是，發現腫瘤內的細胞能扮演特定角色，可以知道腫瘤不是一團完全沒有組織的自私細胞。腫瘤是讓叛徒和取巧者欺壓善良健康細胞的恐怖國度，但這個地獄國度中仍有一定程度的秩序。

---

35 作者註：弗克曼還說：「如果你是隻老鼠而且得了癌症，我們就能好好照顧你。」這句話現在仍然正確。

研究人員甚至發現腫瘤中的癌細胞團會彼此合作，每個細胞團製造一種分子，協助鄰近細胞團生存。這種行為對細胞惡棍而言看來或許奇怪，但以演化眼光看來就沒那麼奇怪了。多細胞在生物史上曾經出現過好幾次，自私的單細胞聯合起來，在共同身體中扮演本身的角色，所以看到相同過程在癌症小宇宙中再次出現，其實不應該感到驚訝。

猴子和癌症轉移的故事

很久很久以前，有一小群非常非常幸運的猴子，踏上一段不可能的旅程。實際狀況在古代歷史中已經不可考，所以我們必須想像這個故事的女主角是一隻懷孕的母猴，在非洲海岸線上河口的一片落葉和細枝上玩耍，後來被意想不到的風暴吹到洶湧的大西洋上。牠的克難木筏被湍急的潮水和其後的強風推動，擱淺在陌生的海岸。牠遠離故鄉，被體力耗盡和飢餓折磨得半死，但仍然活著。牠從肚子裡的踢動判斷，牠的雙胞胎也是如此。時間快轉到大約三千六百萬年後，美洲地區一百種原生猴子全部都是牠的後代。

這個故事聽來難以置信，但美洲地區所有猴子血緣關係的基因分析告訴我們，這類故事至少有某些版本是真的。奠基者或許是這隻懷著雙胞胎的勇敢母親乘著木筏漂流到遠方，也可能是小家庭沿著現在已經消失的島嶼一站站橫越大西洋。無論事實是什麼，這件事只發生過一次，但一次就夠了。

另外還有個讓人匪夷所思的故事。一公克侵襲性腫瘤含有多達十億個癌細胞，其中許多持續進入血液。這時對所有患者而言，次發性癌症已經無可避免，但很可能比我們想的小得多。一茶匙癌症患者血液含有的腫瘤細胞通常不到五十個，因此全身五公升血液中通常有數萬個細胞在上下循環。

這些細胞大多只在體內遊走一趟就會被摧毀，但每天會增加數百萬個、每年更多達數十億個。這個數字十分大，但實際發生次發性腫瘤的患者不多，因此單一癌細胞造成轉移的機率只有十億分之一左右。癌症擴散到體內各處的過程在數學上近乎不可能，但生物上確實存在，而且就數字而言，就算是最低的機率也可能會出現「中獎者」。

如果腫瘤不會轉移，我們只需要鋒利的手術刀就可治癒絕大部分實質固態瘤。癌症危害生命的唯一關鍵是轉移，也就是癌細胞脫離原發性癌症，經由體內的大小路徑，在其他位置形成次發性腫瘤。首先發生的是入侵，腫瘤細胞突破組織和器官表面的薄膜屏障；接著再沿血管流動或找機會進入淋巴系統，就能隨意遊走了。淋巴系統是免疫細胞的輸送管和節點網，可說是它專用的祕密高速公路。如果能在第一次入侵突破前摘除腫瘤，治癒機會非常高；可惜的是只要屏障被突破，癌細胞就幾乎一定會在傳統診斷技術發現癌症前開始在患者體內循環。

十九世紀末，麻醉劑和消毒劑已經進步到能夠執行癌症手術，但仍然相當危險。乳癌特別容易治療，因為它不是位於體內深處的重要器官上，容易觸及又非人體絕對必要部位。令人沮喪的是，有些女性患者確實以外科手術成功治癒乳癌，許多患者卻死於骨骼、肺部、肝臟和腦部的次發性腫瘤。美國外科醫師威廉．豪斯泰德（William Halsted）推斷，這一定是漫遊癌細胞脫離原始腫瘤後的傑作，因此率先發明乳房根除手術。這種新手術方式一次摘除乳房和下方肌肉與腋下的淋巴結。

豪斯泰德嚴守消毒技術，無疑讓許多生命免於感染危害，他專心致力於消除疼痛，也使這種嚴酷的手術變得可以承受（但意外導致使用古柯鹼和嗎啡成癮）。不過手術範圍加大，對癌症存活時間並沒有明顯幫助。有些女性順利治癒，有些則死於次發性癌症。

二十世紀初期在他之後的外科醫師，有更進一步的解決方法。他們執行的超級乳房根除手術切除更多皮肉，希望防止擴散，簡直可稱之為殘酷。更深層的肌肉遭到摘除，而且某些女性最後只留下一部分肩膀，甚至截去手臂。這類手術持續進行到一九五〇年代，儘管眾多女性因為這類手術而承受極大的生理和心理傷害，但存活時間依舊沒有改變。

這一波身體毀損風潮發展到令人難以忍受。歐洲和美國一小群外科醫師開始反擊，蒐集資料、提出強力證明，女性無論接受殘害身體的乳房根除手術或範圍僅限罹癌乳房的小手術，發生次發性癌症的機率都相同。這樣的訊息已經相當明確：當癌症明顯到可以進行手術時，種子可能已經散布出去。有些女性比較幸運，有些則沒那麼幸運。但毀損身體絕對不是解決方法。

大約在同一時間，豪斯泰德在美國進行切片，試圖阻止轉移，英國外科醫師史蒂芬・佩吉特（Stephen Paget）則在思考轉移為何發生。他仔細研究七百多位死於轉移性乳癌的女性的解剖報告，發現這種疾病通常會擴散到某些器官，但不會擴散到其他器官。癌細胞為什麼喜歡把骨骼和肺部當成第二個家，但不喜歡胰臟？如果次發性癌症真如當時許多人的想法，是一團團癌細胞卡在細小的血管裡，那麼肝臟為什麼成為目標，但每天辛苦過濾幾十加侖血液的腎臟卻不是？其他癌症的喜好為什麼也各不相同？佩吉特用「種子」和「土壤」這兩個比喻來解釋他的觀察結果，寫道：「植物生成種子時，種子會被帶到四面八方，但必須落在有親和性的土壤時才會存活並開始生長。」

二十世紀，我們更進一步了解佩吉特所謂種子的分子性質，並且仔細分析擴散與不擴散兩種腫瘤間的基因差異。追查原發性腫瘤和遠處轉移腫瘤的家族樹後發現，某些次發性癌症僅由一個細胞或少數基因完全相同的細胞形成，就像到達南美洲的那隻愛冒險的猴子，有些癌症則是比較多樣的細胞群一起移動所形成。這些漫遊的細胞也不一定來自大型原發性腫瘤。有一項研究觀察一百多個取自二十三位腸癌轉移肝臟或腦部患者的腫瘤樣本，發現有五分之四的轉移種子早在腫瘤不到一個針頭大時就已種下。

癌細胞偶爾會搬第二次家，擺脫次發性腫瘤，生長到新的位置。它們有時會離開原發性腫瘤，在體內來場美妙的旅行後回到家裡。這種回家能力或許可以用在治療上。研究人員正在開發數種方法捕捉血液中的漫遊癌細胞，並使用基因工程工具把這些癌細胞變成可怕的雙面諜，讓它們回到基地狙殺同志。

至於有哪些因素會決定種子所掉落土壤的親和性，這方面的研究進展則遜色許多。為什麼某些癌症喜歡擴散到骨骼，有些比較喜歡腦部、肝臟或肺部，一直是這個領域的大謎團，不過這些奧祕終於開始逐漸解開。

癌細胞不只會破壞周圍的健康組織，也會驅使正常血液幹細胞為它們工作。這些受到操縱的細胞聚集在體內骨骼和器官的角落和縫隙中，接收原發性腫瘤指揮官釋放到血液中的化學物質指令，為可能經過的其他癌細胞準備舒適的家。然而，這仍然不能保證這些移民會在新家興盛起來。

現在我們知道，大多數癌症患者體內潛伏著許多微轉移，但絕大多數不會發展成次發性腫瘤。相同的細胞社會法則仍在正常運作，無論取巧細胞在哪裡，井然有序的健康組織都能控制住它們。因此可以想見，發炎、受損或老化的組織可能是最吸引漫遊癌細胞的地方，或是鼓勵沉睡的腫瘤醒來開始作怪。

關於這點的實際狀況，美國紐約冷泉港實驗室一群科學家於二〇一八年提出一個有趣的見解。他們以小鼠當成人類腫瘤模型，把單一乳癌細胞放入小鼠的肺中（常見的轉移位置），等著看小鼠是否出現次發性腫瘤。八個月後沒有動靜，什麼都沒有。癌細胞還在那裡，但像暫停的動畫一樣按兵不動。

接下來，研究人員為小鼠注射細菌化學物質，模擬嚴重肺部感染的效果。癌細胞立刻開始長成新腫瘤。他們讓小鼠接觸菸草煙時，結果完全相同。奇怪的是，細菌藥劑或煙都不會直接影響癌細胞，而是這些傷害發動稱為嗜中性白血球（neutrophils）的特殊免疫細胞，使它們拋出微小的DNA和蛋白質分子網，癌細胞被嗜中性白血球的網子抓住之後才醒過來，盡可能迅速增殖以便反擊。

有趣的是，有一種阻斷分子訊號，防止導致發炎的藥物，正針對治療心血管疾病進行大規模試驗，希望緩和動脈發炎阻塞，防止心臟病發和中風。這種藥物不只能降低死於心臟病發的機率，而且有許多服用這種藥物的人雖然也吸菸，罹患肺癌的比率卻比預期低得多。然而另一項研究卻指出，常見的類固醇抗發炎藥物糖皮質素（glucocorticoids）可能導致乳癌擴散。儘管大眾對抗發炎藥物的興趣越來越高，但這類彼此矛盾的結果代表我們仍然相當不了解漫遊癌細胞變成轉移性腫瘤的原因，以及如何防範它們。

思考癌細胞為什麼會開始移動也相當有趣。離開可能純屬意外：腫瘤邊緣的鬆散細胞在血液沖刷下脫離。但每天脫離腫瘤的幾百萬個細胞中，有許多是主動離開的。

從生態學家的觀點看來，癌症出現轉移十分合理。家園生活條件變差時，動物（包括人類在內）會轉移陣地尋找食物或空間等資源，冒險移動數千公里，希望讓自己或後代生活得更好。物種也可能因為氣候難以耐受或不安全而被迫離開。在腫瘤內部擁擠又有毒性的環境中，只有適應最佳、最強的細胞能夠存活。許多細胞會死亡，但如果食物和氧開始減少，又有免疫掠食者出現時，某些細胞就會選擇到其他地方碰碰運氣。

細胞沒有知覺，所以這裡說的不是我們所想的主動「選擇」，而是基本生物動機所驅使的選擇。例如細胞可以感覺到環境中糖、氧和胺基酸分子建構元件等各種化學物質的濃度，只要狀況許可，就會朝這些好東西比較多的地方移動。這也代表試圖控制糖和其他養分供應以「餓死」癌症的想法，雖然立意良好但並不正確，最後傷害可能大於效用。人體已經演化得極為擅長從各種資源取得糖，所以這個做法極難達成，而且試圖餓死癌症反而可能促使細胞出走尋找養分，讓癌症更容易擴散。要求患者減少攝取容易消化的糖，可能造成復原所需的重要能量來源不足。

對我這個死硬派生物學家而言，不太容易承認物質科學或許也能讓我們更了解轉移。科技已經進步到讓我們探知生物結構的實體性質，科學家正開始探索這些對癌症的生長和擴散能力有何影響。

矛盾的是，癌細胞其實比健康細胞更柔軟又具延展性，但腫瘤看起來通常是柔軟正常組織中的堅硬腫塊。這是因為腫瘤基質中有纖維母細胞填充物和黏稠的細胞間基質，提供堅實的基礎，讓較軟的癌細胞更容易在其中移動。就像一個跑者在潮濕結實的沙灘上能夠衝刺，但在乾燥又不斷滑動的沙丘上就只能艱困地前進。

雖然許多人把重點放在基因錯誤和驅動轉移的分子訊號，但答案或許非常簡單，就是癌細胞本身的形狀。想像我們在人擠人的酒館裡擠了一晚上，最後總算擠到吧台旁邊，現在兩手各拿一杯啤酒，必須再回到酒館另一頭的朋友那裡。大多數人會本能地側過身來走，用比較窄、比較容易擠過去的形狀前進。德國萊比錫大學物理學家約瑟夫．凱斯（Josef Käs）表示，癌細胞也是這樣。他和團隊成員仔細測量在基質結實的架構中生長的癌細胞，發現癌細胞會拉長壓扁，以便在擁擠的腫瘤環境中滑動。

我在倫敦一場會議裡看到凱斯發表研究結果時，他放了一段影片，內容是把六角形塑膠塊放在盤子裡，不斷左右搖晃，模擬基質中擁擠的細胞。如果塑膠塊的形狀都相同，這些「細胞」最後會留在原處，隨盤子的運動輕微搖晃。但如果放進幾個長形塑膠塊，代表壓扁的癌細胞，整片塑膠塊就會開始移動。最後長形細胞會跑出盤子，只靠形狀和搖晃時的交互作用就成功「轉移」。他指出，我們或許也能阻止這種流體運動，讓癌細胞「凍結」在原地，防止它們在體內擴散。這個想法很奇特，但或許真的有用。

放大視野

把視野再放大一點，我們開始發現腫瘤不是單純封閉的環境，並不像英國康瓦爾伊甸園計畫那樣的隔離式生物群落，而是身體的一部分。借用詩人約翰・多恩（John Donne）的說法，腫瘤不是孤島，而是整體的一部分。它是大片陸地中擺脫不了的一塊，被拆不開的雙向連結器緊緊固定。

第一，癌細胞直接接觸體內荷爾蒙液體所含的物質，本身或許也會釋放荷爾蒙。其中有性激素，主要是雌激素和睪固酮，分別與乳癌和攝護腺癌有關。其他荷爾蒙包括類似胰島素的生長因子，負責控制身體如何使用能量和儲存脂肪，這或許能解釋體重過重為什麼可能導致某些癌症的風險提高。

關鍵因素是與胰島素有關的生長因子IGF-1。厄瓜多南部偏遠的洛哈省住著一群小矮人，身高都在一百公分左右。他們或許矮小，卻十分長壽，而且很少罹患癌症、糖尿病和其他許多疾病。這種狀況稱為拉隆症候群（Laron），以首先記錄的以色列醫師茲維・拉隆（Zvi Laron）命名，患者帶有遺傳性基因錯誤，使身體無法製造IGF-1。可以想見，許多人有興趣開發可造成IGF-1減少的實驗性低卡路里飲食，希望其他人能受益於拉隆症候群的遺傳奧祕。

十六世紀威尼斯的阿爾維斯・克納羅（Alvise Cornaro）首先提倡限制飲食求取長

壽。他的《合宜生活兩三事：長壽的方法與恩惠》（*Writings on the Sober Life: The Art and Grace of Living Long*）中建議想當人瑞的人每天應該只吃三百五十公克食物（熱量大約是一千大卡），包含麵包、湯和蛋、紅肉、禽肉和魚，紅酒略少於半公升。

近年來的科學研究指出，克納羅對合宜生活的解釋是有點奇怪，但或許說對了一部分。關於生命年限的證據相當複雜，但限制熱量似乎確實能影響健康年限（健康和體力保持良好的時間），原因可能是維持身體內部棲地狀況良好。然而進食不足如果造成組織修復和維持需要的養分不足，或許也會影響體內的微環境。嚴格節食可能造成生長受限、體力不足、性欲喪失，甚至抑制可對抗癌症的免疫反應。有個笑話就這麼說，節食不一定能讓我們長壽，只是讓我們覺得度日如年。

人體內外總稱為微生物群落（microbiome）的幾十億個微生物，可能還扮演一個角色。以往我們以為微生物群落和癌症研究無關，但它最近成為最熱門的一項研究主題。研究人員發現，生活在腸道中的細菌可能影響癌症對化療或免疫療法的反應。有些則發現剛出生時接觸合適的細菌，可防止兒童罹患白血病。某幾種細菌有助於肝臟和大腸等位置的癌症生長，此外最近還發現某些真菌感染可能有助於促進胰臟癌發展。更直接地說，腸道中的微生物可能改變某些養分的供應（無論對健康組織或腫瘤），產生可能致癌的化學物質，甚至操縱免疫反應，這些都可能影響癌症的發展、進程和治療。

生理時鐘和癌症的關係是另一個尚未探索的領域。我們體內每個部分都有日夜循環，腦中有一小團細胞具備主要時鐘功能，負責控制其他部分。生理時鐘不只規範我們何時醒來、睡著或飢餓，還規範最適合體內細胞更新和自我修復的時間，所以打亂生理時鐘可能也會影響癌症風險。

二〇〇七年，國際癌症研究中心（IARC）把輪班工作歸類為「很可能為人類致癌物質」，但新研究不斷出現，這點仍有相當爭議。此外還有個有趣的時間療法：在癌細胞比較不容易自我修復的時間給予DNA損傷藥物或放射線治療，依據生理時鐘進行治療。

「全方位」這個詞或許已經被健康大師和另類療法醫師濫用多年，但我認為科學界現在應該收回這個詞了。癌症研究已經變得過度簡化，專注於遺傳學和基因組學，甚至到單一細胞的層級。但研究一隻在森林奔跑、可能在三個月內就會死亡的小鼠的確實基因組，很難知道整個物種的性質以及如何隨時間改變，或是整個族群和其他森林生物的交互作用。現在我們應該更全方位地了解癌症的細胞物種、它的棲地生態以及演化過程，而不是聚焦在微小的特定突變、驅動基因和標靶上。

我們也需要退後一步，把這種疾病視為位於體內、持續演化的複雜生態系，能迅速產生各種多樣性和創新，以便適應和存活。其中也包含某些**非常**奇怪的東西。

8 怪者生存

Survival of the Weirdest

學數學出身的克麗絲汀・史旺森（Kristin Swanson）在美國鳳凰城梅奧醫院是個跳脫傳統的神經外科教授，解起方程式來和外科同事使用手術刀時同樣熟練與精準。近十五年來，她建立了包含近三千名腦癌患者的資料庫，仔細挖掘患者核磁共振影像（MRI）的所有資料，建立數學模型，協助她預測患者的癌症會如何生長，以及選擇最佳的治療方式。

耙梳這些資訊時，她注意到有件事很奇怪：男性患者的腫瘤通常在化療和放射線治療後會繼續生長，但女性的腫瘤則在治療下減緩生長。雖然不是每個患者都一定如此，但兩性間的差別相當明顯。史旺森對這個現象很有興趣，開始尋求解釋。

侵襲男性和女性的癌症有幾項基本生物差異。最明顯的是生理構造上的差別可能影響罹患某些癌症的機率。如果有子宮頸，就可能得到子宮頸癌，如果沒有當然就不會。卵巢、子宮、睪丸和攝護腺也是一樣[36]。此外，兩性都會罹患的癌症的發生率也有差異，男性罹患癌症的整體風險較高。這方面雖然有部分歸因於生活方式和習慣（例如男性通常較常抽菸喝酒），但不足以解釋所有差別。

有個原因可能是荷爾蒙，荷爾蒙隨性別改變，也隨年齡而起伏。另一個解釋可能是性染色體本身。從遺傳上說來，具有兩個X染色體的人是女性，一個X和一個Y的是男性。Y染色體的基因只有X的十分之一，長度只有X的三分之一，而且在細胞分裂時經常意外流失。這種現象常發生在年老男性的血球細胞，尤其是抽菸者，而且似乎與各種癌症風險提高有關。

統計數字指出男性比女性容易罹患神經膠質母細胞瘤，是一種惡性腦癌。女性罹患這種疾病時通常存活時間較長，而且較常罹患對治療反應較佳的癌症。原因是遺傳？荷爾蒙？還是其他因素？

為了揭開謎底，史旺森和美國華盛頓大學醫學院的兒科神經科學家約書亞・魯賓（Joshua Rubin）團隊合作。他們一起深入觀察取自數千名患者的資料，同時研究在實驗室中培養再移植到小鼠體內的腦部腫瘤。他們驚奇地發現男性腦部腫瘤的基因活動和對治療的反應模式與女性不同。這無法以男性或女性荷爾蒙的影響來解釋，代表癌細胞的遺傳程式依性別而有基本差異。

史旺森猜測原因或許可以追溯到癌症的演化史初期。她提出，不同性別的癌細胞或許會在治療造成的壓力環境下選擇不同的求生策略。她以男性和女性胎兒在子宮中對食物短缺的反應為例說明。在典型饑荒狀況下，例如撒哈拉沙漠以南的非洲或二次世界大戰期間的歐洲部分地區，女嬰出生人數正常，但體型異常瘦小。但對男性而言狀況正好相反：男嬰出生人數較少，但體型全都正常。

就遺傳程式而言，這點相當合理：如果只需要少數健壯雄性動物來使數量較多但體型較小的雌性受孕，那麼在環境不佳時以類似的方式分配生物資源最有效率。在癌症中，相當於饑荒的狀況應該是放射線治療、化療或腫瘤常見的血流受限與雜亂所造成的壓力。因此依據史旺森和魯賓的資料，男性癌細胞長得又大又壯和女性細胞緩慢而穩定的模式，似乎正是在細胞層級複製這樣的演化策略。

儘管頗具爭議性，癌細胞可能依據宿主性別執行更深層演化程式的理論仍然很棒。史旺森的發現對腦部腫瘤個人化治療帶來巨大的影響：腫瘤科醫師決定治療方式時不僅必須考慮特定驅動突變的存在，還必須考慮基本的基因性別。探究其他癌症是否也有相同的模式，也十分有趣，尤其大多數癌症藥物的測試對象是雄性動物體內的雄性癌細胞。

這些發現帶出的另一個問題是跨性別或雙性人的腦部腫瘤又會出現什麼狀況，尤

---

36 作者註：男性也有少量乳房組織，所以也可能得乳癌，但相當少見。英國每年約有四百個男性乳癌病例，女性患者則有將近五萬五千人。

其是正在接受荷爾蒙治療的患者。這些患者的癌細胞是會堅守寫在性染色體中的遺傳程式，還是會受其他生物和荷爾蒙因子影響？這類病例非常稀少，但史旺森正在盡力徵求非常規性別或跨性別患者，觀察他們的腦部腫瘤特質以及符合某一性別或另一性別的典型模式。

這項發現也突顯了一點，要把腫瘤細胞的表現和寄生對象的基因性別分開來看或許是不可能的，重要的是記住癌症仍然是身體的一部分。有個常見的錯誤觀念是癌症在某方面是長在我們體內的「外來」生物，而不是我們本身組織的產物。不過癌症多糟糕，它們仍然是細胞，行為也和一般細胞一樣。在腦部腫瘤的例子中，這包括直接與鄰近的神經元連結。

二〇一九年底發表的三篇有趣論文指出，神經膠質瘤腦癌細胞可能和健康的神經細胞形成具功能的電連結（突觸），奪取正常生存訊號，協助它們生長和擴散。擴散到腦部的乳癌細胞似乎也會互相連結（至少在小鼠體內會如此）。癌症患者經常提到「化療腦」，也就是治療後常見頭腦昏沉健忘的副作用。如果這類多餘的連結影響到正常腦部功能，說不定也會形成「腫瘤腦」。這個概念現在還純屬猜測，但在「我寫這本書時發現的奇怪現象」清單中一定名列前茅。不過下面要說的這件事可能是第一名。

合而為一

我在忙著耙梳文獻和訪問科學家時，偶爾會聽到怪異得讓我感到頭暈的耳語。癌細胞從取巧的細胞到無法阻擋的腫瘤的過程中，不僅會演化出各種想像得到的發明，甚至還會**交配**。這點如果是真的，絕對是個大消息。我們已經習慣於認為癌細胞以分裂方式繁殖，類似酵母菌或細菌。但如果它們能融合起來，集合遺傳資產，產生更可怕的後代，那會怎麼樣？想像一下，如果癌細胞能彼此累積和散布抵抗力突變，而不需要花費功夫自己產生突變，對我們目前對腫瘤演化的理解會有多大的影響？

但我每次試圖為這個流言尋找確鑿證據時都沒有結果。有些人曾經聽過某個人在研討會上或散會後在酒吧談到這點，但記不得細節。我發現科學期刊上有幾篇相當含糊的評論，指出腫瘤中偶爾會發現異常龐大且具有兩個基因組的細胞，這類細胞的形成原因可能是兩個細胞融合，而不是一般認為的單一細胞分裂失敗。偶爾，我訪問的研究人員有幾位曾經模糊地提到實驗室培養的細胞有奇怪的現象，有一位則承認他曾經想研究這個問題，而在同一個培養皿培養兩種腫瘤細胞，看看它們是否會繁殖。

我幾乎放棄發現真相的希望。但後來我見到能言善道的約翰霍普金斯大學醫學院泌尿科醫師肯尼斯・皮恩塔（Kenneth Pienta），在巴黎一場小型會議中聊了一下。他研究攝護腺癌快速出現抗藥性的原因時，發現具抗藥性的腫瘤中出現了一些異常龐大的癌細胞。更奇怪的是，這些巨細胞的DNA數量是預期的兩倍或以上。正常細胞裡具有兩組染色體（二十三對，分別來自父親和母親）在科學上稱為二倍體（diploid），具有多個基因組的龐大細胞則稱為多倍體（polyploid）。

為了進一步了解這些神祕的巨大多倍體從何而來，皮恩塔和同事製作了「演化加速器」。它是六角形的微流控晶片，約莫指甲大小，裡面有微小的矽環境供癌細胞探索[37]。晶片內是由互通的微型空間構成的網絡，連接通道只能讓二倍體細胞通過，較大的多倍體則無法通過。在一般培養皿中生長的細胞所獲得的養分、氧和藥物量全都相同，演化加速器則允許研究人員設定這個小世界中的化學物質梯度。皮恩塔和團隊成員設定化療藥物剋癌易（docetaxel）在晶片的一端為低濃度，另一端是高濃度，再放進幾個對藥物敏感的攝護腺癌細胞，觀察會有什麼狀況。

研究團隊花了好幾個星期，使用縮時顯微鏡記錄這些細胞在玻璃世界下的活動過程。巨大的多倍體細胞很快就出現了，尤其是在高濃度剋癌易的區域。藥物濃度越高，巨細胞數量越多，代表它們對治療有抵抗力。相反地，較小的二倍體細胞很快就被濃度最高的剋癌易消滅，倖存者也迅速移動到濃度較低的區域。

皮恩塔更仔細觀察，發現有兩種方式可以形成多倍體。第一種是不完全的細胞分裂，細胞已經複製DNA，但後來沒有分成兩個。這點在預料之中，因為剋癌易的治療方式是干擾控制細胞分裂動作的分子支架。但他又發現另一個生成多倍體的方式：

細胞融合。到處都有二倍體細胞合在一起，形成巨大的怪物。接著狀況更加奇怪：這些細胞不僅融合形成多倍體，巨細胞還會生出新的二倍體子代，這些子代全都有抗藥性。

皮恩塔向震驚的聽眾展示他的發現，說：「癌細胞是直接把這些細胞排出去。我們治療的越多，多倍體就越多。」

癌細胞融合的發現聽起來有些驚人，但或許也沒那麼奇怪。融合也會發生在正常人類生活中的其他狀況，例如在胎盤形成過程中，肌肉細胞會融合形成長纖維，在傷口癒合時也會。兩個細胞合而為一的能力顯然已經寫在DNA中，所以腫瘤細胞能採取並啟動這個路徑並不足為奇。

研究人員曾經發現有癌細胞完全吞噬腫瘤中的整個細胞（這種現象有個可愛的名稱，叫做吞噬淋巴球〔emperipolesis〕[38]，已經有好幾種癌症發現這類融合細胞，隨化療、放射線治療或腫瘤微環境改變而出現。不過這類細胞以往被視為無害的奇怪現象，不大可能增殖，而且應該會死亡。

37 作者註：想像一下《飢餓遊戲》電影裡的競技場，不過場內是細胞。

38 作者註：儘管這種細胞吞噬現象在正常狀況下很少見，但在地球生物史初期也發生過。某個貪吃的細菌吞下另一個細菌，形成史上第一個複雜細胞，應該是現在所有動物、植物和真菌的前身。

癌細胞甚至有和健康細胞融合的證據，有些研究人員猜測，這種現象可能是引發癌症擴散的關鍵。這個概念首次出現於一百多年前，由德國病理學家奧圖．艾契爾（Otto Aichel）提出。他發現白血球攻擊癌細胞，因此好奇它們是否會結合。雖然動物研究發現一些有趣的線索，還是很難確定這種現象是否真的發生在人體內以及是否有影響。然而，美國奧勒岡健康與科學大學研究團隊發表於二〇一八年的論文，提出了幾項令人注目的證據，指出胰臟炎患者的腫瘤和免疫細胞可能融合，融合細胞數量越多，存活機率越低。

現在皮恩塔知道巨細胞確實存在以及它們的能力，因此開始到處尋找它們。他觀察培養在一般大型燒瓶中，全都浸泡在相同液體的攝護腺癌細胞時，發現大約有三%的細胞是多倍體，其餘全都是二倍體。加入大量剋癌易後，比例大幅提高到九成左右，如果停止治療，又會恢復到三%左右，但二倍體細胞現在全都具有抗藥性。

他描述的細胞融合並排出抗藥性子代的過程，聽起來就是我一直在尋找的現象。

他講完後停下，準備接受提問，我小心翼翼地舉起手。

我說：「我覺得你說的過程聽起來很像交配，只不過是另一種意義的交配！」

聽眾捧場地笑著，皮恩塔則點頭表示同意。

我繼續說：「如果真是如此，那麼……這會有問題嗎？」

他證實：「沒錯，這很可怕。」

他不是在開玩笑。越來越多證據指出癌症中出現細胞融合現象，對治療和抗藥性影響相當大。在原發性腫瘤開始治療前，巨細胞似乎相當少，但皮恩塔的研究結果指出，越來越高的化療劑量，將促使多倍體抗藥性細胞形成。這種細胞的功能類似幹細胞，產生大量抗藥性子代。此外他也猜測，這類龐大的多倍體是「能吃苦耐勞的移民」，負責推進患者體內各處，形成次發性癌症。

皮恩塔秀出一張轉移性攝護腺癌擴散到肺部的圖片，多倍體細胞占比相當高。多倍體似乎也能暫時休眠，等待重新活化，他的描述是：「它們會突然出現，然後……砰！」這或許可以解釋癌症為什麼往往看來已經成功治癒，但後來再度出現並造成毀滅性效果。

就皮恩塔看來，這些巨大的多倍體就像蜂巢裡的蜂后，是癌細胞中的菁英族群，能產生具抗藥性的二倍體，進行「繁殖」。此外它們也會出外尋找新蜂巢，就像腫瘤在體內各處轉移一樣。他指出，我們或許應該把腫瘤視為超級生物，它是一群群獨立細胞一同行動，形成集體行為。腫瘤沒有「大腦」，但可能有「蜂巢意識」，形成合作的結果。

就某方面而言，這好像是巧取豪奪的癌細胞抗拒多細胞宿主的規範，回歸更接近單細胞的生活方式之後，又重新攜手合作，再度展現多細胞特質。這樣的生物發明過往已經出現過，所以癌症的演化熔爐中出現這種現象，也不算太意外。

科學家越研究癌症精細的分子構造，發現的奇怪之處越多。但對我而言，這些都不令人意外，只是演化的結果。生命的歷史告訴我們，演化可能產生難以置信的多樣性。多細胞性已經出現過多次。交配也出現過好幾次。物種能增殖、遷徙、適應和多樣化。增殖者會增殖，突變者會突變，生物不斷推陳出新。

從最小的細菌到最大的藍鯨，物種幾億年來在地球上奮鬥、生存、奮鬥、又死亡，天擇依據生活環境塑造物種的基因、細胞和身體。達爾文在他的重要著作《物種起源》（*On the Origin of Species*）中這樣寫道：

> 這個生物觀點十分宏大……這個行星依據不變的重力定律循環運行，從如此簡單的開端無盡地形成最美麗、最美妙的事物，而且仍在不斷演化。

當然，沒有人會說癌症美麗和美妙。它可怕、醜陋、具破壞性，又會奪去我們所愛的人。它無疑是最糟糕的疾病，永久改變了罹患它的人。但它也是天擇作用的經典範例，是從數千年壓縮成數個月或數年的演化野火。這種策略就長期而言並不聰明，因為癌症最終經常導致本身滅亡，和它寄生的身體一起死亡。

癌細胞似乎已經探索過我們所知的所有生物通道，因此發現它們能融合與繁殖應該也不令人驚奇。在最基本的生物層級，整個世界崩壞時，想要孤注一擲地繁殖，在演化上十分合理：就算自己無法存活，後代說不定還能活下去。整部電影劇本的基本概念是遭逢災難時要到同伴的懷抱中尋求慰藉。癌細胞遭到毒性藥物轟炸、放射線治療燒灼，或得面對免疫掠食者大軍攻擊，當世界彷彿即將終結時，它們應該做什麼？交配。

接著，依據電影劇本，它們應該試著離開已經毀滅的寄生星球。所以，如果癌細胞偶爾跨出演化上最大的一步，我們或許也不需要感到驚訝。

運氣不佳的惡魔

澳洲南部外海地勢崎嶇的塔斯馬尼亞島上，最有名的四腳動物就是「塔斯馬尼亞惡魔」，袋獾。這些肉食性哺乳動物獨來獨往，在夜間活動，名稱來自牠們對同類的凶惡行為，狹路相逢時經常彼此挑釁尖叫和撕咬頭臉。黑色的毛皮、嚇人的紅色耳朵、凶暴的目光和食用死屍的習慣，更增添幾分邪惡的吸引力[39]。牠的拉丁學名*Sarcophilus harrisii*（意思是「哈利斯的嗜肉者」）更加強化了牠的黑暗面。

可悲的是，塔斯馬尼亞惡魔粗獷的外貌遭到袋獾面部腫瘤病（DFTD）威脅。

39 作者註：塔斯馬尼亞惡魔的德文名稱是beutelteufel，原本我誤譯為「惡魔的手提包」，但其實是「袋子惡魔」，「袋子」指的是有袋類動物的袋子。

這種惡質又討厭的癌症會在這種動物的嘴部和下顎周圍形成潰爛的腫瘤，最後轉移到體內器官。更糟的是對已經瀕臨滅絕的惡魔而言，從一九九〇年代中期發現第一個病例開始，這種癌症在整個族群中傳播得相當迅速。僅僅幾年就在族群中造成重大損失，只有少數幾群沒有罹患癌症。

DFTD首次發現時，它在族群中傳播的方式讓人想到它可能源自病毒，類似裴頓．勞斯的雞肉瘤或蕭普的鹿角兔（參見第85頁）。也有人憂慮這種病毒可能傳給人類，原因是島上鄉村地區血癌患者人數多得很不尋常。

發現這種疾病真實性質的是塔斯馬尼亞政府研究人員安－瑪莉．皮爾斯（Anne-Maree Pearse）。整個一九八〇年代，皮爾斯都在塔斯馬尼亞皇家荷巴特醫院擔任細胞遺傳學家，專門研究腫瘤內有錯誤的染色體，協助診斷和治療。除了觀察人類患者的錯誤染色體，皮爾斯也忙著研究源源不斷的惡魔樣本。二〇〇四年，她對DFTD病例逐漸增加感到興趣，因此在澳洲政府動物健康實驗室的「拯救塔斯馬尼亞惡魔計畫」（Save the Tasmanian Devil Program）擔任資深細胞遺傳學家，希望找出這些癌症的元凶。

她很快就發現這些腫瘤的染色體有個非常奇怪的現象：所有染色體幾乎都完全相同。更怪異的是，它們完全不像塔斯馬尼亞惡魔的染色體。這點極為令人費解。每種癌症都出自個體身體內的細胞，每個腫瘤也應該是獨一無二的遺傳事件，有本身的染色體特異性，連傳染性病毒造成的癌症也是如此。但就全世界看來，她的研究結果說明：這種癌細胞本身在動物間傳播，進而使這種疾病擴散。

皮爾斯和部門同事凱特・斯威夫特（Kate Swift）二〇〇六年在著名的《自然》期刊上以單頁論文發表這項奇怪的發現，提出DFTD是在惡魔間傳染的傳染性癌症，而不是病毒。澳洲雪梨大學團隊的進一步研究結果，證實了皮爾斯和斯威夫特的假說：這種面部腫瘤的原因是不會死亡的脫序癌細胞株，不知如何脫離它原先發生的動物，變得具傳染性。但仍然不清楚這種大膽的癌症來自何處，以及它為什麼變得具傳染性。

遺傳學家伊麗莎白・莫奇森（Elizabeth Murchison）在塔斯馬尼亞長大，很習慣在路邊看到患病的惡魔，通常是在撿食被汽車撞死的其他動物時倒下。她現在是英國劍橋大學團隊主持人，和團隊成員一起研究DFTD的起源和遺傳，協助拯救這種動物。他們研究的第一批樣本是莫奇森自己採集的，她旅行後開車回家時看到患病的惡魔屍體，立刻把它丟上車。

二〇一〇年，她發表第一篇關於惡魔腫瘤的重要論文，比較取自第一例倒楣的患病惡魔和她多年來採集的其他癌症樣本。她比較癌細胞和健康惡魔身體其他部位的基因活動模式，發現這種癌症可能出自許旺氏細胞（Schwann cell）。這種細胞平常的功能類似絕緣膠帶，包裹在神經細胞周圍，防止電訊號進出腦部。有趣的是，這種細胞也很喜歡亂跑。許望細胞沿著長長的神經線在體內各處迅速移動擴散，所以本來就很容易擴散。在個體間傳播或許只是它們演化過程的下一步。

莫奇森和團隊成員也開始深入研究惡魔腫瘤的DNA。腫瘤DNA中有許多部分和目前存活惡魔的基因組相當雷同，代表最初罹患這種癌症的惡魔年代相當晚近，可能是一九八〇年代末或一九九〇年代初。有袋動物和哺乳動物一樣，雌性有兩個X性染色體，雄性則有一個X和一個Y染色體。莫奇森和團隊成員雖然沒有發現明顯的性染色體，但在腫瘤基因組的其他位置發現兩個X染色體的殘餘物，而且沒有Y染色體的痕跡，代表第一個奠基者惡魔很可能是雌性。雖然這隻母惡魔死亡時，這種疾病還沒有開始流行到全島各地，但這些癌細胞活了下來，在迅速減少的族群中傳播，並且持續演化和改變。

發現有一種傳染性癌症出現得這麼晚近、殺傷力又這麼強，已經相當奇怪。所以當莫奇森和團隊成員發現第二種時更是加倍奇怪。研究人員分析取自塔斯馬尼亞南部五頭惡魔的腫瘤樣本時，驚訝地發現癌細胞的染色體看起來和原始DFTD細胞完全不同，但彼此相同。最重要的線索是Y染色體存在，證明第二個腫瘤的奠基者一定是雄性。然而從表面上看來，觀察感染的動物或腫瘤不可能分辨出差異。再借用愛爾蘭詩人王爾德的說法，某個物種有一種傳染性癌症可能被視為不幸，但有兩種似乎就是不小心了。那麼，到底是怎麼回事？

我和伊麗莎白坐在她以好幾隻布偶惡魔當裝飾的辦公室，她向我解釋：「癌症要具有傳染性，必須具備兩個條件。第一，它必須想出辦法從一個宿主跳到另一個宿主。第二，它必須具備適應作用，迴避把它視為外來入侵者的免疫系統。這兩個條件都不容易達成，同時具備的機率更低。」

觀察這種通常獨來獨往的動物對待鄰近動物的方式，很容易了解DFTD如何達成第一點。惡魔在人類周圍時雖然很溫馴，彼此間卻並不友好。牠們打鬥撕咬時，患病惡魔下顎的一團團癌細胞被撕下，卡在對手身上留下的新傷口裡。若是沒有這麼輕鬆容易的傳播途徑，DFTD就不大可能在族群中達到這麼高的比例。這樣又帶出第二個挑戰：惡魔的免疫系統為何沒有認出並排斥這個入侵者？

哺乳動物和有袋動物都演化出十分複雜的免疫系統，能持續搜尋及摧毀看來不應該出現的東西，包括陌生人的細胞，無論物種是否相同。負責協助分辨「這是我」和「這不是我」的是主要組織相容複合（MHC）基因。這種基因是基因組中最多樣化的部分，負責生成像飄揚的旗子一樣突出基因表面的分子。如果這些旗子看起來很奇怪或像外來者，免疫系統就會採取行動，摧毀這些入侵者[40]。

---

40 作者註：丹尼爾・戴維斯（Daniel Davis）的《相容的基因》（*The Compatibility Gene*）更深入地探討了這個有趣的科學領域。

ＭＨＣ系統的保護能力可以說明器官捐贈者和受贈者配對為什麼如此重要。即使是最佳配對，接受器官移植的患者仍然需要服用免疫抑制藥物來防止排斥。奇怪的是，塔斯馬尼亞惡魔通常會排斥其他惡魔的組織入侵者，所以至少有部分免疫監測正常運作。第一種ＤＦＴＤ的細胞的ＭＨＣ基因似乎全都消失，所以能順利進入任何惡魔體內。第二種比較新近的癌症仍然有ＭＨＣ基因，但因為塔斯馬尼亞惡魔族群非常小，又是近親繁殖，所以島上有不少惡魔都有這種基因。

多樣性不足表示癌細胞能在基因類似的少量動物間傳播，不會驚動免疫系統。此外，第二種腫瘤似乎也逐漸失去所有ＭＨＣ基因，這一點提供了重要線索，讓我們了解這些癌症可能如何演化：失去ＭＨＣ不是腫瘤成為傳染性的必要條件，但確實能提高細胞進入更多宿主體內的能力。

幾年之前，ＤＦＴＤ似乎將成為野生塔斯馬尼亞惡魔的終結者。這種癌症對化療沒有反應，即使及時捕獲並治療患病的惡魔，某些族群的數量依然減少九成之多。除了少數隔離的「保險」族群，這種疾病迅速傳播與第二種譜系的發現，似乎是這種代表性有袋動物的大災難。雖然我們可說演化賦予了面部腫瘤在個體間傳播的適應能力，但是演化或許也能幫助惡魔反擊。

塔斯馬尼亞大學野生動物生態學家羅德里戈．哈梅德（Rodrigo Hamede）和同事一直密切關注逐漸消失的惡魔族群，請當地人協助以智慧型手機軟體回報惡魔目擊事件。有些惡魔似乎正演化出對DFTD的免疫能力，防止感染腫瘤。他們還發現二十多個感染後自行痊癒的例子，可怕的腫瘤不經任何人為介入就完全消失。現在說惡魔是否已經能拯救自己，可能還言之過早，但新的公路柵欄和警告標誌也有助於減少被汽車撞死的數量，牠們的未來看來已經沒有幾年前那麼黑暗了。

塔斯馬尼亞惡魔的狀況特殊，有簡便的傳染途徑，而且族群數量稀少、基因多樣性又低，出現兩種傳染性腫瘤相當容易理解。但另外一種分布範圍廣得多、基因又相當多樣化的物種也出現傳染性癌症，就比較難解釋了。

狗的生活

對於狗而言，性行為一點也不浪漫。公狗射精後陰莖末端會漲大，卡在母狗的生殖道內，使兩隻狗無法分開繼續過自己的生活。在陰莖恢復前試圖拆開這個「交配栓」可能造成傷害，造成兩者的相關部位損傷。與惡魔相同，這種行為也會在無意間造成另一種傳染性癌症發生。

一八七六年，俄國獸醫米斯提斯拉夫·諾溫斯基（Mistislav Nowinsky）發現狗的生殖器官發生外觀噁心的癌症，可能是透過交配傳染。為了證明這個理論，他取下患病狗的少許腫瘤，在另一隻狗的生殖器劃出小傷口後抹上去，這隻狗後來也得了癌症。當時科學界仍在激烈爭論癌症的病因，這件事更造成熱議。癌症本身可能具傳染性的理論頗具吸引力，而且讓人有理由污名化和隔離患者。

諾溫斯基進行實驗的四分之一世紀後，曾是獸醫的德國醫師安登・斯提克（Anton Sticker）在他位於法蘭克福的實驗室中著手研究這個不尋常的犬類癌症，以及其他癌症（包括人類腫瘤）在個體間轉移的可能性。他證實諾溫斯基的觀察結果，腫瘤可能在狗與狗間傳播，這種疾病在許多科學文獻中甚至直接以他命名，稱為斯提克氏肉瘤（Sticker's sarcoma）。後來美國明尼蘇達大學羅徹斯特分校兩位科學家阿弗瑞德・卡爾森（Alfred Karlson）和法蘭克・曼恩（Frank Mann）相繼進行研究這種傳染性腫瘤，兩人前後把相同的癌症移植到四十代的狗身上，最後於一九五〇年代初期發表他們的發現。

無論如何，二十世紀早期的癌症研究仍然認為這種疾病不是染色體改變的結果，就是傳染性病毒的傑作。斯提克的傳染性肉瘤現在稱為犬類傳染性生殖器肉瘤（CTVT），儘管已經感染世界各地無數狗類，當時仍然被視為科學奇觀。腫瘤可能藉由細胞傳遞而在動物間傳播的說法，聽來怪誕又難以置信。許多人認為這一定是病毒作祟，但採取勞斯和蕭普當年發現以他們命名的病毒（參見第85頁）一樣的方式，利用仔細過濾後、不含細胞的腫瘤萃取物試圖造成癌症，並沒有任何結果。

這個難題讓倫敦大學學院病毒學家羅賓・魏斯（Robin Weiss）大感興趣。他很確定CTVT一定是由不明病毒造成，只是還沒有人找到。他決心追查到底，著手分析取自義大利、印度和肯亞十六隻狗的腫瘤樣本，從中尋找線索。他沒有發現未知病毒的隱藏線索，只發現讓澳洲的皮爾斯研究惡魔癌症時困惑不已的一件事。腫瘤細胞的基因組大致相同，但和罹患動物的基因組完全不同。來自五大洲近四十個幾乎完全相同的腫瘤證明了一個令人不安的事實：這是傳染性細胞，而不是病毒。

魏斯的論文發表於二〇〇六年，剛好是皮爾斯發表惡魔癌症論文的六個月後。惡魔面部腫瘤透過撕咬面部造成的傷口傳播，同樣地，CTVT則是藉由犬類交配時的生殖器傷口在族群中傳播。不過DFTD似乎是近幾十年才突然出現，而這種狗類腫瘤的歷史則久遠得多。比較世界各地不同品種犬類的腫瘤DNA，倫敦大學學院團隊推斷原始奠基者可能是中國或西伯利亞的古代亞洲犬類，也可能是狼。

CTVT是目前已知存在最久的癌症，累積的突變多達一千九百萬個，而且仍在世界各地持續演化和適應。這種犬類性器腫瘤細胞和最原始的惡魔癌症細胞一樣，MHC「相容」基因已經全部消失，因此能毫無阻礙地在宿主間移動。

如同史旺頓研究團隊以「家族樹」說明在患者體內演化和擴散的肺癌（參見第154頁），莫奇森也追溯了CTVT在世界各地擴散的路線。最新分析指出，這種疾病最初是大約四千到八千五百年前出現在中亞地區，在那裡停留了數千年。它從公元一世紀開始傳播，十六世紀隨著水手帶的小狗上船而傳到美洲地區，一個世紀後又傳回來。莫奇森也為首先罹患這種腫瘤的奠基犬製作遺傳「模擬圖」，指出牠可能是類似現在阿拉斯加雪橇犬的中大型犬，毛皮是黑色或深灰色，耳朵直立、尖鼻子。可惜的是她無法確定這隻最初罹患的狗是公是母，所以我們只知道牠是乖狗狗。

CTVT出現在第一隻犬類宿主身上之後，幾乎遍及全世界所有看得到狗的地方，只有一個例外。二〇一八年夏天，莫奇森說服桑格研究所一位年輕的博士後研究員艾力克斯．凱根（Alex Cagan）前往烏克蘭東北部的普利皮特（Pripyat），車諾比核電廠的所在地。一九八六年四月，這座電廠的四號反應爐爆炸，使放射性落塵遍布這個地區，當地家庭因為急著撤離，不得不留下所有物品。三十年後，被留置在此的狗兒的後代在這裡開心地遊蕩，做著野生狗類最擅長的覓食、打架，還有……交配。

地球上其他族群的狗類都遭到CTVT侵襲，所以我們可以假設這些小狗也有這種疾病。莫奇森和凱根想知道車諾比爾周圍的高輻射量是否在癌細胞的DNA上留下突變標記，這些標記應該會隨疾病擴散而傳播。他們和在車諾比爾周圍進行犬類健康及結紮計畫的潔淨未來基金會（Clean Futures Fund）合作，進入廢棄反應爐周圍的淨空區，尋找生殖器癌症的蹤跡（從他貼在桑格研究所部落格上的相片看來，還有很多可愛的小狗可玩），但他雙手空空地回到劍橋。他在兩星期內檢查了兩百隻狗，一個傳染性腫瘤都沒找到，但距離僅有一百五十公里的烏克蘭首都基輔就有這種疾病。

沒有人知道普利皮特的狗為什麼沒有CTVT。可能只是恰好如此。如果原始族群中沒有一隻狗有這種疾病，也沒有流浪狗從外面帶來，它就永遠不會出現在如此與世隔絕的地區。可能牠們的免疫系統格外強大，使牠們能克服這種癌症。也可能是這個地區的放射性成為意料之外的放射線治療，治好這一帶所有的狗，消滅了這種疾病。當然這個理論真的相當天馬行空。

CTVT對放射線治療和針對受損DNA的化療相當敏感，所以這個理論當然是可能的。但近三十年來在當地工作的研究人員對確保人類健康和輻射安全的關注程度大於狗的生殖器，所以我們或許永遠不會知道答案。

從蛤蜊到同類相殘的倉鼠

二〇一五年前，科學家認為CTVT和兩種DFTD是癌症研究中三個有趣的特例。後來蛤蜊出現了。

一九七〇年代開始，海洋生物學家持續關注侵襲美國東北部海床軟殼蛤群的奇怪疾病。這種疾病類似人類的白血病，會導致白血球失控增殖（對蛤蜊而言相當於紅血球），塞滿整個體內，最後導致死亡。蛤蜊群有九成以上可能死於這種疾病。這不僅是生物學上的大災難，也會造成重大經濟損失，因為蛤蜊是海鮮產業的重要部分。

蛤蜊遭受重大災難的消息傳到紐約哥倫比亞大學年輕研究人員麥可・梅茲格（Michael Metzger）耳中。他和魏斯探索CTVT背後的病毒時一樣，猜測這種疾病的原因可能是病毒，並且著手試圖尋找。他分析患病蛤蜊的DNA，發現癌細胞確實含有類似病毒的DNA。這種DNA稱為汽船（Steamer），藏匿在基因組中的隨機位置，成為生命循環的一部分。

奇怪的是，汽船DNA在蛤蜊基因組中選擇的位置，正好和他觀察的所有癌症樣本相同，即使蛤蜊來自完全不同的地點也一樣。汽船DNA這類移動性要素在蛤蜊體內隨機選擇的位置竟然正好都相同，絕對不只是巧合。進行進一步基因分析後，他得到奇怪但必然的結論，就是這種疾病也是傳染性癌症，藉由患病蛤蜊釋放到周遭海水的白血病細胞傳播。

這幾種癌症不只侵襲北美地區的貝類海床。梅茲格想知道其他地點類似的可怕疾病，是否也源自這種在大西洋中四處漂流的蛤蜊癌細胞。神奇的是，他發現四種完全不同的傳染性白血病：一種侵襲加拿大的貽貝，還有西班牙沿海的兩種鳥蛤癌症，以及一種黃金地毯蛤蜊（golden carpet shell）癌症。更奇怪的是，最後一種癌症似乎源自小雞蛤蜊（pullet shell clam），是完全不同的物種，但小雞蛤蜊完全沒有被黃金毯蛤蜊癌症感染的徵兆，應該是已經發展出抵抗力。近年來，梅茲格團隊又發現兩種貽貝感染這種傳染性癌細胞，是這種細胞首度出現在第三個物種身上。其中一種貽貝生活在南美洲周遭海域，另一種生活在歐洲水域，代表這種癌細胞已經跨越大西洋尋找新宿主。

除了發現第二種惡魔腫瘤，梅茲格驚人的研究結果在數年內把已知自然發生的傳染性癌症數目從兩種大幅提高到接近十種，如果未來繼續增加，我也不會感到驚訝。不過，仔細閱讀科學文獻的話，會看到幾個更令人憂心的癌症例子已經越過障礙，傳給其他個體，只是還沒有大幅傳染。

這些例子大多來自懷孕，因為胎盤中錯綜複雜的血液來源，正好為漫遊的細胞提供簡便的管道。一百五十年來有紀錄的母傳子癌症病例大約有二十六個，大多是黑色素瘤或血癌。每年出生的嬰兒超過一億個，可能罹患癌症的母親約有五十萬人（包含已確診和未確診），所以發生這類狀況的機率極低。

癌細胞也可能在子宮裡的同卵雙胞胎間傳播。史上第一對同時罹患兒童白血病的同卵雙胞胎一八八二年出現在德國，後來有紀錄的病例超過七十個。詳細的基因分析顯示，這些癌症的起源一定是雙胞胎其中之一體內出現脫序的細胞株，再透過兩者共用的胎盤內錯綜複雜的血管傳給另一個。另外有一種罕見癌症稱為絨毛膜癌（choriocarcinomas），發生在胎盤（胎盤組織起初是早期胚胎的一部分），可能傳播到母親體內。

此外也有人為的傳播途徑。二〇一八年三月，荷蘭醫師發表奇特的報告，指出有四個人接受移植同一捐贈者的器官後全都罹患癌症。這名捐贈者是五十三歲的女性，死於腦出血。這位捐贈者去世時沒有任何異常徵兆，當然也沒有腫瘤，但接受肺部、肝臟和左腎的三位患者都在移植後七年內死於轉移性乳癌。更驚人的是，這三種癌症似乎完全相同。

第四位接受捐贈者右腎的年輕男性患者同樣罹患癌症，摘除移植器官並停止服用防止受贈者排斥移植器官的免疫抑制藥物後才治癒。在這個例子中確實應該這麼做：讓他的免疫系統啟動，消滅腫瘤細胞。二〇一七年四月，他似乎已經完全治癒，正在等待另一個比較幸運的器官[41]。

我們也可能意外染上傳染性癌症。一名外科醫師在摘除年輕男性的腹部惡性腫瘤時劃傷了手。五個月後，手上劃傷的部位出現大小和高爾夫球相仿的腫瘤，檢查後發現正是他當時從患者腹部摘除的癌症。此外，有個運氣不佳的實驗室工作人員做實驗時，把人類腸癌細胞注入小鼠體內卻不小心讓針頭戳到左手，兩星期不到就出現小腫塊，而且就和她當時注射的癌細胞相同。雖然這個腫瘤成功摘除，也沒有留下後遺症，對我這樣在實驗室裡笨手笨腳又漫不經心的人真是寶貴的一課。

此外還有人故意讓人罹患癌症。取材自「絕對不應該進行的恐怖研究史」的某個故事中，在一九五〇和一九六〇年代大部分時間，紐約腫瘤學家切斯特．索薩姆（Chester Southam）未經同意就把癌細胞注入人體。接受注射的人有些是來看病的癌症患者，希望獲得治療；有些是已經進入布魯克林猶太慢性病醫院的失智症長者；其餘則完全健康，是俄亥俄州立監獄的受刑人，其中許多是黑人。

索薩姆選擇的對象不只無法妥善表達同意實驗——因為這些人可能走頭無路、神經退化或遭受監禁，他甚至也不說明注射的物質是什麼。他通常只說是「在實驗室裡培養的人類細胞」，以避免因為注射癌細胞而嚇壞實驗對象。

他和紐約斯隆・凱特林研究所（Sloan Kettering Institute）病毒學家愛麗絲・摩爾（Alice Moore）合作，提出健康人的免疫系統在幾星期內很快就會排斥移入的癌細胞，毫無例外。但晚期癌症患者需要的反應時間長得多，在某些例子中，注射的癌細胞在幾個月內持續發展成新腫瘤。雖然患者都被告知注射不會有危險，仍有兩名患者死亡，四名必須接受手術摘除腫瘤。某些病例的癌症後來復發，有一個病例擴散到全身。

索薩姆的方法嚴重違反倫理，也引發其他醫師撻伐。這件事一直是斯隆・凱特林研究所和癌症研究史上的嚴重污點。但他看似瘋狂的行為有其道理。他是免疫學家，對於使用「外來」癌細胞喚起患者免疫系統攻擊疾病的能力很有興趣。他不是第一個採用這種方式的人，例如一九六四年美國西北大學研究人員發表的悲慘故事。一九五八年，一名五十歲的女性接受手術，摘除背部的黑色素瘤皮膚癌。一九六一年，癌症捲土重來，她接受化療和一位幾年前成功治癒黑色素瘤的患者輸血。

41 作者註：必須記住，因為接受移植而「染上」癌症機率非常低，不到兩千分之一，而且當然比等待器官時死亡的風險小得多。因此請讀者多參與捐贈器官。

八十歲的母親了解狀況的嚴重性，同意注射女兒的癌細胞，希望產生抗體來對抗殘害女兒身體的腫瘤。一九六一年八月十五日，醫師把女兒身上半公分大小的黑色素瘤移植到母親的腹部肌肉時，母親的健康狀況良好。糟糕的是，最後手段仍然沒有發揮作用，女兒第二天就因為腸穿孔死亡。

移植約三星期後，母親開始表示肚子有種不舒服的「拉扯感」。黑色素瘤顯然已經開始生長，所以立刻動手摘除，同時切除一大片肌肉和皮膚。儘管已經採取激烈手段，母親仍然很快就罹患轉移性黑色素瘤，移植後不到十五個月就死亡，身上滿是先前害死女兒的腫瘤。

這些故事共同證明了腫瘤在人類間傳播是可能的，但極為少見。不過還有一個故事足以說明狀況奇怪到什麼程度。二〇一三年年初，在哥倫比亞山區的大城市麥德林（Medellín），一名四十一歲的男性走進一家診所。他七年前診斷出罹患愛滋病，病情嚴重。他沒有接受治療，體重減輕，因為發燒和體力透支而相當衰弱。

最明顯的診斷是寄生蟲，因為他坐過的凳子上有絛蟲的卵。但他的肺部、肝臟、淋巴結和腎上腺也有奇怪的小瘤。服用驅蟲藥丸對病情幫助不大，腫塊持續生長。幾個月後他再來看診，醫師更仔細檢查這些不尋常的增生物。它們充滿不斷增殖的細胞、內部有血管，而且侵入鄰近組織，看來很像腫瘤，但細胞本身有件事十分奇怪。這些細胞比一般人類癌細胞小得多，但看起來又不像一般絛蟲細胞或其他寄生蟲。

這名患者的樣本送往美國亞特蘭大的疾病防制中心後，恐怖的真相出現了：這些細胞是條蟲的癌細胞。這種疾病可能原本發生在患者腸道中的某條寄生蟲體內，後來侵入患者身體其他部位，因為愛滋病而受損的免疫系統無力阻止它入侵。

疾病防制中心團隊把這個可怕的發現回報給哥倫比亞的醫師，但為時已晚。患者已經因為晚期HIV和條蟲腫瘤的綜合併發症而病入膏肓，三天後死亡。就我們所知，這是史上唯一成功跨越寄生蟲和人類間物種障礙的癌症。但由於條蟲和愛滋病在世界上許多地區都相當普遍，再加上癌症診斷和資料蒐集不佳，所以我們還不知道是否還會出現其他病例。

傳染性腫瘤不只是生物奇觀，更是一項需要正視的事實。最大的問題是它究竟有多罕見？在這些傳染性癌症的故事中有個共同因素是免疫系統失效，這似乎是使傳染性癌症在體內取得立足點的關鍵。

荷蘭運氣不佳的器官受贈者都在服用免疫抑制藥物，條蟲腫瘤患者的免疫系統也被愛滋病摧毀。犬類和惡魔的癌症都找到方法，利用操縱MHC系統迴避免疫偵測。切斯特．索薩姆的實驗雖然違反倫理，但證明正常運作的健康免疫系統通常足以擊退入侵的癌細胞（但笨拙的外科醫師和實驗室技術人員則證明不一定如此）。

其實甚至有種說法認為，整個免疫辨識和排斥系統形成的理由，就是防止動物罹患傳染性癌症。更具爭議性的是某些研究人員甚至提出，會形成兩性的部分原因也是為了抑制傳染性癌症。生成卵子和精子時必須進行基因變異隨機調換和排列，所以我們即使血緣和周圍其他人相當接近，細胞仍然不同，因此癌症不容易在人與人間傳播。

目前癌細胞在人類間傳播的案例全都發生在特殊狀況下，所以我很好奇真正的傳染性癌症是否可能出現在人類身上。由於最明顯的傳染途徑應該是性行為，所以許多人應該都有能力看出「下面」有點不對勁。不過討厭的性病一直存在，證明事情並非如此。不過直接接觸也不一定是活細胞的唯一途徑。蚊子是瘧原蟲的傳染途徑，每年造成超過一百萬人死亡。所以，蚊子也能傳遞癌細胞嗎？

可怕的是，答案是肯定的。一九六〇年代，一種奇特的傳染性癌症出現在實驗室的倉鼠群中。這種疾病起源不明，但很快就看出傳染方式是同類相殘。為了阻止擴散，這些倉鼠在籠子裡以鐵絲網隔開。但腫瘤仍然持續出現，源自咳嗽和嗅聞傳播的癌細胞。在嚴密控制的實驗環境中，研究人員甚至證明蚊子可能傳播腫瘤。這是人工實驗室系統和極易傳染的疾病，但同類相殘的倉鼠癌症故事告訴我們，昆蟲傳染確實是可能的。

傳染性癌症無疑十分罕見，但它證明癌細胞利用新環境，躲避免疫系統保護力的演化能力。癌症一再調換基因排列，產生嶄新的可能性，甚至超越它最初出現在其體內的生物。癌症是演化作用強大且致命的例證，這也正是它如此難以治癒的原因。

9 無用的藥物
The Drugs Don't Work

二〇一五年耶誕節前，英國資訊顧問克里斯潘・亞戈（Crispian Jago）住院接受手術，準備摘除已經擴散到肝臟的龐大腎臟腫瘤。手術看來相當成功，但第二年夏天復發——這次狀況看來不大樂觀。這類狀況一向很難精確預測，但醫師說他的壽命大概只剩下一年半左右。出乎意料，我聯絡他時他還活著，但從他最初確診已經過了將近四年。不過他多活了這麼久，不是因為現代化基因定序和分子標靶藥物，他從來沒有分析過腫瘤的DNA。相反地，他沒死是因為英國南安普敦大學醫院腫瘤科醫師馬修・惠特（Matthew Wheater）有根據的猜測。

首先，克里斯潘嘗試服用福退癌（Votrient，學名pazopanib）。這種藥物起初似乎有效，三個月後腫瘤縮小了一成左右。但他的好運沒有維持下去，癌細胞演化出抗藥性。二〇一七年夏天，腫瘤持續生長，擴散到體內各處，他已經沒有其他選擇。他開始服用新的免疫藥物保疾伏（Opdivo，學名nivolumab），這種藥物對某些患者有效，但不是所有患者都會見效。他剛好不屬於幸運的一群，治療開始僅兩個月，就看得出完全沒有幫助。雖然福退癌只控制癌症一年，這段時間也足以讓他等到新的療法。

惠特醫師放棄保疾伏之後，讓克里斯潘改用剛剛取得英國國民保健署許可的癌必定（Cabometyx，學名cabozantinib）。開始治療不到一星期，他就感到好轉；幾個月內，癌症就消失九十五％。讓醫師驚訝的是，這種藥物似乎控制住了癌症，不過腫瘤相關知識顯示，抗藥性到某個時候一定會出現。即使如此，克里斯潘依然樂觀地認為會有結果。他聳了聳肩說：「我覺得我就站在鬼門關前了，必須盡量活久一點，等下一種藥出現。」

我不認為末期癌症患者一定會病懨懨的，而他看來很好又活力十足，很難想像他的身體已經漸漸被這些自私的細胞占據。我留意到的主要改變是他的頭髮和鬍子在一年內從深棕色變成驚人的白色。即使是在盛夏，他也穿著三件式毛呢西裝，忙著買下他找到的所有平佛洛伊德的專輯。如果我這輩子遭遇逆境時能有一點點他這幾年來的積極、堅忍和幽默感，我就很高興了。

他說：「當時他們告訴我癌症已經擴散，沒辦法動手術。我女兒英迪當時念大一，還有兩年才畢業。他們說我還有八個月，所以我想：**好吧，我大概看不到了，但至少可以當成目標。**」

他不只看到英迪以最高成績畢業，還很有信心能看到小兒子彼得在二〇二〇年取得學位。當時彼得已經二十一歲，我覺得機會很大。

除了努力活到小孩的畢業典禮，克里斯潘在這期間還有一個目標，就是活得比年老的拉布拉多犬威爾伯特更久。這隻狗的好運很遺憾地結束於二〇一八年十月，現在埋在克里斯潘和太太多麗同住的可愛鄉間小屋花園裡。我撰寫這本書時，他覺得身體還算不錯，喜歡跟接替威爾伯特的黑色拉布拉多犬史丹利一起玩。

但是也有些不大好的消息。二〇一九年夏天的掃描結果顯示，有個腫瘤長在他的腦部前端。雖然治療讓癌症僅限於頸部以下，但療效無法越過腦部和血液間的屏障，與偷偷摸摸行動的癌細胞不同。這顯然是個大炸彈，但他不擔心為了控制這個不受歡迎的新成員而必須接受放射線治療，反而比較煩惱不能開他心愛的保時捷。

跳脫打地鼠遊戲

一般腫瘤發展到目前技術可以診斷時，可能含有數十億到一兆個細胞，每個細胞可能都含有幾萬個基因突變和改變。它已經是個複雜的生態系，有許多不同的細胞物種在多樣化的微棲地中生活和死亡——有些物種習慣於缺氧的毒性沼澤，有些則喜歡比較舒適的環境。

每個人的癌症都是獨一無二的雪花，取決於原本的基因組成和塑造它的演化過程。它發展到開始擴散的時候，抗藥性和復發基本上已經無可避免。在某個地方，會有一些癌細胞能抵擋我們的醫學攻勢。諷刺的是，藥物目標越明確、越特殊，癌症越容易演化出對抗的方法。

克里斯潘令人驚奇的存活，是一百多年來人類專注研究的親身證言。這類成功經驗溫暖了慈善募款機構的心，也讓製藥公司賺得風生水起。但現代腫瘤醫學已經變成典型的生物領域打地鼠遊戲：先嘗試一種療法、等這種療法失效時再試另一種，如此不斷重複，直到沒有選擇為止。這個結果遲早都會到來，取決於腫瘤種類和可使用的療法而定。

精準腫瘤醫學的概念逐漸成為癌症治療的主流思想。這個概念原本的用意是以癌細胞中特定的錯誤分子為目標，例如基利克的目標是造成白血病的費城染色體，賀癌平（Herceptin，學名trastuzumab）的目標則是具有額外癌症驅動基因HER2的乳癌細胞，並且要先以診斷檢驗判定哪些患者適合採用這種療法。

這個定義有時會擴大到包含所有用於阻斷癌細胞內特定訊號的療法，也包含克里斯潘使用的福退癌和癌必定，這兩種都是酪胺酸激酶抑制劑，可阻斷癌細胞中數種不同的增殖訊號。這類藥物被視為「智慧型」藥物，與「愚笨」的傳統化療藥物不同。

腫瘤科醫師逐漸習慣依據特定的錯誤基因或分子（可行動突變）來選擇療法，而不管腫瘤發生在體內的位置。腫瘤在膀胱、腸道或乳房都不重要，真正重要的是這些細胞是否含有能以藥物消滅的突變。在此之前，基因檢測的費用很高，所以這種方式只適用於有限的常見目標。但DNA定序技術速度更快、費用更低之後，定序整個腫瘤基因組，尋找可行動突變將逐漸成為主流。

依據個別患者腫瘤的特定驅動突變而選擇藥物的概念，迅速從幻想化為實際。這種方式令人驚奇又有未來感，而且符合現代想法，認為應該針對每個人的腫瘤精準選擇個人化療法，而不是一體適用的標準化程序。這個精準腫瘤醫學典範已經成為癌症研究領域的信條，清楚證明三十多年來製作癌症基因清單和開發聰明（但十分昂貴的）藥物所投入的心力是值得的。

許多人非常看好這種方式改變晚期轉移性癌症患者存活時間的潛力，然而實際上的表現並不符合期待。目前為止，實際狀況是大多數人的癌症沒有接受檢測或沒有適用的基因改變可讓這些神奇子彈當成目標。

美國奧勒岡健康與科學大學腫瘤醫學家維內．普拉薩德（Vinay Prasad）和同事，研究二〇〇六年以來美國食品藥物署（FDA）核准搭配患者腫瘤基因檢測使用的三十多種標靶藥物。十二年前在美國診斷出罹患轉移型癌症的五十多萬人中，大約有五％可以使用這類療法。到二〇一八年，這個數字只提高八％左右。別忘了，這只是接受癌症檢測後可能適用的患者。有許多人從來沒有接受過腫瘤基因檢測，原因可能是費用和實用性。此外，即使基因檢測指出這些極度昂貴的療法確實有效，也沒辦法保證英國國民保健署或醫療保險會支付這些費用。

更糟的是，它的效益相當有限。普拉薩德估計，適用於基因檢測所選標靶療法的患者本來就少，真正有效益的只有略多於一半，效果平均只能持續兩年半。整體說來，適合使用基因標靶療法的人數每年僅緩步增加〇・五％左右。雖然有總比沒有好，但絕對不是媒體形容的癌症療法的「量子躍遷」。

新聞標題拚命講聖杯、重大改變、奇蹟和神奇靈丹。有人說這些新療法是改變現狀的全壘打，終於帶來我們追尋已久的癌症靈藥。但就算不要說得太悲觀或忽視近年來延長存活時間的進展，實際狀況也沒有那麼美好。

在另一項研究中，普拉薩德探討使用這類誇張詞句形容新癌症藥物的新聞報導，發現這些療法有一半尚未取得FDA核准，只有七分之一曾經進行實驗室研究，用在人類患者身上還早得很。這類誇張修辭大多是過度興奮的記者的傑作，但醫師、業界專家、患者和政治人物也有散布過度誇大成功經驗之嫌。

以基因檢測決定療法越來越普遍，但本身也面臨挑戰。二〇一七年，美國西雅圖華盛頓大學一個研究團隊把九名癌症患者的腫瘤樣本寄給兩家提供最新DNA定序技術檢測突變的公司。定序結果應該會讓認為這類尖端精準腫瘤技術即將大展身手的人感到憂心。

兩家公司的結果都指出其中一名患者沒有檢測得出的基因改變。至於其餘八名患者，兩家公司從樣本檢測出的基因突變只有五分之一相同。兩家公司依據檢測結果提出建議標靶藥物時，有五名患者的建議療法組合完全不同。排除兩方檢測的技術差異或不一致後，這個結果仍然不令人意外。我們已經知道，一般腫瘤是基因各不相同的細胞株拼布，發現的突變也取決於取得及送檢的樣本。

這個精準醫學典範還有其他問題。舉例來說，在腫瘤中發現可行動的突變，不表示標靶藥物一定有效。研究人員現在發現，以出現在許多癌症中的錯誤基因為目標的藥物對某幾種腫瘤有效，但是有些腫瘤儘管具有「適合」的突變，這些藥物仍然沒有效果。

例如標靶療法招牌藥物日沛樂的目標是阻斷BRAF基因中某個突變造成的增殖訊號過度活化。對於含有這種錯誤基因的惡性黑色素瘤患者而言，這種藥物有助於延長壽命，但對含有相同突變的腸癌患者則沒有幫助。腫瘤細胞能迅速「重接」內部路徑，活化替代訊號，讓它們繼續迅速增殖。

許多人認為現代「智慧型藥物」的副作用較少，所以優於「傷身的化療」。這個觀念源自傳統靜脈注射化療，這類化療每次間隔數星期，某些患者會有幾天不舒服的副作用，接著緩和一陣子。我們或許會想，這類聰明的新療法應該能為患者帶來比較好的生活品質，但其實不一定如此。

有一項研究觀察三十八項新藥物臨床試驗結果，這些試驗涵括將近一萬四千名羅患十二種癌症的患者，但沒有發現存活時間和「健康相關生活品質」之間有明顯關聯。「健康相關生活品質」是身體、情緒和社交健康程度，以及對工作或其他事務的影響。整體而言，與接受對照治療的患者相比，新藥物使癌症復發時間平均延後一．九個月。

克里斯潘接受第一次福退癌治療時，副作用嚴重到必須住院。這種狀況不常見但不算前所未聞。此外，現在有許多標靶療法是每天服用藥錠，每天的副作用很快就會消退。比方說，醫師所謂「第三／四級腹瀉」的定義是一天上七次廁所，但臨床試驗認為這種狀況「可接受」。如果服用這種藥物真的能挽救生命，依據上廁所規畫日常生活或許是應該付出的合理代價，但許多這類藥物的存活效用最多只能算是中等。

最後還有一個最大但沒有人真心想討論的問題。新聞標題或許很吸引人，但我們在媒體上看到的這些亮眼新藥並不是靈丹，而且差得很遠。人類雖然相當擅於治療早期癌症，尤其是在比較富裕的國家，但晚期轉移性癌症的存活時間通常仍然只有幾個月或十年內（當然一定有例外）。

二〇一四年，美國國家癌症研究所教授提托．佛荷（Tito Fojo）觀察二〇〇二到二〇〇四年間上市的七十多種癌症新藥，這些藥物的費用每年高達數千美元。儘管聲勢驚人，但這些新藥延長的存活時間平均只有兩個月。另一個研究團隊的後續報告把時間拉長到略少於三個半月，但可能過度樂觀，原因是它只看短期臨床試驗結果，不看較長的後續時間。

偶爾也有奇蹟出現。有年輕母親或頗受敬愛的祖父得知自己只剩下幾個月時間，但因為某種新的「仙丹」而「打臉醫師」；或是像克里斯潘這樣持續存活下來，對癌症說不。沒有人真的是「平均值」，而且活久一點真的很重要，但這類藥物的存活時間其實大多只比傳統療法長幾個月。此外，它們現在已經是地球上最昂貴的藥物。以重量而言，一般標靶藥物的價格是鈽的六倍，最新的CAR-T免疫療法的價格更高達每公克十億美元。但藥價與效果或延長存活時間其實沒什麼關聯。

所以我們必須問，為什麼這麼多新藥動輒每年要價數萬甚至數十萬英鎊，為製藥公司帶來數百萬英鎊獲利，但獲得的效果這麼少？

這個問題的答案有一部分在於進行臨床試驗的方式，臨床試驗的目的是蒐集資料，供管理機構決定是否核准新療法上市。許多臨床試驗以無惡化存活時間（progression-free survival）來判定藥物效果，也就是腫瘤從開始治療前的大小到繼續長大所需的時間。很少人注意整體存活時間，也就是這種昂貴又可能讓人不舒服的藥物究竟能延長多少壽命？新療法或許能比舊療法抑制癌症更久，就無惡化存活時間看來效果很好，但如果最後復發得又快又厲害，整體存活時間實際上可能不會增加。

另外一個方法是採用所謂的替代指標（surrogate endpoint），例如某種與腫瘤大小同步變化的分子在血液中的濃度。雖然這類指標可用來了解患者狀況是否朝正確方向發展，但還是無法提供確切答案，解答所有患者最想問的問題：這種藥能不能讓我活久一點？

我們或許也覺得新藥應該會和目前最好的藥物進行測試比較，實則不一定，因為很多療法的比較對象不是最佳選擇。有些試驗比較的是現在服用新藥的患者的存活時間和可能已經不正確的過往存活時間。許多藥物迅速取得許可的依據，是比較初期無惡化存活時間或針對這些「稻草人對照組」的替代指標資料，希望製藥公司以後能提供長期整體存活時間資料。讀者們可以猜猜看這個希望實現的機率有多少？

此外，參與試驗的患者通常比較年輕、體態良好、沒有重大健康問題（當然除了癌症以外）。他們通常有很高的參與意願、經常接受監測，而且比較認真接受治療。不過理想臨床試驗環境不能跟真實狀況相比：癌症患者大多數比一般試驗族群年紀更大、身體更差，此外還有各種健康問題，例如心臟病、糖尿病、失智症或腎臟衰竭等，因而對可用的療法或劑量造成限制。患者也可能因為實際或經濟理由而無法或沒有意願到醫院接受檢驗和治療，如果覺得副作用太大難以忍受，可能會停止服藥。

另一個大問題是這類藥物都大同小異。製藥公司不是提供一套包含各種小器具的工具組，讓我們用來對付癌細胞，而是給我們一個裝滿固定扳手的大袋子，裡面可能有一兩支活動扳手。目前市面上的療法大多數只針對一小部分目標，主要是激酶和類似的傳訊分子。部分原因是技術問題：找出阻斷過度活化的激酶的藥物比較容易，因為它們有微小的生物口袋，藥物很容易進入，就像鑰匙插入鑰匙孔一樣。其他許多突變癌症基因產物就很難當成目標，通常稱為「不可投藥」（undruggable）。

更糟的是，提供這麼小的存活時間效益就能取得這麼大的財務報酬，大大鼓勵了「我也做」文化[42]。一家公司開發出成功打擊特定目標的藥物，其他公司就會競相開發類似產品，只要稍微好一點點就能取得許可。這種方式就賺錢而言相當合理，因為開發全新藥物是未知的領域，但開發「我也做」藥物只需要已經畫好的分子地圖。此外，製藥公司彼此是競爭對手，不一定會遵守規則。跟風最新熱門藥物開發類似產品還有一個原因，就是補足自己的產品組合，不需要跟其他廠商合作。

現在許多新藥以極為微小的差距超越競爭對手，取得許可，通常只要有幾星期的效益，就能讓管理機構點頭。得舒緩（Tarceva，學名erlotinib）就以一篇指出存活時間僅增加十天的報告取得治療胰臟癌的許可，而且其中還可能有統計誤差空間。如果製藥公司測試的藥物夠多，一定會有幾種單憑運氣呈現效益，超越競爭對手。

有個方法經常用來檢驗臨床試驗結果是否真實而非碰巧或誤打誤撞，稱為「0.05 p值」。簡單說來就是如果重複做二十次相同的試驗，結果可能會有十九次相同，一次不

42. 作者註：請勿把它跟對抗性騷擾的「我也是」（#MeToo）運動混為一談，「我也做」文化既有害又糟糕。

同。這個方法對於成功或失敗的結果都適用：如果拿出二十種口味的雷根糖，分給二十組癌症患者，其中可能會有一種口味碰巧對存活時間有助益。

癌症藥物當然不是雷根糖，而且確實含有在實驗室和動物試驗中都有效果的生物活性化學物質。但以每年開發和進行試驗的藥物數量而言，可能有些產品在人類試驗中其實並未延長存活時間，只是僥倖通過統計標準。即使統計數字不算有利於藥商，或許還是可以靠行銷挽救。我看過一種最新的神奇藥物試驗結果很不起眼，但底下用小字寫著：「統計數據並不顯著但臨床上有意義」。

精準腫瘤醫學還有個問題和整個概念息息相關。拜DNA和分子分析之賜，現在我們已經能治療一小群具有特定的可採取行動突變的癌症患者，而不只是概略性的「腸癌」或「乳癌」患者。潛在市場縮小到數千人以下時，製藥公司數十億美元的經濟規模也開始縮小，所以製藥公司比較偏愛一大批相同的患者，不太喜歡一百萬個各不相同的患者。說服製藥公司針對兒童腫瘤等少見的癌症開發療法已經很不容易，它們會願意投注心力打擊同樣少見的標靶嗎？

新的昂貴藥物不停減少以及存活時間延長極少，原因是沒有誘因促成突破。患者和大眾想要新藥物，因為他們已經不想再看到自己深愛的人離開。慈善機構、企業界、學術界或政府機構投下令人瞠目結舌的巨資，進行開發嶄新療法的研究。管理機關自豪於核准了多少新藥以及通過新藥的速度多快。製藥公司有藥物成功上市時，平均至少可以獲利十億美元。我們已經淪為腫瘤基因製藥業綜合體的受害者，除非十分有錢或擁有完整保險，否則經濟上很難支撐。

大家暫且別把我當作在網路上張貼陰謀論的那類危言聳聽的神經病，我當然不相信這是因為有某些藏鏡人「隱匿靈藥」。癌症研究者和製藥業人員也是人。我們都曾經因為這種可怕的疾病失去深愛的人，有家人、朋友，也有交情極好的同事。我個人曾經收過令人難過的仇視郵件，說我是「希望大家死掉的大藥廠暗樁」，就算朋友、家人和同事接受癌症治療也一樣。

對於新藥上市所需的大規模研究和生產而言，製藥業目前仍然是最好的選擇。商業組織還必須承擔開發新療法時漫長的臨床試驗和審查過程的龐大成本。但我認為許多公司錯在他們只注意同一個地方，只想同一件事。如果製藥公司只要開發把存活時間延長幾個月的藥物，就能獲利十億美元，就沒有誘因促使他們再進步了。這就像我們答應小孩考試得到丁就可以買汽車一樣，這樣幹嘛還用功讀書？

近幾十年來，我們在癌症存活時間方面取得很大的進展，尤其是在比較富裕的國家。在英國有五成癌症患者確診後能存活十年以上，但還有五成沒辦法。這杯子可以說是半滿也可說是半空，取決於你的看法。目前已經有幾個真正的重大改變：子宮頸癌篩檢、治療急性骨髓性白血病的基利克、治療睪丸癌的凱莫普拉（Kemoplat，學名Cisplatin）、兒童癌症領域的重大進展，以及適用於一小部分患者的免疫療法。但晚期轉移性癌症領域的真正進展仍然相當緩慢。生命短促又珍貴，太多人真的沒有那麼多時間。癌症發展到一定大小之後，抗藥性就無法避免，所以我不認為把希望寄託在不斷增加的神奇靈丹上，就能帶來我們亟欲找尋的癌症解藥。

我們確實知道，癌症如果具有特定突變，代表在確診後可能存活久一點或短一點。如果體內有某個驅動基因促使癌細胞增殖，我們可以說它是「壞東西」或「好東西」。但現在我們其實沒有很完整的資料可以指出使用標靶藥物確實能提高存活機率，無論是幾個月或幾年。我們無法把壞癌症變成好癌症，而且如果我們不改變尋找癌症驅動基因及開發阻止這些基因的藥物的做法，結果同樣不會改變，只是出現更多小眾和昂貴的療法。當然存活率或許會慢慢提高，但不會大幅改變。

普拉薩德幾年前曾經在《自然》期刊的評論上指出：

> 精準腫瘤醫學很能鼓舞人心。哪個醫師或患者不想運用遺傳學，為個別患者量身打造療法？但坐時光機回到過去也很能鼓舞人心，誰不想回到過去，趁癌症還沒擴散之前好好清除它？但以二〇一六年而言，這兩件事都不可行、不經濟，也不能保證未來會成功。然而這兩件事中有一件事目前說得比做得多很多，連我們自己都信以為真。

我們需要做得更多，而且**必須**做得更多。

打開雞尾酒櫃

如果跟腫瘤科醫師和研究人員談到標靶療法出現抗藥性，大多數人的回應可以濃縮成一個詞：雞尾酒療法。從一九五〇年代開始，醫師就經常使用多種化療藥物的組合。新英格蘭地區的小兒科醫師希德尼・法柏（Sidney Farber）率先開始在他的年幼白血病患者身上測試雞尾酒藥物，當時這種疾病被視為絕症。法柏成功地把微弱的希望轉變成實際的緩解，讓所有人都十分興奮，相信各種癌症有一天都能用適當的藥物組合治癒。

許多傳統化療包含兩種以上的藥物，分別打擊細胞內的不同機制。例如，經常用於治療何杰金氏淋巴瘤（Hodgkin's lymphoma）的聯合療法ABVD就包含艾黴素（Adriamycin）、撲類惡（Bleomycin）、敏伯斯登（Vinblastine）和達卡巴仁（Dacarbazine）四種藥物。第一種藥物負責干擾解開DNA以便複製的機制，第二種藥物負責使DNA瓦解，第三種負責癱瘓參與細胞分裂的內部細胞架構，第四種則負責把DNA鏈黏結在一起，使它無法分開。但同時使用四種藥物的副作用可能相當嚴重，不只是在治療期間，甚至可能導致心臟損傷、不孕或次發性癌症。

雞尾酒療法雖然在延長白血病、淋巴瘤和某些固態腫瘤（尤其是睪丸癌）長期存活方面相當成功，但每種癌症都有最佳治療組合的希望並未實現。有些癌症似乎具有強大的抗藥性，能直接把藥物反推出去，而且抗藥性永遠都有其他方法可以演化出來。

這個概念在精準腫瘤醫學的「美麗新世界」中捲土重來：定序腫瘤的基因、找出驅動基因，再設計出盡可能囊括最多驅動基因、不可能演化出抗藥性的雞尾酒療法。這個理論有許多源自一九九〇年代中期愛滋病合併療法的發展過程（這個過程又出自法柏早期的化療藥物組合研究）。

以病毒製造的分子為目標的藥物，製藥公司已經開發並測試了好幾年之久，但這些藥物個別使用時效果有限，病毒會演化出抗藥性，接著再度出現。但後來免疫學家何大一和數學家艾倫·裴瑞森（Alan Perelson）合作提出數學方程式，指出病毒同時針對三種藥物演化出抗藥性的機率只有十萬分之一。這個見解真的改變了生命，在可使用及可負擔這種三重合併療法HAART的國家中，愛滋病患者的壽命延長到和正常人相同。

單從數學觀點看來，癌症標靶雞尾酒療法也相當合理：如果不同的藥物可分別阻斷癌細胞中的不同路徑，而且必須演化出不同的機制才會出現抗藥性，則癌症同時對兩種藥物演化出抗藥性的機率就低得多。舉例來說，如果某種能抵抗單一標靶藥物的細胞出現頻率相當低，例如十萬分之一，而且即使是很小的腫瘤，至少也有一億個細胞，那麼裡面至少會有一千個抗藥性細胞。治療或許能消滅九十九點九九%的癌症，但這一小群抗藥性癌細胞就足以讓腫瘤復發，世界各地的醫院每天都在在證實這點。

結合兩種藥物可以把力道加強一點：如果每一種藥物以不同的方式消滅可能的腫瘤細胞，那麼一個細胞擁有兩種抗藥性突變的機率就是一百億分之一。不過這還是有可能，尤其是規模大、演化又快的癌症，而且雙重藥物組合的試驗結果也沒有達到許多研究者希望的目標。但再增加到三或四種藥物時，細胞對所有藥物都有抵抗力的機率可說微乎其微。這種療法的關鍵在於同時使用多種藥物，分別阻斷命令癌細胞增殖的不同路徑。但在製藥業的「我也做」文化影響下，現在我們最缺的就是這個。

目前腫瘤科醫師可用的成分只足以做出有限的配方。如果酒櫃裡有十種不同的伏特加、三種牌子的苦艾酒、杜松子酒和幾種果汁，我們就能調出不錯的馬丁尼、性感海灘（Sex on the Beach）或螺絲起子，但是絕對做不出古典雞尾酒（Old Fashioned）或瑪格麗塔。目前可用的癌症標靶藥物同樣相當有限。

倫敦癌症研究所教授拜森．阿爾拉吉卡尼（Bissan Al-Lazikani）的研究團隊運用大數據和機器學習，希望充實化療雞尾酒櫃的內容。他們一開始選擇四百七十種癌症驅動基因，瞄準其中一百二十種適合當成藥物標靶的編碼蛋白。接著記錄癌細胞內不同分子的交互作用，找出哪些蛋白質彼此「交談」，以及它們是否會開啟或關閉其他基因等。

最後他們畫出整個社交網絡，這個四處延伸的網絡以幾個互相連結的重要「集中點」為中心，類似航線或網際網路連線的圖形。每個集中點代表一群含有可用藥目標的相關基因。但目前癌症藥物打擊的目標，都圍繞在整個網絡一小角的幾個集中點周圍。我們可以任意用力打擊這些目標，但網絡其餘部分仍然毫髮無傷，而且能想辦法繞道，所以癌細胞仍會發展出抗藥性，繼續生長。

阿爾拉吉卡尼團隊以更聰明的方式運用這張圖來對抗癌症，找出能打擊多個不同目標，瓦解這個網絡的藥物。後來癌症研究所使用這個方法測試將近五十種實驗室中培養的腸癌細胞。結合兩種分別打擊不同集中點的標靶藥物，可以阻止癌細胞生長一段時間，但所有細胞最後都能抵抗各種雙藥組合。不過再加入一種藥物，專門對付使細胞受損時不會死亡的「求生」分子，抗藥性就不再出現。第三個目標在網絡上位於完全不同的位置，所以細胞很難演化出對抗這個三重威脅的方法。

這個結果十分重要，但找到一種能對付生長在實驗室培養皿中的癌細胞的方法，到開發出安全有效、可用於患者身上的療法，還有很長的路要走。更糟的是，學術界或產業界實驗室開發的藥物，大多數沒機會用在患者身上。平均說來，新療法有超過十分之九會在從實驗室到病房的漫長過程胎死腹中（而且可能曾經稱為「奇蹟」或「重大改變」），其餘百分之五在臨床試驗過程中看不出效益。

研究成本高昂，所以可以想見，只要有一點點效果，製藥公司就會急著讓神奇新藥取得主管機關許可。但我十分震驚地發現有這麼多藥物一路做到進行人體測試，讓志願受試者貢獻時間和身體來參與試驗，其實卻完全沒有效果或效果微乎其微。

令人沮喪的是，從細胞到動物（通常是小鼠）的常用藥物開發途徑，其實無法讓我們開發出更好的療法。我們很擅於開發在小鼠身上對抗癌症的新藥物，但這些藥物進入人體腫瘤複雜的棲地後，很少能夠發揮預期效果。有個解決方法是使用類器官（organoid）——這是在實驗室中以患者樣本培養的「迷你腫瘤」，比培養皿裡的癌細胞或移植到小鼠體內的腫瘤更真實。研究人員目前正在製作各種癌症的類器官，用它來過濾可能克服抗藥性問題的新藥和藥物組合。

另一項令人期待的新技術是器官晶片（organs-on-a-chip）。器官晶片是小小的玻璃片，上面有細小的微流體通道，模擬實際器官內部管道，此外還有組織中的各種人類細胞或分子、幾個癌細胞和它們生存所需的所有養分。這仍然是人工合成系統，但比小鼠容易操縱和測量（也能減少研究使用動物數量），並且提供大規模高速率的新療法測試平台。此外還能以化學材料和細胞進行3D列印，在實驗室中製作組織甚至整個器官，創造更多可能用途。

阿爾拉吉卡尼期待未來有一天能製作晶片，精確重現個別患者的器官甚至整個身體，模擬血液中各種分子的濃度，同時加入患者服用的其他藥物，例如治療高膽固醇的statin類降血脂藥物等。接著只要加入癌細胞，觀察哪些藥物組合效果最好，但造成副作用的機率最低就行了。

還有其他方法可以充實腫瘤醫學雞尾酒櫃的內容。二〇一九年，研究人員發表一項頗具雄心的研究初步結果。這項研究使用精確的分子剪刀（CRISPR），剪去三十種癌細胞中的每個單一基因。他們發現有六千多個病例只要除去一個基因就能消滅癌細胞，因此增加了六千多個新的治療目標。

這些基因中有許多不適合用於開發藥物，原因可能是它們對健康細胞相當重要，或是它們負責製造的蛋白質缺少分子角落和縫隙，難以形成口袋讓藥物進入。但即使排除這些難搞的目標，團隊依然找出六百個有希望的線索，其中大多數不屬於常見的「我也做」分子庫。

運用CRISPR、類器官和微流體晶片等技術，尋找新的用藥目標和針對腫瘤內分子錯誤的藥物組合，是精準醫學最大的希望。然而，依據個別癌症遺傳組成調製完美化療雞尾酒的概念儘管很吸引人，但人體能吸收的化學物質有限。

愛滋病合併療法發揮效用的原因，是病毒為複製和傳播而製造的分子和人類細胞的分子明顯不同。這表示針對特定病毒的藥物可以使用較高劑量而不造成太多附帶損傷，藥物開發人員稱為治療區間（therapeutic window）較大。但癌症出自我們自己的細胞，所以治療腫瘤中的突變分子時，連帶影響健康組織的機率大得多。把多種不同的藥物混合在一起，這個治療區間甚至可能完全消失。

最後一個大障礙在於管理而不是科學。目前新的癌症藥物，大多數必須先以臨床試驗證明它單獨使用的效果，才能取得許可。但對其中一種甚至兩種藥物的抗藥性很快就會出現，而且要為原本就應該一起使用而非分別使用的多種新藥開發雞尾酒療法更難，所以這個規定很快就顯得沒有意義。即使如此，隨著時間流逝和發生在癌細胞族群中的突變洗牌下，再加上治療造成的選擇壓力，還是可能出現幾個零星的倖存者。

那麼我們應該如何跳脫打地鼠遊戲？解決方案或許不是試圖解決特定突變和不可避免的抗藥性細胞出現，而是退後一步，觀察癌症的突變全貌，尋找線索和對付它的最佳方法。

喬許・巴恩法特

講到遺傳性突變，喬許・巴恩法特（Josh Barnfather）有個糟糕的突變。他得了著色性乾皮病（*Xeroderma pigmentosum*，XP），原因是他細胞中某個生成部分修復機制的基因出現錯誤。這個修復機制負責修復紫外線造成的損傷，所以他的皮膚對日光非常敏感，不使用防曬產品不能出門，還必須穿上長袖上衣，戴上厚重的黑色帽子，看來像遮頸帽和養蜂人頭套的混合體。儘管這麼小心，他的臉上還是有很多紫外線造成的棕色斑塊，罹患皮膚癌的次數也多到他記不清——三十年來至少有十次，全都以外科手術成功摘除。

後來到二〇一七年初，他又診斷出另一種可怕的疾病。他的左眼上方長出血管肉瘤（angiosarcoma），而且一點也不低調。一塊淺色移植皮膚就在腫瘤摘除後的位置，但為時已晚。幾個月後，他發現癌症已經擴散到淋巴結，造成下顎腫脹。化療、放射線治療和標靶治療壓制住了，但二〇一八年十一月，癌症擴散到肺部、肝臟和心臟周圍的包膜。他覺得呼吸困難，醫師也認為他可能活不過耶誕節。

當時他還沒遇到挽救他生命的那位女性。

CIRCOS 跟耶誕老人一起來了

臨床遺傳學家賽琳娜．尼克－柴納爾（Serena Nik-Zainal）踏入癌症研究的原因不是想要尋找靈藥，而是對科技有興趣。她著迷的是次世代定序（Next Generation Sequencing），這種革命性的DNA讀取技術終於讓我們能以高速低費用分析數十、數百乃至數千個完整的癌症基因組。

二〇〇九年，她成為劍橋維康桑格研究所的研究生時，研究人員正專注於依據癌症的基因突變「清單」分類癌症[43]。當時不再講「乳癌」這類名詞，而是十多種特定腫瘤，每種腫瘤各有特定的基因改變組合。腸癌至少分為四種，每種各有不同的特性，也各有不同的最佳治療策略。

但從數百個和數千個樣本取得更多資料後，顯然世界上沒有兩個癌症是相同的。即使是出現在同一組織、看來應該屬於同一類型的癌症，也可能具有完全不同的驅動突變。當研究人員開始揭開每個腫瘤內獨一無二的細胞株基因拼布的範圍，為抗藥性演化提供能量時，只看到整個狀況變得越來越複雜。

尼克－柴納爾目前在英國劍橋大學的醫學遺傳學系主持研究團隊，決定從以基因為中心的癌症觀點退後一步。她不把眼光集中在個別腫瘤中是否有特定突變，而是觀察更全面的基因損傷景觀，尋找癌症間的共通型態。這些型態或許可以解釋導致癌症的基本生物過程，並協助尋找最有效的治療方式。

她和團隊成員開始觀察許多癌症的整個基因組時，發現經常出現相同的損傷型態，這些型態比單純試圖列出個別驅動突變的清單更合理。她把一張簡報放在電腦螢幕上，內容是一位四十七歲女性乳癌腫瘤的完整基因組，以Circos圖呈現。這種圖形是一個大圓，周圍是斷斷續續的不同色彩圓圈，與一些直線和環形的細線互相交錯。看起來有點像我小時候用萬花尺（Spirograph）畫出來的複雜曼陀羅圖。

---

43 作者註：尼克－柴納爾坦白告訴我：「這是很好的科學工作，但不是很好的癌症治療方法。」

我們看到的是整個腫瘤樣本中所有突變堆疊在一起，不打算仿照「透過治療追蹤癌症演化（TRACERx）」把它們分成個別的細胞株（參見第159頁）。圓圈本身代表人類的二十三條染色體，頭尾相接。一圈紅點標示出單一字母DNA「錯字」。裡面有一個環，列出小量插入和刪除的資訊：綠色是加入一個DNA、粉紅色是減少一個DNA。粗黑線通過圓心，標示整段染色體交換。

就遺傳上而言，這個乳癌沒有特出之處。它的基因組大約有兩千個突變，有幾個稱為驅動基因的重要錯誤。這位患者對荷爾蒙治療反應不錯，已經完全緩解。尼克－柴納爾切換到下一張簡報。這是另一個乳癌，乍看之下幾乎完全相同。大約兩千個突變和相當類似的基因曼陀羅圖，對荷爾蒙療法也有反應。連我這個外行人也立刻看出其間的不同。這張圖雜亂得多，很多線條在中央附近形成蜘蛛網以及密集得多的紅色和綠色條紋。奇怪的是，這兩個腫瘤雖然出現在相同的組織，表現也相同，但完全沒有相同的基因錯誤。

她的手指指著圓圈裡接近實線的粉紅色環說：「突變共有一萬一千種，包括四千種刪除。」她馬上發現這個型態屬於MLH1基因有突變的腫瘤，這代表它無法藉由錯誤配對修復程序來修復某種DNA損傷。雖然這種突變在腸癌中相當常見，但乳癌中很少發現。這位患者將會接受荷爾蒙陽性癌症的標準治療，但可能不見得有效。

這次尼克－柴納爾團隊找到了MLH1中的驅動突變。但她分析過具有這種典型特徵的樣本中，只有大約一半的MLH1或相同細胞修復機制中另一個相關基因上，有可偵測到的錯誤。BRCA1和BRCA2這兩個典型的「乳癌基因」有錯誤的腫瘤也有相同的狀況，這兩個基因負責生成另一個修復機制中的重要部分，該機制可在DNA的雙螺旋完全斷成兩截（雙鏈斷裂）時修補損傷，而任何一個基因出現突變，都會在基因組上留下線索。令人困惑的是，她發現許多癌症樣本顯然具有這種BRCA損傷型態，但兩個基因似乎都沒有突變。

為了找出解釋，她觀察了五百多名患者的乳癌樣本，發現其中一百多人具有典型的BRCA特徵。其中二十二人的一個BRCA基因有已知的遺傳性錯誤，三十三人有先前不明的遺傳性突變。此外有二十二名女性在子宮中發育時出現新的BRC突變。最後三分之一有類似BRCA的型態，但沒有明顯的基因原因。顯然尼克－柴納爾團隊遺漏了某些重要因素。

發現腫瘤具有基本突變型態相當重要，因為它對治療影響相當大。在BRCA相關癌症的例子中，它對PARP抑制劑藥物特別敏感，因為這種藥物能阻斷不相關的「備份」DNA修復路徑。沒有DNA修復機制可以呼叫，癌細胞很快就會損傷嚴重並死亡（這種治療方法稱為合成致死〔synthetic lethality〕）。這類療法目前只適用於罹患具有已知BRCA突變的女性癌症患者。不過尼克－柴納爾的研究結果指出還有許多患者同樣適用。

她強而有力地說：「我就是想用這種方法進行臨床試驗。如果對ＰＡＲＰ抑制劑敏感的乳癌有五分之一，那麼天啊，我們就錯過了很多人。」

這個故事的教訓是我們應該放慢堅持找出驅動突變的腳步，因為我們可能永遠找不到。在許多例子中，特定基因ＤＮＡ序列改變或許根本不會改變它的活動。有許多種分子旗標和標籤加入或移出包裝ＤＮＡ的蛋白質，稱為表觀遺傳修飾，這些修飾負責控制基因開關，並且在癌細胞中會變得一團亂。染色體重新排列也會影響ＤＮＡ在細胞核內的排列，可能把不活化的基因放在強力活化基因旁，或是放到比較可能被開啟的「繁忙區」。

如果只觀察基因本身內部ＤＮＡ序列的改變，絕對看不到這類影響。相反地，我們應該更仔細觀察發揮作用的整體型態和過程，試圖以它們為目標。這有點像我們知道一個犯罪集團的一貫伎倆，但不需要知道每個犯罪成員的確實身分，因為我們只想確定主要首腦。如果發現自己床上有個馬頭，我們不一定知道是哪個壞蛋幹的，但一定知道是哪個家族的慣用手段。[44]

尼克－柴納爾正在努力讓這類分析成為癌症診斷的常規程序，與患者接受常規血液檢查和電腦斷層掃描一樣。她和團隊成員已能在二十四小時內畫出腫瘤樣本的突變曼陀羅圖，遠快於目前用於尋找可行動突變的定序技術。醫師相當忙碌，市場上已經有各種各樣的檢驗和診斷技術，所以這個方法必須簡單明確。她和團隊成員從找出

BRCA特徵開始，開發軟體過濾腫瘤樣本中複雜的突變狀況，把它變成簡單的輸出資料，協助醫師決定最佳的癌症治療方式。

尼克－柴納爾想依據癌細胞中的損傷型態尋求適當療法，開始和英國著色性乾皮病服務團隊主持人海瓦・法西希博士（Hiva Fassihi）合作，也就是喬許・巴恩法特羅患的疾病，因此取得二〇一七年他第一次手術時取下的著色性乾皮病DNA樣本。

喬許的細胞無法修復紫外線造成的基因損傷，所以細胞的DNA中會有許多日光傷害的特徵。她秀給我看喬許的腫瘤基因組Circos圖，裡面有許多紫外線突變的鮮紅色粗環。這並不令人驚訝。怪的是診斷結果雖是著色性乾皮病，但在基因層級看起來不像。在腫瘤基因組的八十萬個改變中，沒有一個會被視為「著色性乾皮病基因」。

接著她更仔細地觀察。有個不一樣的損傷特徵藏在紫外線造成的雜亂突變之中。它不大顯眼，而且只出現在腫瘤樣本的一小部分細胞中，但確實存在。有個紫外線造成的突變出現在負責生成分子機器DNA聚合酶ε（POLE）的基因上。這類分子機器通常會在細胞準備分裂時極為精確地複製DNA。POLE的錯誤將使細胞無法「校對」剛剛複製的DNA，導致基因組中充滿數千個拼字錯誤，這種現象稱為超高突變負

44 編按：出自經典黑幫電影《教父》（Godfather，1972）的柯里昂家族。

荷（ultra-hypermutation）。乍看之下，這種狀況似乎會使已經千瘡百孔的基因組累積更多錯誤。但尼克－柴納爾的發現有個深遠的意義：如果一種癌症的POLE有突變，可能就會對免疫檢查點抑制劑有反應。

從基利克發現以來，這類藥物（通常稱為免疫療法）是癌症治療領域最熱門的話題。其作用原理可以是取代防止免疫細胞攻擊腫瘤的「關閉開關」，也可以是干擾癌細胞用於讓免疫細胞相信它們無害的「祕密握手」[45]。

標靶療法測試是檢視特定突變存在或不存在，但要找出判定癌症是否可能對免疫療法有反應的潛在生物標記則困難得多。越來越多證據指出檢查點抑制劑對異質性很高的癌症效果最佳，但有突變的POLE基因（甚至只要基因組中有它留下的痕跡）是目前已知的幾個正向指標之一。對尼克－柴納爾而言，情況已經相當清楚：喬許唯一的希望是免疫療法。

喬許的醫療團隊同意採取免疫療法之前，把他最初的原發性腫瘤樣本送去做進一步檢驗，確認是否適合。初步檢驗的結果是否定的，但尼克－柴納爾沒有放棄。她的分析指出POLE突變只出現在喬許的一部分癌細胞中，所以應該只會出現在一個次發性腫瘤中，而不是一小團原發性腫瘤。她打了很多次電話給檢驗室，拜託他們多檢驗幾個樣本，最後檢驗室同意了。果不其然，第二次檢驗原發性腫瘤和某個淋巴結的腫塊後，結果是肯定的。

即使如此，還不足以打開通往免疫療法之路。尼克－柴納爾進行分析時，英國國民保健署只提供這類價格高昂的藥物給少數肺癌和黑色素瘤患者，但不提供給POLE突變腫瘤患者。因此喬許必須自己支付前三劑的六萬英鎊，對一個沒有家產或龐大儲蓄的博士研究生而言是天文數字。現在只剩下一個選擇：群眾集資。

幾個月內，他就募到好幾萬英鎊，捐款不只來自朋友和東約克郡老家的家人，還有世界各地的人。另外他還辦了抽獎和街頭募款、酒館猜謎和耶誕節毛衣日募款。這筆錢足夠讓他從二〇一八年十二月初開始接受第一個免疫療程。

二〇一九年一月我跟喬許網路通話時，他正在等待免疫治療開始後的第一次掃描結果。腫瘤科醫師認為這次治療正好及時挽救他的生命。他很緊張但懷抱希望，把光溜溜的頭皮對著鏡頭，說他頭頂的少許凹凸原本是張牙舞爪的腫塊。到了二月，他在募款平台上的狀況更新證實了他期待的好消息。治療持續發揮作用到二〇一九年年底，副作用相當少。我也持續祝福他。

---

45 作者註：丹尼爾·戴維斯（Daniel Davis）的《美麗藥方》（*The Beautiful Cure*）更廣泛深入地介紹檢查點抑制劑和免疫療法開發工作的科學過程。

改變的時刻到了

在治療晚期轉移性癌症方面，現在狀況如何？我們把大量時間、經費和心力投入精準腫瘤醫學，但有個明顯又常見的問題依然存在，就是癌細胞最後幾乎都會演化出抗藥性，抵擋目前用來治療癌症的所有藥物。即使多重藥物組合的總副作用並非大到無法解決，眼下仍然很難說服製藥公司擺脫存活時間越來越少的「我也做」藥品，轉而探討新的目標和雞尾酒療法。

免疫療法確實相當振奮人心，但不是對所有人都有效。我們仍然必須研究如何選擇喬許這類對免疫藥物反應最佳的患者，同時尋找其他方法喚起對這類藥物沒有反應的患者的免疫系統。癌細胞仍然可能演化出躲避在腫瘤棲地內巡邏的免疫掠食者，轉為隱匿型態，停止生產讓免疫細胞提高警覺的蛋白質。

未來如果我們要真正改變癌症存活時間，就必須好好思考演化的問題及潛力。我們必須更聰明，要像達爾文一樣聰明。

10 細胞株遊戲
Game of Clones

如果你看過電影《復仇者聯盟3：無限之戰》，應該會記得這一幕。一大群超級英雄跟大魔王薩諾斯對決，薩諾斯收集了一堆無限寶石，想消滅半個宇宙。電影接近尾聲時，奇異博士坐在被毀滅的星球的斷垣殘壁當中，調來調去，把時間快轉到未來，想知道即將來臨的大戰各種可能結果。

星爵說：「你看到幾種結果？」

奇異博士回答：「一千四百萬零六百零五種。」

鋼鐵人問：「有幾種是我們贏？」

這時大家暫停，雄壯的音樂響起。

「一種。」

就許多方面而言，復仇者的狀況很像治療晚期轉移性癌症所面臨的挑戰。有那麼多突變、那麼多癌細胞和那麼多閃躲和迴避的選擇，治癒的希望渺小到近乎不可能。

但如果我們能像奇異博士一樣看到未來呢？如果我們能觀察腫瘤內部和它周圍遭到破壞的棲地一團混亂的突變拼布，預測它對化療、放射線治療、精準藥物或免疫療法等各種可能療法的反應，又會是什麼狀況？我們就不需要玩打地鼠遊戲，被動地反應以及因應每項新威脅，而是坐在駕駛座上，十分清楚下一個動作將改變疾病的演化方向，朝我們希望的地方行進。

從分子到數學

在美國佛州莫菲特癌症中心（Moffitt Cancer Center）一棟難以形容的學術大樓四樓，羅伯特．蓋登彼（Robert Gatenby）和同事正在測試這場戰爭中的新武器：數學。

蓋登彼學的是臨床放射治療，對數學非常有興趣。他找來實驗生物學家、數學家、資料科學家、物理學家和臨床醫師，組成奇特的團隊。他們最大的挑戰是讓彼此能夠溝通。這層樓大部分是開放工作空間，用意是促進跨領域互動。中央還有個「協同工作區」，這個大空間可用來進行非正式的自發性討論，裡面掛著黑板，因為團隊中的數學傳統主義人士堅持一定要有。有個象徵性的白板讓不想弄髒衣服的人用，還有電腦投影機供數學家以外的人使用，他們很少手寫方程式，比較喜歡用PowerPoint簡報。

蓋登彼讀到一篇關於小菜蛾的文章時，他首先意識到：一定有另一種方法可以對付癌症。小菜蛾是食量驚人的穀類害蟲，為害農民超過一世紀，對現在市面上幾乎各種殺蟲劑都有抗藥性[46]。他立刻想到，這種蛾的狀況就跟癌症一樣，先對療法演化出抵抗力，接著無法遏止地擴散。

蓋登彼對現有癌症療法最不滿意的地方是藥物給予方式，即所謂的「最大耐受劑量」（MTD），也就是患者出現無法忍受的副作用時的最大劑量，用意是以一次大規模化學攻擊盡可能消滅癌細胞。大多數療法會在臨床試驗初期訂定最大劑量，方法是對一連串組別的志願受試者逐漸提高劑量，出現嚴重副作用時就停止。但我們已經知道，抗藥性幾乎一定會出現，造成很大的毒性但存活效益不大。

以小菜蛾的例子而言，農民幾十年來都以有害生物綜合防制法來處理殺蟲劑抗藥性問題。腫瘤由基因各不相同的細胞株構成，其中有些能抵抗藥物，同樣地，一群破壞作物的昆蟲也由一群基因各不相同的害蟲構成，其中有些可被殺蟲劑消滅，有些則毫不在乎。重要的是，讓昆蟲抵抗殺蟲劑的基因變異往往會影響覓食和繁殖的能力（就演化而言是「適應較差」），所以會敗給對殺蟲劑較敏感的品系，正常狀況下在族群中的比例較小。

---

46 作者註：蓋登彼承認當時他注意到這點的原因是蛾在吃他最討厭的包心菜。

如果用大量殺蟲劑對付這群特質不一的昆蟲，比較敏感的會被消滅，留下具抵抗力的硬派成員盡情取食和交配。但如果只把整個族群控制在合理數量，而不是全部殲滅，就能留下一定數量的敏感昆蟲去克制具抵抗力的昆蟲，防止牠們的數量失控。

現在農民不再試圖消滅所有害蟲，而是學著和牠們共存。農民定期監測昆蟲族群數量，接受作物有一定程度的損失，狀況失控時才使用殺蟲劑。類似方法也用來防治雜草和其他有害生物，甚至包括繁殖力極強的小菜蛾。不過這些做法的原理全都相同：目標不是消滅而是控制，減少毒性化學物質排放到環境中，降低附帶傷害。反過來說，這種方式可以降低出現難以遏阻的超級品系，造成未來更大麻煩的機率。

這情況和癌症之間顯然相當類似。有些腫瘤只要動手術就能完全治癒，相當於樹木患病時鋸掉有問題的樹枝、捏死一隻昆蟲或拔掉一片孤立的雜草。外科醫師有句話：「最好的治療工具就是刀子。」其他癌症是小問題，規模不大、同質性高，只要噴一下化療，再讓免疫系統的掠食細胞清除一下就很乾淨（掠食細胞可以比作用來控制蛞蝓的小蟲等生物物質）。不過晚期轉移性癌症就像小菜蛾，到處都有，而且我們沒辦法控制。

我們不能繼續忽視眼前看得到的演化過程，不願意接受，而應該好好利用它。我們曾經嘗試對癌症投下相當於化學除草劑橙劑（Agent Orange）的化療藥物，仍以失敗告終，所以蓋登彼想知道，是否能採行有害生物綜合防制法的策略來控制疾病，而不是試圖治癒。

他不忽視抗藥性存在的可能性，先假設腫瘤內一開始就有一小群細胞具有抗藥性但適應能力較低，在敏感性癌細胞被消滅後才開始生長，填補空缺。他的目標不是使用藥物最大耐受劑量，盡可能圍剿腫瘤，而是使用較低劑量，讓癌症縮小到一定程度，保留一定數量的敏感性癌細胞，藉以控制抗藥性癌細胞。敏感性細胞族群太大時，再使用相同藥物的另一個劑量，再次減少它的數量。蓋登彼把這種方法稱為適應性療法（adaptive therapy），以演化之道還治其身。

適應性療法的原理是對於遭遇化療攻勢的癌細胞而言，擁有抗藥性確實是優點，但在一般狀況下卻是缺點，因為要排除藥物影響必須付出許多生物上的代價。舉例來說，把化療藥物排出抗藥性細胞的分子「幫浦」可能消耗掉細胞總能量的三分之一，可用來繁殖的剩餘能量就不多了。某些癌症可能「藥物成癮」，開始依賴對它們有害的化學物質。內部路徑已經改變了，因此能抵抗特定標靶療法的黑色素瘤細胞在停藥後變得不穩定，而且容易死亡。在不接受治療的正常狀況下，這些代價逐漸累積，有抗藥性的細胞會生長得較慢。蓋登彼把這種狀況比做拿著一把笨重又龐大的雨傘走來走去：下雨的時候確實很好用，但沒下雨的時候就只會礙手礙腳，行動遲緩。

以往曾經有人嘗試以間歇循環治療提高晚期癌症存活時間，但這種節拍式化療（metronomic chemotherapy）的試驗結果不算特別成功。這是因為治療的循環沒有考慮抗藥性和敏感性癌細胞間潛藏的爭鬥狀態。不知道目前占上風的是哪個族群，只是單純採取另一種化療劑量，就像在戰場上不知道敵軍位置卻投擲炸彈一樣沒有幫助。或許可以僥倖打中幾個，但只要次數一多，遲早都會出大差錯。

為了解其中的演化動態，蓋登彼團隊從數學開始著手。他們使用實驗得到的數據，依據敏感性和抗藥性癌細胞的生長速度和藥物對兩者的影響提出一組方程式。接著依據計算結果，模擬治療開始後兩個族群的消長，並且規畫每次治療的精確時間。他們確定這個方法應該能長期控制腫瘤生長後，開始在注射卵巢癌細胞的小鼠身上進行測試。

腫瘤長到小豌豆那麼大的時候，每隻小鼠都注射一針通常用來治療人類癌症的剋鉑停（carboplatin），另外留下幾隻不注射當作比較。接受治療的小鼠再分成兩組，其中有些模擬節拍式化療時間表，十分規律地每隔四天注射標準劑量的剋鉑停；其餘則接受適應性療法。每隔三天，有一位研究人員會以小型雙腳規仔細測量每隻小鼠的腫瘤大小，據以調整藥物劑量：如果長大就多一點，縮小就少一點，完全依據蓋登彼的計算。

雖然這是以人工方式進行的粗糙實驗，但結果相當令人驚訝。植入腫瘤六個月後，接受規律劑量的小鼠，體內腫瘤體積增加到四倍以上，而且比完全沒治療的小鼠還大一點。不過接受適應性療法的小鼠，腫瘤體積和開始時相同，其間略有起伏，但基本上有效。

或許他們只是運氣好，碰上這個卵巢癌模型。接下來的挑戰是嘗試使用另一種藥物，採用適應性療法治療另一種癌症。這次他們在小鼠身上注射兩種乳癌細胞系，一種來自典型的荷爾蒙敏感性腫瘤，另一種來自比較難治療的三陰性（triple negative）癌症，使用太平洋紫杉醇（paclitaxel）來比較標準療法及適應性療法的效果。

發表第一篇卵巢癌論文後五年，莫菲特癌症中心終於迎來一部小型核磁共振造影掃描儀，蓋登彼團隊可以更精確地測量腫瘤大小，以便調整療法。結果同樣相當優異。接受適應性療法的小鼠，體內腫瘤穩定沒有長大，而且劑量隨時間逐漸降低。在某些例子中，即使完全停藥，腫瘤依然穩定。這個方法確實有效。

現在可以擴大規模了。雖然已經做過乳癌和卵巢癌的動物實驗，蓋登彼仍然決定在攝護腺癌患者身上進行首次試驗。這個決定完全出於實際考量：適應性療法的關鍵要素是能定時精確監測體內癌細胞數量的變化（腫瘤負荷），並且最好採取非侵入式檢驗方式。經常讓患者接受電腦斷層掃描或核磁共振造影，既不容易，費用又高，而且會增加不必要的X射線輻射（接受電腦斷層掃描時）。但攝護腺癌細胞會產生PSA這種化學物質，只要在地區醫師診療室就能以簡單的血液檢驗測定。這個方法不算完美，但已經夠用了。

蓋登彼和莫菲特的攝護腺癌專家張勁松（音譯）合作，他知道小鼠研究的結果，而且很願意參與臨床試驗。他們的目標是徵求一小群罹患晚期轉移性攝護腺癌的男性患者，曾經嘗試過各種療法，但沒有嘗試過價格高昂的新藥澤珂（Zytiga，學名abiraterone）。這種藥物可使人體停止製造促進腫瘤生長的睪固酮。到這個階段時，大多數採取標準用藥時間的患者，平均會在十八個月後出現抗藥性，同時腫瘤繼續長大。

這個團隊花費許多時間，研究代入數學模型的適當數值，思考一般攝護腺癌可能存在的細胞族群和它們對藥物的反應，以及從實際觀點看來的可行方法。這個計算過程雖然相當複雜（蓋登彼不敢在臨床試驗許可申請書上寫出方程式，以免嚇到審查委員），但概念其實很簡單：開始試驗時檢驗所有患者的ＰＳＡ值，接著開始每日給予固定劑量的澤珂，每四個星期檢驗ＰＳＡ值，每三個月做一次電腦斷層掃描和骨骼掃描。

患者的ＰＳＡ值降到起始值的一半時，所有患者暫停用藥，接著耐心等待。到了某個時間，ＰＳＡ值會再度升高，腫瘤也會開始長大，時間可能是幾星期或幾個月，視每位患者的個別狀況而定。等腫瘤回到開始時的大小，就繼續使用澤珂，整個循環重新開始。至少主要概念是如此。

在研究中追蹤第一位患者是很傷腦筋的經驗。雖然蓋登彼相當確定這個方法有效，但他也承認，這位患者第一次停止使用澤珂且ＰＳＡ值開始升高時，他相當緊張。

他想到當時的狀況做了個鬼臉說：「當時我在想，**萬一我們的想法不對怎麼辦？**

萬一這個方法沒有效果，癌症繼續生長，我們重新治療還是沒有效果又怎麼辦？我們當然必須注意它下一個循環再度出現。現在我比較有信心了，但還是很擔心。我希望自己做得正確，不希望任何人受到傷害。」

為了先講求不造成傷害，所以徵求患者花費的時間遠大於所有人的預期。研究團隊達成共識，如果最初三名患者沒有出現預期中的腫瘤消長循環，就停止這項研究。雖然他們的數學模型預測一次循環可能從三個月到一年半不等，但他們沒有預料到每位患者的差異會有多大。第一批參與試驗的患者中，有一位的循環時間特別長，花費大半年時間才長到可以重新開始治療的程度。這對患者而言當然是好事，但讓蓋登彼等人挫折感很大。

對參與試驗的患者而言，這點讓他們最難以理解。你們為什麼不等癌症完全好就停止治療，刻意讓癌症長回來？這看起來很不合理。對這兩位患者而言，這有點難以承受。等他們的ＰＳＡ值降到五十%時，他們堅持繼續治療，盡可能降低指數。在這兩個病例身上，癌症很快就復發後死亡。

對其他某些受試者而言，適應性療法的概念相當合理。蓋登彼告訴我，最支持的的患者是英國石油工程師羅伯．巴特勒（Robert Butler），他退休後搬到美國坦帕享受生活，二〇〇七年診斷出罹患攝護腺癌。荷爾蒙療法和放射線治療都無法控制，適應性療法研究成為他最後的希望。

二〇一八年五月我造訪莫菲特癌症中心時，羅伯正在接受第十輪澤珂治療，而且是這項試驗的存活時間的紀錄保持人。對一位工程專家而言，他了解審慎運用藥物來調整和制衡體內癌細胞族群，與恆溫器這類裝置顯然相當類似。恆溫器只有在溫度太低時才會開始運作。室內溫度可能隨暖房裝置開關而起伏，但整體結果相當穩定。

對於堅持下去而坐上澤珂雲霄飛車的患者來說，結果相當優異。發表於二〇一七年底的初步試驗結果指出，十一名患者中有十名完全穩定，腫瘤以平均十七個月的穩定週期長大和縮小，比他們採取標準治療方式的預期時間延長將近一年。只有一名患者的癌症反應不如預期並惡化。重要的是，這些患者最後使用澤珂的劑量平均為通常總劑量的一半，其中有些每年只使用一個月，副作用相當少，而且完全不嚴重。

雖然適應性療法的目標是控制患者體內抗藥性癌細胞的族群數量，但癌細胞依然存在，而且仍然在增殖（只是速度很慢）。蓋登彼的數學模型指出，抗藥性癌細胞的族群數量可能會在二十個治療週期後取得優勢，但仍然可能在某個時候發生。

二〇一九年二月，我知道蓋登彼的同事喬爾．布朗（Joel Brown）在法國巴黎一場會議中發表最新結果。總共有十六位男性參與這項試驗。他們的腫瘤復發時間平均比預期延長兩倍，有一位更超過四年。可惜的是，所有患者的癌症最後仍然復發，但大多數仍然存活並嘗試其他療法。他們的狀況全都比另一組採取傳統方式使用澤珂的類似患者好得多。無論如何，這項研究都算成功，**這個方法確實有效**。

理論上，適應性療法應該適用於各種癌症或療法，只要事先了解各種抗藥性和敏感性癌細胞，以便建立數學模型，並提出定時測定腫瘤負擔的方法。這一點是目前最大的障礙，我們亟需開發出簡單、費用低廉的非侵入方式，而不依賴重複接受掃描來追蹤癌症進程。

這個領域目前最看好的是液態切片（liquid biopsy），也就是分析從腫瘤進入血液的腫瘤DNA或細胞數量和基因組成，或是尋找PSA等更多分子，提供可靠的腫瘤負荷值。許多人看好使用液態切片監測癌症隨治療出現的變化，或許還能選擇最適合的療法，甚至診斷癌症。這絕對是值得關注的領域。

跳脫以最大劑量強力打擊癌症的治療方式，改採比較溫和的演化方式，也帶出一些關於哪種藥物最適合用於長期控制的有趣問題。諷刺的是，適應性療法的目標是維持腫瘤內的平衡，而不是盡可能多消滅癌細胞，所以傳統上認為「沒那麼好」的藥物反而效果較好。這些療法的消滅率沒那麼高，但副作用較少，長期毒性也較低。

製藥公司有很多這類產品，通常是因為實驗室測試或臨床試驗效果不佳而被淘汰，正好適合用於比較溫和的適應性療法。許多現有藥物已經取得許可並用於治療其他疾病，例如防寄生蟲藥劑和心臟病藥物等。其中許多藥物雖然在傳統的最大劑量思考模式[47]中「沒有效果」，但毒性較低，或許適用於演化方式的癌症治療。此外，許多舊療法的保護專利可能已經到期。一般說來，某種藥物取得許可後，製藥公司可在一定期間內獨家銷售這種藥物，讓公司回收開發成本及彌補無法上市的失敗產品成本。專利到期藥物成為學名藥後通常會比新療法便宜，不僅對醫療機構更有吸引力，也能在較不富裕的國家用來治療癌症（但我絕對不會低估製藥產業的獲利能力就是了）。

莫菲特的攝護腺癌試驗使轉移性攝護腺癌無惡化存活期加倍，傳統新標靶療法則只能勉強延長數個月生命，兩者間的對比十分明顯。如果是新的激酶抑制劑，製藥公司一定會爭相註冊，但對於把演化理論運用到癌症治療就興趣缺缺。長期控制而非完全治癒的想法，被「神奇靈丹」、精準藥物和越來越昂貴的療法等各種說法擠出主流。諷刺的是，陰謀論者卻經常拿適應性療法來批評製藥公司，宣稱製藥公司不想拿出有效的藥物，只想讓患者繼續生病。要讓主流想法正視這個理論，還需要許多時間。

只有耕耘，沒有收穫

我第一次聽說適應性療法時，激動得背上汗毛直豎。這種療法感覺非常新穎，與越來越普遍但存活期效益不彰的標靶療法比較起來完全不同。莫菲特癌症中心攝護腺癌研究的消息已經傳開，也有報導指出美國其他醫院的腫瘤科醫師也在患者身上嘗試相同的方法。蓋登彼和團隊成員正在進行新的攝護腺癌研究，測試把適應性療法當成第一線治療方法，而不是最後手段。如果能讓這輛雲霄飛車運行好幾年甚至幾十年，看來似乎也是個可行的方法，把晚期癌症從短期致死疾病變成長期慢性病症。

不過我個人的熱情不足以說服醫師、主管機關或患者。對一次試驗和幾次動物實驗結果過度樂觀也不大好。最重要的證據是證明它在越來越多罹患各種癌症的患者身上每次都能發揮作用。

目前，有更多適應性療法試驗打算用來治療多種腫瘤，從比較常見的轉移性乳癌到足以致命的罕見兒童癌症和腦部腫瘤，只要對存活期有助益都很有幫助。雖然從攝護腺癌試驗結果可以得知，抗藥性應該還是會隨時間提高，但到時候或許會出現第二種甚至第三種治療選擇。這樣其實還是打地鼠遊戲，但步調已經慢了很多。

其他點子還有很多，運用演化和數學原理，從短期失敗變成長期癌症控制，甚至完全消失。我最欣賞的一個點子是ersatzdroges（誘餌藥）。許多腫瘤發展出抗藥性的方法是開啟大量分子幫浦，趁化療藥物發揮作用前把它直接排出癌細胞。這類幫浦會消耗大量能量，但跟維持生存相比之下都算划算。蓋登彼團隊發現，針對化療抗藥性的癌細胞投以舊有且毒性較低的血壓藥物唯律脈必利（verapamil），足以使這些分子幫浦全速運轉，消耗大量能量，只剩下少許能量可以用於增殖（他們在論文中的說法

47 作者註：腫瘤舊藥新用計畫（ReDO）是跨國研究人員合作計畫，目的是從其他疾病的現有藥物找出有希望的癌症療法。如需進一步了解這項計畫，請參閱redo-project.org。

是「只有耕耘，沒有收穫」）。

相形之下，化療敏感性癌細胞則有競爭優勢，生長迅速，但每一輪治療都可以輕易消滅。以誘餌藥制止抗藥性癌細胞生長，可能是適應性療法的重要附加價值，可以確保抗藥性癌細胞在治療週期間的生長速度不會超過敏感性癌細胞。或許還有其他方法可以使抗藥性的生物成本變得極高。舉例來說，如果抗藥性癌細胞特別依賴某種養分，例如某種胺基酸（蛋白質的建構單元），那麼選擇性地造成該胺基酸短缺，將使抗藥性癌細胞難以生存，讓敏感性癌細胞興盛起來。

另一個革命性的演化構想是雙重束縛，又稱為「笨蛋棄子」（sucker's gambit）。這個構想是先操縱癌細胞走向某條演化路徑，再以它們無法抵抗的新方式加以解決。如果這種狀況發生在自然界中，應該就像一種繁殖快速的小鼠有蛇和老鷹兩種天敵。在開放空間中跑來跑去的小鼠很容易被鳥類抓到，而企圖尋求樹叢遮蔽的小鼠則比較容易被蛇吃掉。就整個族群而言，現在小鼠面臨演化的雙重束縛，無法只適應一種棲地的生活，因為兩種都不算安全。對癌症而言，對等的狀況就是使用抗藥機制彼此相反的兩種藥物，如果細胞能在一種藥物下繼續生長，代表它一定對另一種敏感，因此兩種藥物都存在時將無法繼續存活。

還有另一個概念是卡羅．馬雷（Carlo Maley）提出的「無害細胞促進劑」（第一章提到培育抗輻射海綿的人）。這種藥物可促進腫瘤中無害的非侵略性細胞生長，戰勝並壓制具擴張主義思想的惡性細胞株。有幾個顯而易見的規則必須遵守：無害細胞必須在失控時能輕易控制（例如使用化療），同時必須擁有超越侵襲性癌細胞的競爭優勢。電腦模擬指出，即使採用時間已晚，無害細胞促進劑依舊能有效控制晚期轉移性癌症或預防復發。這個概念也適用於癌症預防，促進健康細胞生長，超越癌細胞株。馬雷等人正在研究在真實狀況下進行測試的最佳方法。

目前他們已經在實驗室培養的細胞進行過測試，發現抗壞血酸（ascorbic acid）在實驗室中可協助正常食道細菌戰勝巴瑞特氏食道（Barrett's oesophagus）形成的癌前細胞。抗壞血酸通常稱為維生素C，常見於蔬菜和水果中，也有健康食品可以補充。我們完全不清楚服用健康食品或牛飲果汁是否可以防止食道癌細胞在人體內取得優勢，我也不會建議讀者把一篇只有實驗室實驗結果的維生素C論文當成醫療建議[48]。但從這個有趣的初步發現可以得知，我們需要進一步有系統地研究如何協調癌細胞與健康細胞間的交互作用與競爭，或是讓腫瘤內的細胞株彼此對抗，有利於比較無害的細胞株生存。

---

48 作者註：曾經獲得諾貝爾獎的生化學家萊納斯・鮑林（Linus Pauling）相當醉心於以高劑量維生素C治療癌症，儘管缺乏有公信力的臨床證據，依然在網路上提出許多含糊不清的說法。

造反者滅絕

前面曾經談過以演化策略控制癌症，把短期致命疾病變成長期病症，但用這類策略來治癒癌症呢？

這是所謂的滅絕事件，也就是某個族群在環境中完全消失。這類狀況在地球史上已經發生過許多次，原因可能是氣候變遷、小行星撞擊、疾病等不可抗力，也可能是人為因素。曾經生活在地球上的物種有九十九％已經滅絕，其中許多比腫瘤細胞數量更大、基因也更多樣化。所以如果想利用演化殘局對抗癌症，自然界中的滅絕事件有許多東西可以學習。

只要一談到滅絕，大多數人最先想到的就是恐龍遭逢小行星撞擊的後果。這場發生在六千六百萬年前的全球性大災難，使全球四分之三的動植物消失。雖然這次事件確實使大型恐龍全部消失，但最小型的恐龍存活了下來，並演化成現代的鳥類[49]。

大多數滅絕事件的規模小得多，只有個別物種慢慢減少，而不是一夕消失。第一步是發生某種危機，例如遭到大量掠食或獵捕、失去棲地或環境改變，使族群數量減少到只剩下少數倖存者，而且難以克服突如其來的變化。族群數量少、基因多樣性低，代表個體間可能具有相同的基因變異，較不容易藉由適應和演化脫困。此外因為近親繁殖，所以出現健康問題和罹患疾病的機率也比較大，幾次不幸事件使整個族群覆亡的風險也高。此時，生活變得極度危險，滅絕也成為最有可能的結果。

蓋登彼在他與演化生物學家布朗（Joel Brown）合寫的論文中，以新英格蘭黑琴雞（heath hen）的故事說明滅絕的過程。第一批歐洲移民來到北美地區東岸時，這種可愛的野生禽類曾經遍布該地區。可以想見，這種類似松雞的大型鳥類非常誘人，拓荒者非常喜歡獵食牠們。事實上，最初的感恩節火雞其實很可能是新英格蘭黑琴雞。

歐洲殖民地逐漸擴大，黑琴雞的棲地則逐漸縮小。一八七〇年，新英格蘭外海的瑪莎葡萄園島上只剩下五十隻黑琴雞。島民極力挽救這些小動物，族群數量也在未來幾十年回升到兩千隻左右。後來厄運再度降臨。一場火災燒毀了繁殖場，接著又來了幾次異常嚴寒的冬天。最後傳染病來襲，掃滅了僅存的幾隻。當地人把最後一隻黑琴雞稱為「發達的班」（Booming Ben），最後也於一九三二年死亡。

殖民地擴張和獵捕是對族群的「第一擊」，使數量減少到危險程度，依據其他地方的類似狀況，這個結果其實已經預料得到。黑琴雞被迫陷入地理和遺傳瓶頸，規模很小的繁衍族群生活在同一個地方，把牠們置入險境。接下來的小規模打擊更加隨機、更難預測，這個物種終究已經走上滅絕之路。

---

49 作者註：如果比喻成癌症，小行星就像是最大劑量療法，存活下來的就是抗藥性細胞，最後大量增殖，四處擴散。

世界各地的保育人士都在研究正在縮減的族群和棲地，建立數學和基因模型，探討滅絕風險和提出最佳策略，試圖挽救掙扎求生的物種。癌症也是生活在體內棲地中的細胞族群，所以這些模型同樣適用。但我們不是要挽救這些細胞，促使它們興盛，而是想讓它們徹底滅絕。

蓋登彼和布朗在論文中指出，這個模型已經用來治療急性淋巴母細胞白血病（ALL）兒童患者，但通常不採取這麼明確的演化角度來思考。多年來醫師採用嘗試錯誤法，研究出以特定時間表執行的救命療法組合，使這種疾病從絕症變成治癒率高達九成。他們運用這種方法時所採取的策略，正是導致新英格蘭黑琴雞滅絕的過程。起先是以加強化療重重打擊，消滅大多數族群的癌細胞，只剩下小群倖存者。接著以另一種作用的藥物再次打擊，消滅能抵抗第一種藥物的癌細胞，接著再打擊第三次和第四次。

蓋登彼的數學模型不是以冗長的迭代過程[50]提出藥物組合，而是讓我們能從零開始設計滅絕過程。如果看成演化和生態滅絕問題——也就是使遺傳多樣化的族群減少到可能滅絕，這些概念看起來就十分清楚。但這種方法和現在患者通常採取的治療方式完全相反。舉例來說，晚期攝護腺癌患者接受澤珂等荷爾蒙阻斷藥物治療時，通常會長期使用最大劑量。這段期間不僅包含腫瘤縮小，還包含它重新長大的時間，以便消滅所有抗藥性癌細胞[51]。這個時候，醫師可能會建議改用另一種化療，再次重複這個循環。

但如果目標是消滅腫瘤細胞，為什麼還要等它們重新長成龐大的族群？當然是要趁它們還沒站穩時直接消滅。使用第二種藥物的最佳時間其實是澤珂的「第一擊」造成損傷，癌細胞族群數量最少的時候。這時存活的細胞已經花費許多力氣對抗藥物，所以又病又弱。以消滅細胞的化療進行第二次打擊，就可能一舉終結它們。這個概念看來似乎完全違反直覺——為什麼要在第一次治療似乎已經見效時改成另一種藥物？但這麼做才可能把疾病趕盡殺絕。

生死賽局

蓋登彼團隊結合演化和數學知識來了解癌症問題，把這種疾病看成一場賽局。雖然用「賽局」這個詞可能會使嚴肅的主題變得膚淺或過度單純，但賽局理論（game theory）是發展相當完整的數學規則，可以套用到人類、動物或細胞等各種個體間的交互作用。我們了解癌細胞適應及因應治療的規則後，應該可以在它們的賽局中取勝。

重要的是，我們擁有重要的優勢：感知能力。腫瘤科醫師（多少算是）理性的生

50 編按：迭代法，一種逐次逼近的求解方法（無法使用公式一次求解，而須反覆運算求出近似解）。

51 作者註：適應性療法顯然完全克服了抗藥性問題，但它的目標不是治癒，而是控制癌細胞。

物。他們會提出慎重的策略，決定何時使用哪些治療，而且知道下一步要做什麼。癌症則純粹處於被動，因應環境中選擇壓力的改變，例如藥物、低氧、缺乏養分等，但無法預測接下來會怎麼樣。大型恐龍原本發展得還不錯，但後來小行星撞擊完全改變地球環境。如果狀況突然變得不符合癌細胞為存活而演化出來的特性，癌細胞很快就會走上滅絕之路。

有了這張祕密王牌之後，就可以好好表現了。簡單的「剪刀石頭布」是雙方同時出牌，但醫師和疾病之間是雙方輪流出牌的史塔克柏格（Stackelberg）賽局，由德國經濟學家海因利希・馮・史塔克柏格（Heinrich von Stackelberg）首先提出。先出牌的一方握有優勢，後出牌的必須依據開局來回應，因此選擇受限。

井字遊戲就是這類賽局的例子，畫下第一個X之後，可以畫O的位置就有限了。我小時候跟妹妹玩井字遊戲時經常贏她，所以知道跟經驗不足的對手玩井字遊戲時，先下的一方多半會贏。跟癌症對抗的史塔克柏格賽局也是如此：如果醫師先下，而每個患者的癌症在治療開始時都是新手，那麼應該就能找出讓我們每次都贏的規則，可惜目前情況還並非如此。

現在腫瘤科醫師或許能選擇某種藥物，下出第一手，但接下來只會持續相同的治療，直到抗藥性出現為止，於是完全失去優勢。改用另一種療法時已經太晚了：癌症已經取得主動，接下來所有治療選項都只是回應癌症的下一步。這就像玩井字遊戲一開始先畫了X，等對手畫O之後，又在相同的格子畫X。這樣一來，先手優勢完全喪失，只能回應對手，最後多半會輸。

我在莫菲特癌症中心四樓的蓋登彼辦公室裡環顧四周，發現地上鋪著一塊塊正方形的彩色地毯，好像西洋棋盤一樣，而且相當大。

我興致勃勃地說：「我們可以玩一下史塔克柏格遊戲嗎？就在這裡？」

我們先決定規則。我當醫師，他當癌細胞。這是追逐賽，他沒辦法繼續移動時，我就贏了。我們擺好陣勢，兩人之間隔著一塊地毯。我對他擺個頑皮的微笑，戰鬥開始。一開始我以「傳統的最大耐受劑量療法」開局，接著持續使用相同的療法，直到顯然失去效果為止。我向前一步，他退後一步。我再向前一步，他朝旁邊跨一步。他演化出抗藥性。我又向前一步，畢竟我一直在接近他，為什麼要改變策略？他的下一步使他跟我並肩而立。我再向前一步，完全超過他。他現在沒有阻礙，贏了這一局，而我很快地朝牆壁移動。就算我在兩人並排時改變戰術，他一朝旁邊走我就輸了。

我們重新開始。這次我要聰明一點。我先向前一步。他向後退一步。我再向前一步，他往左邊一步。我跟著他，朝我的右邊跨出一步。他朝旁邊回頭，我也跟著走。我們像跳舞一樣走了一陣子，笑個不停，朝左右走來走去，但一直超越不了對方。這樣不行，而且最後應該會有一方累到放棄，但其實是不分勝負。

我們再度開始。我終於想到取勝的辦法。我跟先前一樣向前一步，他向旁邊跨一步。我拿出他桌子底下的垃圾桶，放在我前面，然後也向旁邊跨一步。現在他向旁邊逃跑的路線被擋住了。他必須向後退，追逐開始，我很快就把他逼到檔案櫃前面。

他笑道：「我輸了！真好玩！」

我取勝的理由有三個。第一，蓋登彼的辦公室是有限空間，能走的地方有限。第二，我觀察他的每一步，同時改變自己的策略，預測他下一步可能往哪裡走。但因為我擁有先手優勢，所以我一直握有主動權，每一步都領先。最後，我拿出我的祕密武器：垃圾桶。

癌細胞或許有整個人類基因組可以運用，可以調換和打碎大量突變，但選擇也不是無限多個。癌細胞雖然有許多遺傳路徑可用來適應施加給它們的壓力和張力，但結果通常差不多。演化或許真的比我們聰明，但我們擁有科學優勢。我們可以研究數百甚至數千名癌症患者體內的演化反應，找出癌細胞的劇本，再從這裡出發，預測每個患者的癌症對某種治療可能會有什麼反應。

首先，我們必須測定每個患者癌症的內容，詳細列出各種不同的細胞，包括免疫細胞和支持細胞，同時了解分子棲地的概況。接著我們需要探究它們對各種治療的反應，選擇效果可能最大的療法。我們必須觀察狀況，從中學習，探討具有類似遺傳特質的癌症是否會有相同的反應，同時觀察它是否可以預測。最後，我們應該能提出最佳的第二波治療方法，以及後續的第三波、第四波等。我們或許會發現相當於蓋登彼辦公室垃圾桶的藥物，阻斷發展出抵抗力的路徑。如果能達成這個目標，我們就能取得演化的主動權，操縱癌症，獲得我們希望的結果。

癌症是持續演化的複雜系統，因此我們要玩的賽局不像單純的辦公室追逐，比較像下西洋棋，但我們仍應該可以找出致勝之道。棋局開始之後，可能的棋子配置數量非常多，但規則永遠相同。主教走斜線、騎士走日字形、皇后能朝任何方向移動。從開局選擇到最後的死棋配置，每一局棋都獨一無二，就像每個癌症都各不相同。所以無腦地採取同樣的路數，絕對不會有效。

幸運的是，我們擁有很大的策略優勢，就是智力。除了塔斯馬尼亞魔鬼面部腫瘤這類傳染性癌症，每個人的癌症都無法把自己學到的演化詭計傳給下一代，會和宿主的身體一起死亡。但我們能從每個病例得知發生問題的過程和原因，下次改用另一種方法。棋局開始後，我們或許必須因應意想不到的棋步調整策略，但如果徹底了解規則，就能成為高手，預先設想五六個棋步。最後，每個人的癌症都是單一事件，也都是第一次下棋的新手，所以我們應該每次都能取勝。

從失敗中學習

蓋登彼認為，藥物開發和監管法規兩方面，迫切需要更深入地了解這類演化賽局，而不是讓更多「神奇靈藥」進入市場但完全不考慮藥物失敗時的結果。殺蟲劑廠商想讓新產品進入市場時，也必須提出抗藥性管理計畫，找出抗藥性產生的可能機制以及如何避免，才能取得上市許可。因此蓋登彼質疑，藥物的測試和許可過程為什麼就沒有這些要求。

問題是，要以這個方式了解和解決抗藥性和腫瘤演化，癌症研究人員和醫師就必須面對晚期癌症治療無效的事實並找出原因。沒有人喜歡回顧自己的失敗，醫師和製藥公司主管當然更是如此，但和其他與生命有關的高風險產業相比，拒絕接受這個概念完全沒有道理。想想飛機失事時必須投入多少調查工作：機隊停飛、搜尋黑盒子、研究失事原因，以及添加安全功能，確保以後不再發生等。

有幾個原因有助於解釋患者死於癌症時不願意回頭認真分析原因的現象。空難事件後，哀傷的家屬和震驚的政府會要求採取行動，但癌症治療失敗時，要求調查原因往往會被視為不恰當。雖然晚期癌症治療花費很大、效益又不佳，但製藥業和主管機關卻都鼓勵提供新的解決方案，而不是試圖研究現有的解決方案為什麼無法提供患者最需要的長期存活效益。

從醫師的觀點看來，原因可能是害怕遭到批評和指責（你是不是做了錯誤的決定？你是不是原本可以採用其他方法？），再加上緊抓醫療疏失的蛛絲馬跡、藉以興訟的文化越來越盛。這方面可以藉助醫療業的溫和專制主義和自尊來制衡，堅持已經盡了全力，治療無效不是任何人的錯。此外還有宿命感，尤其面對的是長期存活時間依然偏短的癌症。每個人都希望「跨出一步」，但如果存活時間即使加倍，仍然有九成患者會在幾年內死亡時，似乎很難相信還有什麼辦法能帶來顯著改變。這些態度都無助於了解未來應該如何改進治療方法。

最後的障礙最難以克服。為了研究患者的癌症為何及如何演化出抗藥性，最後導致死亡，科學家在患者死亡後必須取得腫瘤樣本。深愛的人死於癌症，讓生者心中充滿悲傷、失落、憤怒、沮喪，甚至從此解脫等各種情緒。生者除了哀傷的情緒負擔，也有許多實際問題需要處理，所以參與研究計畫不在他考慮範圍，這種反應也不讓人意外。往生者如果明顯死於癌症，通常就不會驗屍採取癌症樣本，但要從頭到尾徹底了解演化劇本，這類樣本十分重要。

不過狀況已經慢慢改變。研究人員現在比較願意跟患者和家屬討論這類難以啟口的話題，相關機構也願意提供經費給以往被視為可怕和令人沮喪的研究。在倫敦大學學院，瑪麗安姆·賈瑪爾－漢亞尼博士（Mariam Jamal-Hanjani）正在進行一項特別的試驗，稱為「晚期癌症環境死後評估」（PEACE），名稱相當繞口，用意是組成漂亮的縮寫。這項研究在癌症患者死亡後採取腫瘤樣本，用以研究癌症演化過程的最後階段。PEACE計畫源自「透過治療追蹤癌症演化」的肺癌演化研究（參見第159頁），瑪麗安姆也參與了這項研究。參與「透過治療追蹤癌症演化」計畫的患者已經很習慣在疾病的各個階段採取樣本，因此越來越多患者問漢亞尼博士，他們去世後可以如何繼續協助研究。

這項研究的目標是徵求五百名還在世的患者，包括腦癌和遍布全身的癌症。漢亞尼和病理學家團隊定期採取血液樣本，找出癌細胞並取得其DNA。此外他們也取得同意，在患者死後立即採取腫瘤和健康組織樣本。美國和其他國家也有少數醫學中心執行類似的「立即解剖」計畫，而且數量正逐漸增加。目前已有超過一百五十人加入PEACE計畫，而且多半非常熱情參與。主要阻力來自過度謹慎的臨床研究人員，他們認為這類研究太敏感又具爭議性，但患者的反應大多是「瑪麗安，沒問題，我們死了之後，妳要拿多少組織都可以。」

腫瘤學領域，也包括整個社會，都應該正視這個事實。我們必須鼓起勇氣，了解失敗原因，否則永遠不可能獲得我們迫切需要的知識，以期在對抗癌症的演化賽局中勝出。

11 遊戲結束 Game Over

二〇一八年四月清冷的上午九點，我來幫忙好友塔姆辛接受毒害。我們進入倫敦的大學學院醫院麥克米蘭癌症中心（UCLH），進行幾項檢驗後，等化療座位空出來。我想轉移她的注意力幾小時，假裝不看藥水從胖胖的塑膠袋沿著管子流到裝在她胸口的注射座。這種藥物對光敏感，所以包著鮮豔橙色的套子，它的顏色跟我假日帶去健行的緊急避難包正好一樣。就許多方面而言，這也算是慢速播放的緊急狀況。

二〇一七年耶誕節剛過，塔姆辛診斷出腸癌，當時我剛開始撰寫這本書。她動過手術和接受幾次化療之後，未來展望不錯，但脫序的細胞即將擴散到體內各處。她是傑出的氣候科學家，專精於以電腦模型預測未來地球上可能出現什麼狀況，所以她非常清楚自己的個人可能性。依據她的計算，她擁有年輕、體態良好和健康等優勢，所以她的癌症危險程度大概跟攀登聖母峰一樣，而且機會每年都在提高。如果住在城市裡，又喜歡雞尾酒多於登山鞋，這點恐怕不怎麼值得高興，但這就是她現在要走的路。

一年過去，她很疲勞但越來越強壯，我們都充滿希望，覺得這只是個很快就會成為遙遠記憶的霉運。但我和蓋登彼這些研究癌症演化特性的人談得越多，腦海裡就一再出現同樣的問題：現在我們做得對嗎？答案可說是肯定的——現在的腫瘤科醫師依據可取得的臨床試驗資料，以他們所知的最佳方式運用現有的工具。

科學家和醫師過去一世紀來的努力，讓現在英國的癌症患者有一半可以存活十年以上。但我現在相信，如果要把半滿的杯子裝滿，我們必須徹底改變我們對癌症起源、預防和治療的想法，癌症也從最早胡亂擴張的細胞株，變成凶惡的演化論怪物。

預防必須擺在第一優先，而不是被壓在經費清單的最下端。接著是早期診斷，目標是在手術和最低程度治療可以治癒的時候發現有問題的細胞株。這點必須搭配開發能分辨壞細胞和慘細胞的檢驗技術。只找出所有腫塊或硬塊但不搞清楚它是否危險，其實是無用的策略。最後，我們還需要更有效的長期治療方法，用來處理漏網的晚期癌症。

我參加過許多次科學研討會，看著研究人員一次次講述相同的故事：我們嘗試使用大劑量的這種藥物，但癌症復發；我們嘗試使用大劑量的那種藥物，但還是復發；我們嘗試使用大劑量的最新特殊療法，但……癌症還是復發。圖形上每次下彎都代表一個人失去生命，標記我們和抗藥性的搏鬥再次失敗。

我感到疑惑的是，腫瘤學領域許多人沒有發現更廣大的生態學和演化領域中的事件與這種狀況的相似之處。在純淨實驗室裡穿著白色實驗衣的科學家或許有種自負，認為喜歡把全身弄得髒兮兮的生態學家沒什麼可以學習之處。但他們的經驗告訴我們，長期控制晚期癌症的奧祕不僅在於對抗藥性的預測，也在於針對抗藥性進行規畫和管制。

人類基本上是樂觀的動物。我們喜歡相信自己已經盡力而且有成果，以及有做總比沒做好。但化療和標靶治療對十分凶悍、演化迅速的癌症施加強大的選擇壓力，可能使它更加惡化。在找出更有效的方法降服已經擴散到全身各處的自私怪物之前，我們可能必須接受：最好的治療或許就是完全不治療。

越來越多證據指出，與高劑量化療或昂貴的標靶療法等最後的「治療」方法相比之下，減輕症狀與緩和疼痛的保守療法為剩餘時間不多的患者帶來的存活期更長，生活品質也較佳。從二〇一三年美國丹娜法伯癌症研究所（Dana-Farber Cancer Institute）的研究更能了解這點。這項研究指出，相當晚期的癌症患者大多不清楚加強治療不大可能治癒他們。神奇靈藥的希望無論來自醫師、製藥業、媒體或網路，都是在患者生命中最脆弱的關頭誤導他們。

這不是悲觀，而是實際。

晚期癌症迫切需要提升長期存活時間，但精準腫瘤醫學和最大耐受劑量典範無法做到這點。當我們了解即使是健康組織，到中年時同樣充滿突變後，癌症的體細胞突變理論也顯得搖搖欲墜。現在我們需要藉助演化概念，以新的方式來思考癌症，把癌症視為持續演化的複雜系統，出自體內不斷改變的環境。我們不應該把注意力集中在突變清單和分子標靶，而應該從氣候等複雜自然系統的模型建立上擷取靈感。我們必須接受癌症不可能用神奇靈藥治癒，就像我們不可能用獵槍阻止颶風一樣。

風向改變

二〇一六年夏天，位於英國劍橋郡鄉間平原上一處美輪美奐的會議中心裡，坐著一群研究人員。這些科學家眼前看見維康桑格研究所和裡面的大型DNA定序機器，忙碌地讀著取自世界各地患者的數千個腫瘤樣本的基因組，開始提出關於癌症的新想法和新看法。這些成果最後總結成厚重的專題著作，於二〇一七年底出版，說明如何運用演化和生態學原理，設計更好的癌症治療方式。

主要想法是，癌症分類標準不只是特定突變或發生在身體上的位置，還有生態演化指標（Eco-Evo index），也就是癌細胞的演化速度和它們在體內生長的棲地豐饒程度。「演化」部分包含腫瘤內的異質程度，也就是這塊基因拼布是只有幾個大細胞株，或是許多各不相同的小細胞株，以及它隨時間改變的速度。這個系統是緩慢擴張的國家，還是情勢瞬息萬變的戰國？是穩定的突變速率形成的緩慢達爾文式演化，還是破碎的染色體和自私的怪物造成的混亂爆發？

詳細DNA定序和其他分析腫瘤內三維細胞結構的檢查方法，並以定期重新檢驗來了解狀況如何改變，就能解答這些問題。未來有一天，我們甚至可以依據單一初步樣本中的突變種類和型態去預測腫瘤的演化能力。生態比較難測定，但也是這個方程式中的重要元素。腫瘤細胞是否生長在貧瘠的土地上，缺乏養分，又有凶悍的免疫掠食者，還有來自健康細胞的激烈競爭？或是降生在富饒又有毒性的沼澤，只有最怪異的角色才能生存？

總而言之，生態演化分類依據異質性高低、突變速率快慢、資源豐富或貧瘠，以及免疫掠食者與其他威脅的安全性高低的各種組合，把癌症分成十六類。有些組合實際上不大可能存在，但探究每種組合的可能結果，可以有效地幫助我們依據這些條件了解癌症的可能表現。

各項分數最低的癌症就像沙漠，資源稀少、多樣性低，因此生物無法興盛演化。另一個極端的癌症就像資源充沛的雨林，擁有多樣性且變化迅速的細胞物種。新細胞株不斷出現，又在免疫細胞激烈掠食下消失。而在兩者之間，多樣性高、資源豐富，但掠食和演化能力低的癌症就像細心照顧的花園，餵養著許多物種，沒有掠食者，隨時間改變的速度相當緩慢。

最有用的是，生態演化指標還能指出這十六類癌症的最佳治療方式。低多樣性、低演化力以及所有細胞都有可標靶驅動突變的癌症，可能只需要一兩種標靶治療就能完全解決。有些或許只要以正確的次序細心施加選擇壓力就能滅絕，或以免疫療法輕鬆解決。演化迅速且基因多樣性高的腫瘤或許是適應性療法的最佳對象，目標是長期控制而非從一開始就打算治癒。還有些癌症或許可以採用「生態療法」，抽乾有毒性的沼澤，改善微環境，使它不適合癌細胞生存。

要做出對的選擇不容易。想精準預測個別癌症的表現，需要**大量**資料，而且這些資料必須**正確**，記錄完整的時間和空間，保留腫瘤內的三維結構，並且定時採取資料。不只是簡單的遺傳資料，而且是包含表現型、免疫細胞、微環境狀態和身體其他部分的完整資訊。這些資料可以輸入用於了解及預測氣候等其他複雜系統的精細演算法和模型，用來進行分析。

有很長一段時間，我認為數學模型的建立只是做做很炫的生物過程動畫。事實上，這個過程是輸入腫瘤中細胞數量、細胞增殖速度、死亡速度，以及周圍的養分濃度等真實細胞和癌症的大量測量數據，代入預測癌症可能表現的方程式。方程式依據起始狀態和我們設定的其他參數，預測未來某段時間後的狀況。接著我們會問：模型的預測符合實際觀察結果嗎？

如果不符，我們就必須進一步改良模型，直到它能提出符合實際的結果。我們或許需要考慮細胞可能會四處流動及增殖，或是腫瘤中心的氧濃度比邊緣低得多等。如果預測正確，很好，我們已經建立了真實生物的電腦模型，可以用它開始做「實驗」了。我們可以調整起始細胞數量、改變養分濃度或提高死亡率，模擬消滅細胞藥物的效果，看看會出現什麼結果。如果這個電腦模擬腫瘤的生長速度減慢甚至完全停止，代表已經找到可能有效的方法，可以進行臨床試驗。

輸入取自個別患者的資料，把這類模型個人化，可能是相當有效的方法，可用來預測就演化而言最適合的治療方式，或者至少能提出比較合理的著手點。此外，除了執行無數次模擬來找出對付某個腫瘤的最佳方式，我們還可以藉助一群人的才華。這群人純粹為了好玩而陰謀破壞對手，他們是遊戲玩家。有些群眾外包科學計畫把實驗室資料轉化成電腦遊戲，用來尋找癌細胞中的DNA改變或搜尋新星系，同樣地，讓聰明的大眾提出各種武器和時間的戰略組合，對抗捉摸不定的對手，應該也是妙點子的絕佳來源。我很喜歡十幾歲的遊戲玩家坐在他們在英國曼徹斯特家中的臥室裡，為美國佛州的退休人士提供治療時間表的想法。

貼切的比喻、電腦遊戲和共識聲明都很好，但這些演化方法真的需要研究，而且還需要實際提升長期存活時間，證明它的價值。蓋登彼的攝護腺癌試驗是個不錯的開始（參見第272頁），但針對一種腫瘤的一次試驗還是不夠。其他實驗正在計畫中，但需要時間和金錢。有些氣候懷疑論者拒絕接受我朋友塔姆辛等人投入所有心力提出的複雜模型和模擬結果，同樣地，也有些人懷疑生態演化理論是否真能改變癌症治療方法。此外還有來自製藥業的聲音，他們寧願開發另一種價值十億美元的激酶抑制劑，也不想提出計畫去解決癌細胞對現有藥物的抵抗力。

部分原因是五十年來以基因為中心的研究通常把身體視為機器，細胞中的基因和分子則比擬為電路或電腦程式中的元件。這個關係在一九六〇年代掀起分子生物學革命，正好搭上消費性電子產品和運算興起，十分難以擺脫。生態學家和演化生物學家被視為與人體內部運作無關，細胞生物學家和生理學家則轉向體細胞突變理論與後來的基因淘金熱。

以色列生化學家艾薩克．巴倫布魯姆（Isaac Berenblum）一九七四年就曾經寫道：

> 現在我們身處於分子生物學時代，可能受遺傳密碼這個生物學主要原理影響過多。一、二十年之後，主要原理可能轉移到另一個平面，同樣影響我們對腫瘤因果關係的推測。

四十多年後，狀況似乎終於開始改變。

撰寫這類書籍一定會提到遺傳學家塞奧多西．杜布藍斯基（Theodosius Dobzhansky）的名句：「不從演化角度來看，生物學現象將完全不合理。」這句話最初出現在一九七二年於美國舉辦的國際生物學教師協會會議的演講中，杜布藍斯基一開始指出，伊斯蘭教教長巴茲（Sheik Abd al Aziz bin Bad）曾經於一九六六年寫信給沙烏地阿拉伯國王，要求他禁止宣稱地球環繞太陽運行，而非太陽環繞地球運行的異端邪說。十六世紀的哥白尼就曾經為此而遭到定罪，所以杜布藍斯基猜測善良的教長可能只是不知道天文學家和物理學家已經提出許多證據，證明「但它仍然在動啊」。杜布藍斯基下了結論：「也有可能他其實偏見極深，任何證據都打動不了。無論如何，試圖說服他是在浪費時間。」

同樣地，如果不從演化角度來看，癌症現象將完全不合理。無視於這個簡單但令人不快的生命事實，是多年來晚期轉移性癌症存活時間難以提升的主要原因。我認為，除非我們真正掌握癌症的基本演化性質，否則很難有所進展。在整個地球生物史上，這個過程的影響一直存在。不理會越來越多證據指出它同樣作用於我們體內的細胞層級，正迅速成為同樣的異端邪說。

許多問題有待解答，許多工作有待完成，但杜布藍斯基曾經指出：

只有不知道或拒絕接受這些證據的人，才會因為情緒障礙或單純固執而懷疑地球史上持續發生的演化過程……假設我們已經完全了解一切，科學也沒有東西可以發現，那會多麼可怕！

追求治癒

腫瘤科醫師講過一個來源不明的故事，說到有個醫師剛完成兩位女性乳癌患者的治療。其中一位來看診時問：「我完全復原了嗎？」醫師回答：「嗯，我不能說妳已經完全治好，過了五年、十年或二十年後仍然可能復發。」她開始邊哭邊說：「你說什麼？我做完所有治療。我失去了胸部、失去工作、失去朋友，你竟然說我沒有完全復原？」

當天稍晚，另一位女性患者來看診，問了同樣的問題：「我完全治好了嗎？」醫師想到前一位患者，所以回答：「對，妳可以說妳完全復原了。」她同樣開始邊哭邊說：「你說什麼？我失去了胸部、做完全部化療、失去工作、失去丈夫，人生完全走樣，你怎麼可以說我完全復原了？」

改採更具演化特質的癌症治療方法，必須踏出的最後一步在於心理層面。幸運逃出癌症魔掌的人都知道，癌症永遠不會離開，自己也因此永遠改變。確診的震驚淡去多年，復發的恐懼永遠存在。有些人帶著恐懼，就像有隻動物圍在脖子上，學著與它共存並承擔它的重量。有些人把恐懼放在心中，在深夜裡偶爾讓它出來透透氣。

如果適應性療法或類似的長期控制策略開始成為晚期癌症的常見對策，我們與生長在體內的腫瘤的關係也必須改變。參與蓋登彼試驗計畫的患者必須接受：腫瘤不會消失，而且會刻意允許它再度長大。我們必須改變用語，把這類治療視為照料花園，盡可能維持一切井然有序，例如除去花圃裡的雜草和修剪籬笆等，而不是用一把火全部燒光，祈禱這片焦土不會再有東西長出來。

透過精細地理解突變和微環境之間的交互作用，這樣的心理變化也會影響癌症預防措施。許多人不是把癌症歸究於某個特定原因（尤其是可以避免的原因），因此經常碎念「健康生活方式」非常重要，就是雙手一攤，歸因於命運。癌細胞和其中的突變其實只是整個狀況的一半。解讀腫瘤內的突變特徵提出預防癌症的重要方法，是盡量減少接觸ＤＮＡ傷害因素（同時可能譴責某些組織刻意不控制已知的致癌物質）。但這樣不可能阻止我們自己的細胞對我們造成的損害，因為這是生命的基本生化過程。

健康的細胞和棲地這兩個因素同樣重要。我們或許可以把眼光擴大，放在保持組織健康，控制長期慢性發炎，維持細胞社會秩序，而不是列出一長串必須避免的東西。我們應該肯定自己體內抑制取巧細胞的強大能力，而不是因為有漏網之魚就否定它。隨著早期診斷和治療不斷改進，或許我們甚至可以不把癌症視為厄運，而是比較類似老化的正常過程，是許多人會經歷的生命階段，就像第一次月經、第一根白頭髮、第一條皺紋，以及第一個細胞株擴增。

在生物學上宣戰，對政治人物而言不算最愚蠢的想法，但美國前總統尼克森於一九七一年發動「癌症戰爭」，讓我們相信癌症可以戰勝。然而這場戰爭最後變成一團混亂，死傷無數，更多金錢浪費在腫瘤基因與製藥業的複合體上。三十年後，美國國家癌症研究所（National Cancer Institute，NCI）於二〇〇三年宣布，研究所的目標是在二〇一五年「使因為癌症而受苦或死亡的人數歸零」。但即使在美國國家癌症研究所（與世界各地幾千人）的努力下，二〇二〇年代仍有許多人因為癌症而受苦甚至死亡。

我曾經在癌症研究慈善機構工作十多年，相信我們確實需要激勵人心的標語和促成行動的偉大概念。但總是雷聲大雨點小，最後將使大眾失望並期待破滅，進而造成陰謀論和騙術橫行的環境。要對這種狀況設下嚴格的截止期限，可能也太過天真。然而，如果有人真的敢指出，事情可能比我們原來所想得更加複雜，許多人是不願意接受事實的。

二〇一四年，梅爾．葛里夫斯在癌症研究所成立演化與癌症中心的記者會上說明，從天擇的現實看來，抗藥性無可避免，因此我們或許永遠無法治癒晚期癌症。他提出另一個把目前無法挽救的轉移性癌症變成長期慢性病症的願景：只要理解及操縱演化的力量，存活期間可以長達數年，而不是只有幾個月。

第二天，《泰晤士報》一篇嗤之以鼻的社論指責格里夫斯缺乏抱負和企圖心，文中這麼說：

英國癌症研究基金會（Cancer Research UK）就是個例子。這個慈善機構的標語是「我們將一起擊敗癌症」（Together We Will Beat Cancer）。如果這句標語是葛里夫斯教授所說的「我們將一起拖延癌症」，他們募到的經費有可能足以研究兩百多種癌症嗎？當然不可能。

但新標語又該怎麼寫？我們應該懷著什麼樣的抱負，在多細胞性和演化理論下對抗癌症？撰寫本書過程中，我訪問過五十多位極富想法的研究人員，耙梳無數書籍和論文。我逐漸發現，這個目標的最佳標語就在桑格研究所全球首屈一指的遺傳學家彼得・坎貝爾（Peter Campbell）的話語中。他說：「怎樣可以算是遊戲結束？我認為是活到死於其他因素為止。」

真實人生不是神話傳說或童話故事。每個人終有一死。能長生不死的只有神明，但神並不存在。我們的目標應該是讓每個人在世界上健康地活到高興為止；而最重要的應該是：讓每個人不會在生命快樂終結前死於癌症，無論年齡大小。如果越來越多人能在確診後存活幾十年，我們將需要花費更多心力來減輕治療的副作用，以及支持他們的身體與心理健康。

人類的死亡率是百分之百，但生命本身將一直延續下去。細胞會持續增殖，使生物學上的連結可以一路追溯到共同祖先路卡。癌症是生命的代價。我們不可能對癌症宣戰，就像我們不可能對多細胞性或演化宣戰一樣。沒有使一個細胞變成許多細胞的危險基因，我們就不可能在子宮中從一個細胞長成嬰兒，或是修復或更換老化部分。沒有多細胞性，我們永遠是沒有思想、在原生湯中游來游去的一個細胞。但使多細胞性得以存在的法則形成井然有序的細胞社會，這樣的社會一定會出現脫離控制、巧取豪奪的細胞。

沒有演化，我們和地球上多采多姿的生物都不會存在。癌症運用自然界中最具創造力的力量，造成最可怕的破壞。但它不可能規畫未來，每個腫瘤都是全新的演化實驗，我們可以從中學習，把這些心得化為優勢。

我們必須以新的眼光看待癌症——它不是必須消滅的外星人，它只是多細胞生物本有的特質。我們必須從演化和人體內部地景生態學的觀點來了解它。我們在可能時必須將它根除：操縱癌症走向演化死亡，讓每個細胞都沒有其他演化途徑，只剩下滅絕一途。但在不可能根除時，另一個方法是一回合一回合地追殺腫瘤：觀察、等待、治療、觀察、等待、治療……可能延續數十年之久。這或許不是我們尋找的癌症靈藥，卻是看來最接近的一種。

致謝

首先我最想感謝的是我的經紀人，Aitken Alexander公司的Chris Wellbelove，從初步提案到全書完成，每一步都提供許多協助。我必須感謝在文字編輯過程中提供意見，使這本書變得更好的所有人，Weidenfeld & Nicolson出版公司的Jenny Lord、Frank Swain、Maddy Price和Claire Dean。

十分感謝英國癌症研究基金會的所有同事，包括媒體和科學傳播團隊和整個基金會。謝謝你們十多年來的靈感、機會和友情。其中我要特別感謝在基金會一起策畫「科學最前線」部落格的Henry Scowcroft和Ed Yong，他們對我磨練寫作技巧和知識提供許多協助。

非常感謝所有提供時間暢談研究工作和指引正確方向的研究人員。篇幅有限，難以詳述他們談到的內容和故事，但他們都影響了我的想法：

Alex Cagan、Amy Boddy、Andrea Sottoriva、Andy Futreal、Anna Barker、Anna Trigos、Athena Aktipis、Beata Ujvari、Bissan Al Lazikani、Bob Gatenby、Bob

Weinberg、Carlo Maley、Casey Kirkpatrick、Charlie Swanton、Cristian Tomasetti、Daniel Du- rocher、David Adams、David Basanta、David Goode、Elizabeth Murchison、Fran Balkwill、Frederic Thomas、Gerard Evan、Greg Hannon、Hans Clevers、Hayley Francies、Inaki Ruiz Trillo、Inigo Martincorena、Joel Brown、Kenneth Pienta、Kim Bussey、Kristin Swanson、Manuel Rodrigues、Marc Tollis、Mariam Jamal-Hanjani、Mel Greaves、Mike Stratton、Nicky McGrana- han、Olivia Rossanese、Paul and Pauline Davies、Peter Campbell、Phil Jones、Richard Houlston、Richard Peto、Rodrigo Hamede、Ron de Pinho、Rong Li、Ruben van Boxtel、Sam Behjati、Sandy Anderson、Serena Nik-Zainal、Steve Elledge、Steve Jackson、Trevor Graham、Vicky Forster、Walter Bodmer及Yin-Yin Yuan.

感謝我造訪過的所有實驗室和機構的行政人員，他們高效率又親切地協助安排訪問和提供咖啡，尤其是英國蘇頓癌症研究所和劍橋的維康桑格研究所。感謝Toni Garcia協助安排我到美國和加拿大的取材之旅，感謝Cyril和Angela Arney以及Lucy和Dan Durocher在我到達當地時親切地接待。

我很榮幸能寫出喬許・巴恩法柏、克里斯潘・雅各、塔姆辛・艾德華和黛西瑞的個人經歷。謝謝你們相信我，提供親身經歷。

十分感謝First Create The Media科學傳播團隊的所有成員，他們在我專心寫書時維持團隊運作，尤其是營運長和組織魔術師Sarah Hazell。

謝謝實際生活和線上所有家人和朋友的支持鼓勵：爸、媽、Lucy、Dan、Chloë、Helen、Rob and Mattie；Adventure Club（Martin、Jen、Liz、James和Chris）；Smut Club（Safia、Sarah、Aine、Emma和Nell）；The Blue，以及所有朋友和推特上的支持者。

最後，如果沒有我的伴侶Martin Robbins堅定的愛與支持，就不可能有這本書。他在同理地喝威士忌與親切地責罵間達到了完美的平衡。謝謝你。

名詞解釋

- **細胞凋亡（Apoptosis）**：控制下的細胞死亡（有時稱為「細胞自殺」或程序化細胞死亡），用來消滅受損、老舊或不需要的細胞。細胞凋亡是防範癌症的重要保護功能，腫瘤通常會演化出對抗這個功能的方法。
- **鹼基／鹼基對（Bases/base pairs）**：構成DNA和RNA的化學建構單元。鹼基分為四種（字母），分別是腺嘌呤（A）、包嘧啶（C）、鳥嘌呤（G）和胸腺嘧啶（T）。A一定和T配對、C一定和G配對，形成DNA的階梯狀結構。
- **染色體（Chromosome）**：一長條DNA字串。
- **染色體破碎（Chromothripsis）**：細胞核內的DNA大規模重新排列，許多DNA被打斷後重新隨機組合。
- **細胞株（Clone）**：一群源自單一奠基者的細胞。
- **去氧核糖核酸（deoxyribonucleic acid，DNA）**：長形階梯狀分子，形狀像是扭轉的階梯（雙螺旋）。階梯兩側是糖分子長鏈，梯級由鹼基對組成。這些鹼基的特定次序包含遺傳指令，細胞依據這些指令製造生物中的所有分子。

- **驅動突變**（**Driver mutation**）：腫瘤基因中促使癌細胞增殖或造成其他競爭優勢的改變。
- **表觀遺傳**（**Epigenetic**）：不在DNA本身之內，但影響基因活動的因素。
- **細胞外基質**（**Extracellular matrix**）：在身體組織中協助維持細胞結合的分子「黏膠」。
- **基因**（**Gene**）：一條DNA，其中包含細胞製造RNA這種特殊蛋白質所需的資料。
- **基因組**（**Genome**）：用來構成生物的完整遺傳指令（DNA）。
- **基因型**（**Genotype**）：個別細胞、腫瘤或生物的遺傳組成。
- **生殖細胞**（**Germ cells**）：胚胎中最後生成卵子或精子的特殊細胞。
- **組織蛋白**（**Histones**）：把DNA包在細胞核內的球型蛋白質。
- **激酶**（**Kinase**）：在其他蛋白質上添加磷酸根這種化學「標籤」的蛋白質。許多激酶可在細胞內和細胞間傳遞訊號，通知細胞開始或停止增殖。
- **有絲分裂**（**Mitosis**）：一個細胞分成兩個的過程。正常狀況下，每個新細胞都有與原始細胞數量相同的DNA和染色體。癌細胞的有絲分裂經常出現問題，可能導致新細胞染色體減少或增加。

- **突變**（**Mutation**）：DNA序列變更或改變。突變可能發生在基因或非編碼DNA中，改變可能是一個鹼基（字母）或大規模結構重新排列。
- **天擇**（**Natural selection**）：由達爾文首先提出，天擇是生物或細胞具有更能適應環境的表徵時，比較容易存活，並把有利基因傳給後代。
- **負向選擇**（**Negative selection**）：有害表徵在族群中消失的演化過程，又稱為「淨化選擇」。
- **中性選擇**（**Neutral selection**）：細胞、器官或族群內的基因改變大多既不有利也不有害，因此不受正向或負向選擇影響。
- **非編碼DNA**（**Noncoding DNA**）：不包含蛋白質生成指令的DNA。這類DNA可能沒有功能，也可能只用來當成製造非編碼RNA的模型。
- **細胞核**（**Nucleus**）：細胞中容納所有DNA的結構，可以視為細胞的「控制中心」。
- **腫瘤基因**（**Oncogene**）：負責生成驅使細胞大量增殖的蛋白質的基因。正常狀況下，腫瘤基因只會在必要時持續製造新細胞。過度活化的腫瘤基因可能驅使細胞過度生長，往往導致癌症。
- **表現型**（**Phenotype**）：細胞、腫瘤或器官的外觀與表現。
- **正向選擇**（**Positive selection**）：有利表徵在族群中擴散的演化過程。

- **蛋白質**（**Protein**）：由一長串稱為胺基酸的建構單元構成的分子。蛋白質在細胞內的功能相當多，包括製造和維持結構、進行化學反應，以及維持生命等。
- **核糖核酸**（**ribonucleic acid，RNA**）：基因開啟時產生的分子，形狀類似DNA的半個「階梯」。
- **定序**（**Sequencing**）：讀取DNA中所有字母的順序。
- **體細胞**（**Soma/Somatic cells**）：體內除生殖細胞以外的所有細胞。
- **基質**（**Stroma**）：器官內的結締組織、血管、免疫細胞和細胞外基質等與主要功能沒有直接關係的支持性結構。
- **端粒**（**Telomeres**）：保護染色體兩端的分子「套蓋」。
- **腫瘤抑制基因**（**Tumour suppressor**）：負責生成可抑制癌症發展的蛋白質的基因。抑制方式包括減慢細胞增殖速度、偵測或修復基因損傷，或是命令有錯誤的細胞死亡。失去一個或多個腫瘤抑制基因功能是癌症發展的重要步驟。

延伸閱讀

我的第一本書《放養海明威的貓》（*Herding Hemingway's Cats: Understanding How Our Genes Work*，2016）中有許多關於基因和基因組的詳細背景解說。

哥倫比亞大學醫學中心癌症醫師辛達塔・穆克吉（Siddartha Mukherjee）的得獎書籍《萬病之王：一部癌症的傳記，以及我們與它搏鬥的故事》（*Emperor of all Maladies: A Biography of Cancer*，2010）詳細介紹癌症研究與治療的歷史，但稍微缺少關於基因組的最新發展。

約翰遜（George Johnson）把妻子的罹癌經歷和引人入勝的科學故事結合成《癌症探祕》（*The Cancer Chronicles: Unlocking Medicine's Deepest Mystery*，2013）這本書。

一九五一年，年輕的非裔美籍女性死於子宮頸癌。現在，她的細胞在世界各地的實驗室中生長。芮貝卡・史克魯特（Rebecca Skloot）在《海拉細胞的不死傳奇》（The Immortal Life of Henrietta Lacks，2010）中介紹癌症研究史上最重要的人物有關的謎團和各種誤解。

潔西卡・韋普納（Jessica Wapner）的《費城染色體》（*The Philadelphia Chromosome: A Mutant Gene and the Quest to Cure Cancer at the Genetic Level*，2013）探討基利克開發幕後的故事。基利克可說是史上最成功的癌症藥物，也立下標靶療法的典範。

喬納森・洛索斯（Jonathan Losos）的《不可能的命運》（*Improbable Destinies: Fate, Chance, and the Future of Evolution*，2017）雖然不完全和癌症有關，但全面介紹了趨同演化如何塑造地球生物。

梅爾文・格里夫斯（Melvyn Greaves）的《癌症：演化傳奇》（*Cancer: The Evolutionary Legacy*，2000）應該是第一本從演化觀點介紹癌症的書籍。這本書稍微久了一些，但仍然有許多深入見解。詹姆斯・迪葛雷戈里（James DeGregori）的適應性腫瘤生成理論距離現在較近，介紹目前的癌症演化理論。

《癌症研究前沿》（*Frontiers in Cancer Research: Evolutionary Foundations, Revolutionary Directions*，2016）是卡羅・馬雷（Carlo Maley）和梅爾・格里夫斯（Mel Greaves）共同編輯的科學論文集，蒐羅許多關於癌症發展和治療的新理論。

畢塔・烏吉瓦里（Beata Ujvari）、班哲明・羅克（Benjamin Roche）和弗雷德瑞克・湯瑪斯（Frédéric Thomas）編輯的《癌症的生態與演化》（*Ecology and Evolution of Cancer*，2017）深入腫瘤演化的世界，並且出目前已知曾經罹患癌症的所有物種。湯瑪斯還曾以法文寫過為一般大眾介紹癌症演化的書籍《癌症的可怕祕密》（*L'abominable secret du cancer*，2019）。

卡洛斯．桑農希安（Carlos Sonnenschein）和安娜．索托（Ana Soto）當時雖然頗具爭議性，但科學家尋找整合性更高、以組織為主的腫瘤發展與生長模型時，他們在《細胞社會》（*The Society of Cells: Cancer Control of Cell Proliferation*，1999）中提出的理論更加受到重視。

如果愛聽Podcast，推薦維內．普拉薩德（Vinay Prasad）的《全體會議》（Plenary Session）。節目中批評糟糕的公衛政策、過度吹捧的癌症療法，以及設計糟糕的臨床試驗等。請參考推特（@Plenary_Session）或自行搜尋。

此外還推薦兩週一次的《遺傳學解密》（Genetics Unzipped）Podcast，介紹關於基因、基因組、DNA，甚至癌症的現代與歷史故事。請搜尋GeneticsUnzipped.com。

參考資料

前言

Third Annual Report of the Imperial Cancer Research Fund (1905), p8

Bailar, J.C. and Smith, E.M. (1986) Progress against cancer? *New England Journal of Medicine* 314:1226–32 doi:10.1056/NEJM198605083141905

Dietrich, M. (2003) Richard Goldschmidt: hopeful monsters and other 'heresies', *Nat Rev Genet* 4: 68–74 doi:10.1038/ nrg979

Forster, V. (2019) An Israeli Company Claims That They Will Have A Cure For Cancer In A Year. Don't Believe Them, *Forbes* (published online 30 January 2019) bit.ly/2ufqPJs

Power, D'A. (1904) Notes on an ineffectual treatment of cancer: being a record of three cases injected with Dr. Otto Schmidt's serum, *Br Med J.* 1: 299–302 doi:10.1136/ bmj.1.2249.299

1 細說從頭

Weiss, M., Sousa, F., Mrnjavac, N. et al. (2016) The physiology and habitat of the last universal common ancestor. *Nat Microbiol* 1: 16116 doi:10.1038/ nmicrobiol.2016.116

Galen, *On the Method of Healing to Glaucon*, 2.12, 11.140–41K

David, A. and Zimmerman, M. (2010) Cancer: an old disease, a new disease or something in between? *Nat Rev Cancer* 10: 728–733 doi:10.1038/nrc2914

Scientists suggest that cancer is man-made (2019) Manchester University website (published online 14 October 2019) bit. ly/2sziYpK

Hunt, K., Kirkptarick, C., Campbell, R. and Willoughby, J. Cancer Research in Ancient Bodies (CRAB) Database cancerantiquity.org/crabdatabase

Banks Whitely, C. and Boyer, J.L. (2018) Assessing cancer risk factors faced by an Ancestral Puebloan population in the North American Southwest, *International Journal of Paleopathology* 21: 166–177 doi:10.1016/j.ijpp.2017.06.004

Buikstra, J.E. and Ubelaker, D.H. (1994) Standards for data collection from human skeletal remains. *Arkansas Archeological Survey Research Series* No. 44 doi:10.1002/ajhb.1310070519

Lynnerup, N. and Rühli, F. (2015) Short review: the use of conventional X rays in mummy studies, *The Anatomical Record* 298: 1085–1087 doi:10.1002/ar.23147

Strouhal E. (1976) Tumors in the remains of ancient Egyptians, *Am J Phys Anthropol.* 45: 613–20

doi:10.1002/ajpa.1330450328

Odes, E.J., Randolph-Quinney, P.S., Steyn, M., et al. (2016) Earliest hominin cancer: 1.7-million-year-old osteosarcoma from Swartkrans Cave, South Africa. *South African Journal of Science* 112: Art. #2015-0471 doi:10.17159/ sajs.2016/20150471

Odes, E.J., Delezene, L.K., Randolph-Quinney, P.S. et al. (2018) A case of benign osteogenic tumour in Homo naledi: Evidence for peripheral osteoma in the U.W. 101–1142 mandible, *International Journal of Paleopathology* 21: 47–55 doi:10.1016/j.ijpp.2017.05.003

Czarnetzki, A., Schwaderer, E. and Pusch, C.M. (2003) Fossil record of meningioma, *The Lancet* 362: 408 doi:10.1016/ S0140-6736(03)14044-5

Molto, E., Sheldrick, P. (2018) Paleo-oncology in the Dakhleh Oasis, Egypt: Case studies and a paleoepidemiological perspective, *International Journal of Paleopathology* 21:96–110 doi:10.1016/j.ijpp.2018.02.003

Domazet-Lošo, T., Klimovich, A., Anokhin, B. et al. (2014) Naturally occurring tumours in the basal metazoan *Hydra*, *Nat Commun* 5: 4222 doi:10.1038/ncomms5222

Haridy, Y., Witzmann, F., Asbach, P., Schoch, R.R., Fröbisch, N., Rothschild, B.M. (2019) Triassic Cancer—Osteosarcoma in a 240-Million-Year-Old Stem-Turtle. *JAMA Oncol.* 5:425–426. doi:10.1001/jamaoncol.2018.6766

Ujvari, B., Roche, B. and Thomas, F. (2017) *Ecology and Evolution of Cancer*, Academic Press, Cambridge, Mass. Chapter 2.

Shufeldt, R.W. (1919) A three-legged robin (*Planesticus m. migratorius*), *The Auk* 36: 585–586 doi:10.2307/4073388

Rothschild, B.M., Tanke, D.H., Helbling, M. et al. (2003) Epidemiologic study of tumors in dinosaurs. *Naturwissenschaften* 90, 495–500 doi:10.1007/ s00114-003-0473-9

Henrique de Souza Barbosa, F., Gomes da Costa Pereira, P.V.L, Paglarelli, L. et al. (2016) Multiple neoplasms in a single sauropod dinosaur from the Upper Cretaceous of Brazil. *Cretaceous Research* 62: 13–17 doi:10.1016/j.cretres.2016.01.010

Brem, H. and Folkman, J. (1975) Inhibition of tumor angiogenesis mediated by cartilage. *J Exp Med* 141: 427–439 doi:10.1084/jem.141.2.427

Main, D. (2013) Sharks Do Get Cancer: Tumor Found in Great White, LiveScience (published online 3 December 2013) bit. ly/2MMrp7V

McInnes, E. F., Ernst, H., and Germann, P.-G. (2013). Spontaneous neoplastic lesions in control Syrian hamsters in 6-, 12-, and 24-month short-term and carcinogenicity studies. *Toxicologic Pathology,* 41(1), 86–97 doi:10.1177/0192623312448938

Henwood, Chris (2001) The Discovery of the Syrian Hamster, *Mesocricetus auratus*, *The Journal of the British Hamster Association* 39 bit.ly/2szzCWh

Gordon, M. (1941) Genetics of melanomas in fishes v. the reappearance of ancestral micromelanophores in offspring of parents lacking these cells, *Cancer Res 1*: 656–659

Munk, B.A., Garrison, E., Clemons, B., & Keel, M.K. (2015). Antleroma in a free-ranging white-tailed deer (*Odocoileus virginianus*). *Veterinary Pathology,* 52: 213–216 doi:10.1177/0300985814528216

Peto R. (2015) Quantitative implications of the approximate irrelevance of mammalian body size and lifespan to lifelong cancer risk. *Phil. Trans. R. Soc.* B 370: 20150198 doi:10.1098/rstb.2015.0198

Fisher, D.O., Dickman, C.R., Jones, M.E., Blomberg, S.P. (2013) Evolution of suicidal reproduction in mammals, *Proc Natl Acad Sci U S A.* 110: 17910–17914 doi:10.1073/ pnas.1310691110

Nielsen, J., Hedeholm, R.B., Heinemeier, J. et al. (2016) Eye lens radiocarbon reveals centuries of longevity in the Greenland shark (*Somniosus microcephalus*), *Science* 353:702–4. doi:10.1126/science.aaf1703

Boddy, A.M., Huang, W., Aktipis, A. (2018) Life history trade- offs in tumors, *Curr Pathobiol Rep*. 6: 201–207 doi:10.1007/ s40139-018-0188-4

Avivi, A., Ashur-Fabian, O., Joel, A. et al. (2007) P53 in blind subterranean mole rats – loss-of-function versus gain-of- function activities on newly cloned Spalax target genes, *Oncogene* 26: 2507–2512 doi:10.1038/ sj.onc.1210045

Domankevich, V., Eddini, H., Odeh, A. and Shams, I. (2018). Resistance to DNA damage and enhanced DNA repair capacity in the hypoxia-tolerant blind mole rat *Spalax carmeli*. *J. Exp. Biol.* 221: jeb174540 doi:10.1242/jeb.174540

Hilton, H.G., Rubinstein, N.D., Janki, P. et al. (2019) Single-cell transcriptomics of the naked mole-rat reveals unexpected features of mammalian immunity, *PLoS Biol* 17: e3000528 doi:10.1371/journal.pbio.3000528

Seluanov, A., Hine, C., Azpurua, J., et al. (2009) Hypersensitivity to contact inhibition provides a clue to cancer resistance of naked mole-rat, *Proc Natl Acad Sci U S A.* 106:19352-7 doi:10.1073/pnas.0905252106

Herrera-Álvarez, S., Karlsson, E., Ryder, O.A. et al. (2018) How to make a rodent giant: Genomic basis and tradeoffs of gigantism in the capybara, the world's largest rodent, *bioRxiv* 424606; doi:10.1101/424606

Keane, M., Semeiks, J., Webb, A. E. et al. (2015). Insights into the evolution of longevity from the bowhead whale genome. *Cell reports* 10: 112–122 doi:10.1016/j.celrep.2014.12.008

Seim, I., Fang, X., Xiong, Z. et al. (2013) Genome analysis reveals insights into physiology and longevity of the Brandt's bat *Myotis brandtii*. *Nat Commun* 4: 2212 doi:10.1038/ncomms3212

Nagy, J.D., Victor, E.M., Cropper, J.H. (2007) Why don't all whales have cancer? A novel hypothesis resolving Peto's paradox. *Integr Comp Biol.* 47:317-28. doi:10.1093/icb/ icm062

Cancer risk statistics, Cancer Research UK website cancerresearchuk.org/health-professional/cancer-statistics/ risk

2 生命的代價

Karpinets, T., Greenwood, D. J., Pogribny, I., and Samatova, N. (2006) Bacterial stationary-state mutagenesis and Mammalian tumorigenesis as stress-induced cellular adaptations and the role of epigenetics, *Current Genomics* 7: 481–496 doi:10.2174/138920206779315764

Buss L.W. (1982) Somatic cell parasitism and the evolution of somatic tissue compatibility, *Proceedings of the National Academy of Sciences USA 79*: 5337–5341 doi:10.1073/ pnas.79.17.5337

Santorelli, L., Thompson, C., Villegas, E. et al. (2008) Facultative cheater mutants reveal the genetic complexity of cooperation in social amoebae, *Nature* 451: 1107–1110 doi:10.1038/nature06558

Khare, A. and Shaulsky, G. (2010) Cheating by Exploitation of Developmental Prestalk Patterning in *Dictyostelium discoideum*, *PLoS Genet* 6: e1000854 doi:10.1371/journal. pgen.1000854

Strassmann, J.E., Zhu, Y. and Queller, D.C. (2000) Altruism and social cheating in the social amoeba Dictyostelium discoideum, *Nature* 408: 965–7 doi:10.1038/35050087

Santorelli, L.A., Kuspa, A., Shaulsky, G. et al. (2013) A new social gene in *Dictyostelium discoideum*, chtB, *BMC Evol Biol* 13: 4 doi:10.1186/1471-2148-13-4

Cherfas, J. (1977) The Games Animals Play, *New Scientist* 75: 672–673

Collins, J. (2014) The origin of the phrase "sneaky f**cker", Jason Collins blog (published online 8 January 2014) bit. ly/2ZTrQ5B

Aumer, D., Stolle, E., Allsopp, M. et al. (2019) A single SNP turns a social honey bee (*Apis mellifera*) worker into a selfish parasite, *Molecular Biology and Evolution* 36: 516–526 doi:10.1093/molbev/msy232

Aktipis A. (2015). Principles of cooperation across systems: from human sharing to multicellularity and cancer, *Evolutionary Applications* 9: 17–36. doi:10.1111/eva.12303

Sorkin, R.D. (2000) A Historical Perspective on Cancer, *arXiv* (submitted 1 November 2000) arxiv.org/abs/physics/0011002

Davies, P. C., & Lineweaver, C. H. (2011). Cancer tumors as Metazoa 1.0: tapping genes of ancient ancestors, *Physical Biology* 8: 015001 doi:10.1088/1478-3975/8/1/015001

Munroe, R. Physicists, *XKCD* xkcd.com/793/

Trigos, A.S., Pearson, R.B., Papenfuss, A.T. and Goode, D.L. (2017) Atavistic gene expression patterns in solid tumors, *Proceedings of the National Academy of Sciences USA* 114: 6406–6411 doi:10.1073/pnas.1617743114

Trigos, A.S., Pearson, R.B., Papenfuss, A.T. and Goode, D.L. (2019) Somatic mutations in early metazoan genes disrupt regulatory links between unicellular and multicellular genes in cancer, *eLife* 8: e40947 doi:10.7554/eLife.40947

3 巧取豪奪的細胞

Parts of this chapter are adapted from my feature 'The DNA detectives hunting the causes of cancer', published by Wellcome on Mosaic, reproduced here under a Creative Commons licence (published online 25 September 2018) bit. ly/DNADetectives

Faguet, G.B. (2014) A brief history of cancer: Age old milestones underlying our current knowledge database, *Int J Cancer* 136: 2022–2036 doi:10.1002/ijc.29134

Hadju, S.I. (2006) Thoughts about the cause of cancer, *Cancer* 8: 1643–1649 doi:10.1002/cncr.21807

Scowcroft, H. (2008) Is this the start of the silly season? Cancer Research UK Science blog (published online 11 July 2008) bit.ly/39DNOxN

Scowcroft, H. (2011) No need to worry about having a shower or drinking water. Cancer Research UK Science blog (published online 17 March 2011) bit.ly/2sHUASA

Turning on the light to go to the toilet does not give you cancer. University of Leicester website (published online 14 April 2010) bit.ly/35na8bP

Emami, S. A., Sahebkar, A., Tayarani-Najaran, N., and Tayarani-Najaran, Z. (2012) Cancer and its Treatment in Main Ancient Books of Islamic Iranian Traditional Medicine (7th to 14th Century AD), *Iranian Red Crescent Medical Journal* 14: 747–757 doi:10.5812/ircmj.4954

Triolo, V.A. (1965) Nineteenth century foundations of cancer research advances in tumor pathology, nomenclature, and theories of oncogenesis, *Cancer Res.* 25: 75–106

Triolo, V.A. (1964) Nineteenth century foundations of cancer research origins of experimental research, *Cancer Res.* 24: 4–27

Paweletz, N. (2001) Walther Flemming: pioneer of mitosis research, *Nat Rev Mol Cell Biol* 2: 72–75 doi:10.1038/35048077

Wunderlich, V. (2007) Early references to the mutational origin of cancer, *International Journal of Epidemiology* 36: 246–247 doi:10.1093/ije/dyl272

Hill, J. (1761) *Cautions against the immoderate use of snuff. Founded on the known qualities of the tobacco plant and the effects it must produce when this way taken into the body and enforced by instances of persons who have perished miserably of diseases, occasioned, or rendered incurable by its use*, R. Baldwin and J. Jackson bit. ly/2ZP5wKq

Pott, P. (1775) *Chirurgical observations: relative to the cataract, the polypus of the nose, the cancer of the scrotum, the different kinds of ruptures, and the mortification of the toes and feet*, L. Hawes, W. Clarke, and R. Collins bit.ly/2FkrX0K

Butlin, H.T. (1892) Three Lectures on Cancer of the Scrotum in Chimney-Sweeps and Others: Delivered at the Royal College of Surgeons of England, *Br Med J*. 2: 66-71 doi:10.1136/ bmj.2.1645.66

Herr, H.W. (2011) Percival Pott, the environment and cancer, *BJU International* 108: 479–481 doi:10.1111/j.1464-410X.2011.10487.x

Passey, R.D. and Carter-Braine, J. (1925) Experimental soot cancer, *The Journal of Pathology and Bacteriology* 28: 133-144 doi:/10.1002/path.1700280202

Kennaway E.L. (1930) Further experiments on cancer- producing substances, *The Biochemical Journal* 24: 497–504 doi:10.1042/bj0240497

Doll, R. and Hill, A.B. (1950) Smoking and carcinoma of the lung; preliminary report, *British Medical Journal* 2: 739–748. doi:10.1136/bmj.2.4682.739

Proctor, R.N. (2006) Angel H. Roffo: the forgotten father of experimental tobacco carcinogenesis, *Bulletin of the World Health Organization* 84: 494–496 doi:10.2471/blt.06.031682

Doll, R. (1999) Tobacco: a medical history, *Journal of Urban Health* 76: 289–313 doi:10.1007/BF02345669 Proctor, R.N. (2001) Commentary: Schairer and Schöniger's forgotten tobacco epidemiology and the Nazi quest for racial purity, *International Journal of Epidemiology* 30: 31–34 doi:10.1093/ije/30.1.31

Pleasance, E.D., Stephens, P.J., O'Meara, S. et al. (2010) A small- cell lung cancer genome with complex signatures of tobacco exposure, *Nature* 463: 184–190 doi:10.1038/nature08629

Pleasance, E.D., Cheetham, R.K., Stephens, P.J. et al. (2010). A comprehensive catalogue of somatic mutations from a human cancer genome, *Nature* 463: 191–196 doi:10.1038/ nature08658

Alexandrov, L.B., Ju, Y.S., Haase, K. et al. (2016) Mutational signatures associated with tobacco smoking in human cancer, *Science* 354: 618–622 doi:10.1126/science.aag0299

COSMIC Catalogue of Somatic Mutations in Cancer cancer. sanger.ac.uk/ cosmic/signatures

Kucab, J.E., Zou, X., Morganella, S. et al. (2019) A Compendium of Mutational Signatures of Environmental Agents, *Cell* 177: 821–836.E16 doi:10.1016/j.cell.2019.0

Martin, D. (2003) Douglas Herrick, 82, Dies; Father of West's Jackalope, *New York Times* (published 19 January 2003) nyti.ms/2ST9Nej

Rubin, H. (2011) The early history of tumor virology: Rous, RIF, and RAV, *Proceedings of the National Academy of Sciences USA* 108: 14389–14396 doi:10.1073/pnas.1108655108

Javier, R.T. and Butel, J.S. (2008) The History of Tumor Virology, *Cancer Res* 68: 7693–7706 doi:10.1158/0008-5472. CAN-08-3301

4 找出所有基因

Duesberg, P.H. and Vogt, P.K. (1970) Differences between the Ribonucleic Acids of Transforming and Nontransforming Avian Tumor Viruses, *Proceedings of the National Academy of Sciences USA* 67: 1673–1680 doi:10.1073/pnas.67.4.1673

Bister, K. (2015) Discovery of oncogenes, *Proceedings of the National Academy of Sciences USA* 112: 15259–15260 doi:10.1073/pnas.1521145112

Shih, C., Shilo, B.Z., Goldfarb, M.P., Dannenberg, A. and Weinberg, R.A. (1979) Passage of phenotypes of chemically transformed cells via transfection of DNA and chromatin,

Proceedings of the National Academy of Sciences USA 76: 5714–5718 doi:10.1073/pnas.76.11.5714

Prior, I. A., Lewis, P. D. and Mattos, C. (2012) A comprehensive survey of Ras mutations in cancer, *Cancer Research* 72: 2457–2467 doi:10.1158/0008-5472.CAN-11-2612

Shih, C. and Weinberg, R.A. (1982) Isolation of a transforming sequence from a human bladder carcinoma cell line, *Cell* 29: 161–169 doi:10.1016/0092-8674(82)90100-3

Harper, P.S. (2006) The discovery of the human chromosome number in Lund, 1955–1956, *Hum Genet.* 119: 226–32 doi:10.1007/s00439-005-0121-x

Van der Groep, P., van der Wall, E., and van Diest, P. J. (2011). Pathology of hereditary breast cancer, *Cellular Oncology* 34: 71–88. doi:10.1007/s13402-011-0010-3

Krush, A. J. (1979) Contributions of Pierre Paul Broca to cancer genetics, *Transactions of the Nebraska Academy of Sciences and Affiliated Societies* 316 digitalcommons.unl. edu/tnas/316/

Ricker, C. (2017) From family syndromes to genes... The first clinical and genetic characterizations of hereditary syndromes predisposing to cancer: what was the beginning? *Revista Médica Clínica Las Condes* 28: 482–490 doi:10.1016/j.rmclc.2017.06.011

McKay, A. (2019) *Daughter of Family G,* Knopf Canada amimckay.com/memoir/

Pieters T. (2017) Aldred Scott Warthin's Family 'G': The American Plot Against Cancer and Heredity (1895–1940). In: Petermann H., Harper P., Doetz S. (eds) *History of Human Genetics,* Springer

Nair, V.G. and Krishnaprasad H.V. (2015) Aldred Scott Warthin: Pathologist and teacher par excellence, *Arch Med Health Sci* 5:123–5 doi:10.4103/amhs.amhs_135_16

Lynch, H.T. and Krush, A.J. (1971) Cancer family "G" revisited: 1895 1970, *Cancer* 27: 1505–1511 doi:10.1002/1097-0142

McNeill, L. (2018) The History of Breeding Mice for Science Begins With a Woman in a Barn, *Smithsonian Magazine* (published online 20 March 2018) bit.ly/2QjBRWD

Slye, M. (1922) Biological evidence for the inheritability of cancer in man: studies in the incidence and inheritability of spontaneous tumors in mice: Eighteenth Report, *The Journal of Cancer Research* 7: 107-147 doi:10.1158/ jcr.1922.107

Muhlenkamp, K. (2014) Storm Driven, *UChicago Magazine* bit. ly/2QkhOas

Lockhart-Mummery, P. (1925) Cancer and heredity, *The Lancet* 205: 427–429 doi:10.1016/S0140-6736(00)95996-8

Harris, H., Miller, O.J., Klein, G. et al. (1969) Suppression of malignancy by cell fusion, *Nature* 223: 363–8 doi:10.1038/223363a0

Harris, H. (1966) Review Lecture Hybrid cells from mouse and man: a study in genetic regulation, *Proc. R. Soc. Lond. B* 166: 358-368 doi:10.1098/rspb.1966.0104

Knudson A. G. (1971) Mutation and cancer: statistical study of retinoblastoma, *Proceedings of the National Academy of Sciences USA* 68: 820–823 doi:10.1073/pnas.68.4.820

Friend, S., Bernards, R., Rogelj, S. et al. (1986) A human DNA segment with properties of the gene that predisposes to retinoblastoma and osteosarcoma, *Nature* 323: 643–646 doi:10.1038/323643a0

Solomon, E., Voss, R., Hall, V. et al. (1987) Chromosome 5 allele loss in human colorectal carcinomas, *Nature* 328: 616–619 doi:10.1038/328616a0

Fearon, E.R. and Vogelstein, B. (1990) A genetic model for colorectal tumorigenesis, *Cell* 61: 759–767 doi:10.1016/0092-8674(90)90186-I

Hahn, W., Counter, C., Lundberg, A. et al. (1999) Creation of human tumour cells with defined genetic elements, *Nature* 400: 464–468 doi:10.1038/22780

Land, H., Parada, L. and Weinberg, R. (1983) Tumorigenic conversion of primary embryo fibroblasts requires at least two cooperating oncogenes, *Nature* 304: 596–602 doi:10.1038/304596a0

Bailey, M.H., Tokheim, C., Porta-Pardo, E. et al (2018) Comprehensive characterization of cancer driver genes and mutations, *Cell* 173: 371–385.e18 doi:10.1016/j. cell.2018.02.060

Martincorena, I., Raine, K.M., Gerstung, M., Dawson, K.J., Haase, K. et al. (2017) Universal patterns of selection in cancer and somatic tissues, *Cell* 171: 1029–1041.e21 doi:10.1016/j.cell.2017.09.042

Martincorena, I., Roshan, A., Gerstung, M. et al (2015) Tumor evolution. High burden and pervasive positive selection of somatic mutations in normal human skin, *Science* 348: 880–886 doi:10.1126/science.aaa6806

Moore, M.R., Drinkwater, N.R., Miller, E.C. et al. (1981) Quantitative Analysis of the Time-dependent Development of Glucose-6-phosphatase-deficient Foci in the Livers of Mice Treated Neonatally with Diethylnitrosamine, *Cancer Research* 41: 1585–1593

Genovese, G., Kähler, A.K., Handsaker, R.E. et al (2014) Clonal Hematopoiesis and Blood-Cancer Risk Inferred from Blood DNA

Sequence, *N Engl J Med* 371: 2477–2487 doi:10.1056/ NEJMoa1409405

Murai, K., Skrupskelyte, G., Piedrafita, G. et al (2018) Epidermal tissue adapts to restrain progenitors carrying clonal p53 mutations, *Cell* 23: 687–699.e8 doi:10.1016/j.stem.2018.08.017

Martincorena, I., Fowler, J. C., Wabik, A. et al (2018) Somatic mutant clones colonize the human esophagus with age, *Science* 362: 911–917 doi:10.1126/science.aau3879

Risques, R.A., Kennedy, S.R. (2018) Aging and the rise of somatic cancer-associated mutations in normal tissues, *PLoS Genet* 14: e1007108 doi:10.1371/journal.pgen.1007108

Anglesio, M.S., Papadopoulos, N. Ayhan, A. et al. (2017) Cancer-Associated Mutations in Endometriosis without Cancer, *N Engl J Med* 376: 1835–1848 doi:10.1056/ NEJMoa1614814

García-Nieto, P.E., Morrison, A.J. and Fraser, H.B. (2019) The somatic mutation landscape of the human body, *Genome Biol* 20: 298 doi:10.1186/s13059-019-1919-5

5 好細胞變壞時

Rich, A.R. (2007) On the frequency of occurrence of occult carcinoma of the prostate, *International Journal of Epidemiology* 36: 274–277 doi:10.1093/ije/dym050

Folkman, J., Kalluri, R. (2004) Cancer without disease, *Nature* 427: 787 doi:10.1038/427787a

Martincorena, I., Raine, K.M., Gerstung, M. et al. (2017) Universal patterns of selection in cancer and somatic tissues, *Cell* 171: 1029–1041.e21 doi:

10.1016/j.cell.2017.09.042

Ecker, B.L., Kaur, A., Douglass, S.M. et al. (2019) Age-Related Changes in HAPLN1 Increase Lymphatic Permeability and Affect Routes of Melanoma Metastasis, *Cancer Discov* 9: 82–95 doi:10.1158/2159-8290.CD-18-0168

Kaur, A., Ecker, B.L., Douglass, S.M. et al. (2019) Remodeling of the Collagen Matrix in Aging Skin Promotes Melanoma Metastasis and Affects Immune Cell Motility, *Cancer Discov* 9: 64–81 doi:10.1158/2159-8290.CD-18-0193

Liu, N., Matsumura, H., Kato, T. et al. (2019) Stem cell competition orchestrates skin homeostasis and ageing, *Nature* 568: 344–350 doi:10.1038/s41586-019-1085-7

Pal, S. and Tyler, J.K. (2016) Epigenetics and aging, *Science Advances* 2: e1600584 doi:10.1126/sciadv.1600584

Raj, A., & van Oudenaarden, A. (2008) Nature, nurture, or chance: stochastic gene expression and its consequences, *Cell* 135: 216–226. doi:10.1016/j.cell.2008.09.050

Watson, C.J., Papula, A., Poon, Y.P.G. et al. (2019) The evolutionary dynamics and fitness landscape of clonal haematopoiesis *bioRxiv* 569566 doi:10.1101/569566

The Great Sausage Duel of 1865 (2014). Skulls in the Stars blog (published online 1 November 2014) bit.ly/39CD1nD

Walter, E., & Scott, M. (2017) The life and work of Rudolf Virchow 1821–1902: 'Cell theory, thrombosis and the sausage duel', *Journal of the Intensive Care Society* 18: 234–235 doi:10.1177/1751143716663967

Davillas, A., Benzeval, M., and Kumari, M. (2017). Socio- economic inequalities in C-reactive protein and fibrinogen across the adult age span: Findings from Understanding Society, *Scientific reports* 7: 2641 doi:10.1038/s41598-017-02888-6

Arney, K. (2017) How your blood may predict your future health, *Guardian* (published online 10 October 2017) bit.ly/37AcCoL

Furman, D., Campisi, J., Verdin, E. et al. (2019) Chronic inflammation in the etiology of disease across the life span, *Nat Med* 25: 1822–1832 doi:10.1038/s41591-019-0675-0

Pelosi, A. J. (2019). Personality and fatal diseases: Revisiting a scientific scandal, *Journal of Health Psychology* 24: 421–439 doi:10.1177/1359105318822045

Ana Paula Zen Petisco Fiore, A.P.Z., de Freitas Ribeiro P. and Bruni-Cardoso, A. (2018) Sleeping Beauty and the Microenvironment Enchantment: Microenvironmental Regulation of the Proliferation-Quiescence Decision in Normal Tissues and in Cancer Development, *Front. Cell Dev.* Biol. 6: 59 doi:10.3389/fcell.2018.00059

Balkwill, F. and Mantovani, A. (2001) Inflammation and cancer: back to Virchow? *The Lancet* 357: 539–545 doi:10.1016/ S0140-6736(00)04046-0

Tippimanchai, D.D., Nolan, K., Poczobutt, J. et al. (2018) Adenoviral vectors transduce alveolar macrophages in lung cancer models, *Oncoimmunology* 7: e1438105 doi:10.1080/2 162402X.2018.1438105

Henry, C.J., Sedjo, R.L., Rozhok, A. et al. (2015) Lack of significant association between serum inflammatory cytokine profiles and the presence of colorectal adenoma, *BMC Cancer* 15: 123 doi:10.1186/s12885-015-1115-2

Krall, J.A., Reinhardt, F., Mercury, O.A. et al. (2018) The systemic response to surgery triggers the outgrowth of distant immune-controlled tumors in mouse models of dormancy, *Science* Translational Medicine 10:

eaan3464 doi:10.1126/scitranslmed.aan3464

Marusyk, A., Casás-Selves, M., Henry, C.J. et al. (2009) Irradiation alters selection for oncogenic mutations in hematopoietic progenitors, *Cancer Research* 69: 7262–7269 doi:10.1158/0008-5472.CAN-09-0604

Risques, R.A. and Kennedy, S.R. (2018) Aging and the rise of somatic cancer-associated mutations in normal tissues, *PLoS Genet* 14: e1007108 doi: 10.1371/journal.pgen.1007108

Bissell, M., Hines, W. (2011) Why don't we get more cancer? A proposed role of the microenvironment in restraining cancer progression, *Nat Med* 17: 320–329 doi:10.1038/nm.2328 Maffini, M.V., Soto, A.M., Calabro, J.M. et al. (2004)

The stroma as a crucial target in rat mammary gland carcinogenesis, *Journal of Cell Science* 117: 1495–1502 doi:10.1242/jcs.01000

Rubin, H. (1985) Cancer as a dynamic developmental disorder, *Cancer Res* 45: 2935-2942

Dong, X., Milholland, B. & Vijg, J. (2016) Evidence for a limit to human lifespan, *Nature* 538: 257–259 doi:10.1038/ nature19793

Greaves, M. (2018) A causal mechanism for childhood acute lymphoblastic leukaemia, *Nat Rev Cancer* 18: 471–484 doi:10.1038/s41568-018-0015-6

Wilson, B.T., Douglas, S.F., and Polvikoski, T. (2010) Astrocytoma in a Breast Cancer Lineage: Part of the BRCA2 Phenotype? *Journal of Clinical Oncology* 28: e596-e598 doi:10.1200/jco.2010.28.9173

Wang, L., Ji, Y., Hu, Y. et al. (2019) The architecture of intra- organism mutation rate variation in plants, *PLoS Biol* 17: e3000191 doi:10.1371/ journal.pbio.3000191

Tomasetti, C. and Vogelstein, B. (2015) Variation in cancer risk among tissues can be explained by the number of stem cell divisions, *Science* 347:

78–81 doi: 10.1126/science.1260825

Tomasetti, C., Li, L. and Vogelstein, B. (2017) Stem cell divisions, somatic mutations, cancer etiology, and cancer prevention, *Science* 355: 1330–1334 doi:10.1126/science. aaf9011

Blokzijl, F., de Ligt, J., Jager, M. et al. (2016) Tissue-specific mutation accumulation in human adult stem cells during life, *Nature* 538: 260–264 doi:10.1038/nature19768

Buell, P. (1973) Changing incidence of breast cancer in Japanese-American women, *JNCI: Journal of the National Cancer Institute* 51: 1479–1483 doi:10.1093/jnci/51.5.1479

DCIS Precision website dcisprecision.org

6 自私的怪物

Jamieson A. (2010) Scientists hail 'penicillin moment' in cancer treatment, *Daily Telegraph* (published online 15 September 2010) bit.ly/39F6FJ1

Ledford, H. (2010) Rare victory in fight against melanoma, *Nature* 467: 140–141 doi:10.1038/467140b

Chamberlain G. (2006) British maternal mortality in the 19th and early 20th centuries, *Journal of the Royal Society of Medicine* 99: 559–563 doi:10.1258/jrsm.99.11.559

Yachida, S., Jones, S., Bozic, I. et al. (2010) Distant metastasis occurs late during the genetic evolution of pancreatic cancer, *Nature* 467: 1114–1117 doi:10.1038/nature09515

Tao, Y., Ruan, J., Yeh, S.H. et al. (2011) Rapid growth of a hepatocellular carcinoma and the driving mutations revealed by cell-population genetic analysis of whole-genome data, *Proceedings of the National Academy of Sciences USA* 108: 12042–12047 doi:10.1073/pnas.1108715108

Campbell, P.J., Pleasance, E.D., Stephens, P.J. et al. (2008) Subclonal phylogenetic structures in cancer revealed by ultra-deep sequencing. *Proceedings of the National Academy of Sciences USA* 105: 13081–13086 doi:10.1073/pnas.0801523105

Mullighan, C.G., Phillips, L.A., Su, X. et al. (2008) Genomic analysis of the clonal origins of relapsed acute lymphoblastic leukemia, *Science* 322: 1377–1380 doi:10.1126/science.1164266

Inukai, M., Toyooka, S., Ito, S. et al. (2006) Presence of epidermal growth factor receptor gene T790M mutation as a minor clone in non–small cell lung cancer, *Cancer Research* 66: 7854-7858 doi:10.1158/0008-5472. CAN-06-1951

Navin, N., Kendall, J., Troge, J. et al. (2011) Tumour evolution inferred by single-cell sequencing, *Nature* 472: 90–94 doi:10.1038/nature09807

Gerlinger, M., Rowan, A.J., Horswell, S. et al. (2012) Intratumor heterogeneity and branched evolution revealed by multiregion sequencing, *N Engl J Med* 366: 883–892 doi:10.1056/NEJMoa1113205

Darwin, C. R. (1881) *The Formation of Vegetable Mould, Through the Action of Worms*, John Murray, London, Chapter 1, p26

Lu, Y., Wajapeyee, N., Turker, M.S., and Glazer, P.M. (2014) Silencing of the DNA mismatch repair gene MLH1 induced by hypoxic stress in a pathway dependent on the histone demethylase LSD1, *Cell Reports* 8: 501–513 doi:10.1016/j. celrep.2014.06.035

Ding, L., Ley, T., Larson, D. et al. (2012) Clonal evolution in relapsed acute myeloid leukemia revealed by whole genome sequencing, *Nature* 481: 506–510 doi:10.1038/nature10738

Hunter C., Smith, R., Cahill, D.P. et al. (2006) A hypermutation phenotype and somatic MSH6 mutations in recurrent human malignant gliomas after alkylator chemotherapy, *Cancer Res.* 66: 3987–91 doi: 10.1158/0008-5472. CAN-06-0127

Russo, M., Crisafulli, G., Sogari, A. et al. (2019) Adaptive mutability of colorectal cancers in response to targeted therapies, *Science* 366: 1473–1480 doi:10.1126/science. aav4474

Keats, J.J., Chesi, M., Egan, J.B. et al. (2012) Clonal competition with alternating dominance in multiple myeloma, *Blood* 120: 1067–1076 doi:10.1182/blood-2012-01-405985

Morrissy, A. S., Garzia, L., Shih, D. J. et al. (2016) Divergent clonal selection dominates medulloblastoma at recurrence, *Nature* 529: 351–357 doi:10.1038/nature16478

Nowell, P.C. (1976) The clonal evolution of tumor cell populations, *Science* 194: 23–28 doi:10.1126/science.959840

Aktipis, C.A., Kwan, V.S.Y., Johnson, K.A. et al. (2011) Overlooking evolution: a systematic analysis of cancer relapse and therapeutic resistance research, *PLoS ONE* 6: e26100 doi:10.1371/journal. pone.0026100

Smith, M.P. and Harper, D.A.T. (2013) Causes of the Cambrian Explosion, *Science* 341: 1355–1356 doi:10.1126/ science.1239450

Notta, F., Chan-Seng-Yue, M., Lemire, M. et al. (2016) A renewed model of pancreatic cancer evolution based on genomic rearrangement patterns, *Nature* 538: 378–382 doi:10.1038/nature19823

Chen, G., Bradford, W.D., Seidel, C.W. and Li, R. (2012) Hsp90 stress potentiates rapid cellular adaptation through induction of aneuploidy, *Nature* 482: 246–250 doi:10.1038/nature10795

Potapova, T. A., Zhu, J. and Li, R. (2013). Aneuploidy and chromosomal instability: a vicious cycle driving cellular evolution and cancer genome chaos, *Cancer Metastasis Reviews* 32: 377–389 doi:10.1007/s10555-013-9436-6

Chen, G., Rubinstein, B. and Li, R. (2012). Whole chromosome aneuploidy: big mutations drive adaptation by phenotypic leap, *BioEssays* 34: 893–900 doi:10.1002/bies.201200069

Baker, D., Jeganathan, K., Cameron, J. et al. (2004) BubR1 insufficiency causes early onset of aging-associated phenotypes and infertility in mice, *Nat Genet* 36: 744–749 doi:10.1038/ng1382

Baker, D.J., Dawlaty, M.M., Wijshake, T. et al. (2013) Increased expression of BubR1 protects against aneuploidy and cancer and extends healthy lifespan, *Nature Cell Biology* 15: 96–102 doi:10.1038/ncb2643

Sackton, K., Dimova, N., Zeng, X. et al. (2014) Synergistic blockade of mitotic exit by two chemical inhibitors of the APC/C, *Nature* 514: 646–649 doi:10.1038/nature13660

Martincorena, I. and Campbell, P.J. (2015) Somatic mutation in cancer and normal cells, *Science* 349: 1483–1489 doi:10.1126/science.aab4082

Stephens, P. J., Greenman, C. D., Fu, B. et al. (2011) Massive genomic rearrangement acquired in a single catastrophic event during cancer development, *Cell* 144: 27–40 doi:10.1016/j.cell.2010.11.055

Wu, S., Turner, K.M., Nguyen, N. et al. (2019) Circular ecDNA promotes accessible chromatin and high oncogene expression, *Nature* 575: 699–703 doi:10.1038/ s41586-019-1763-5

Garsed, D.W., Marshall, O.J., Corbin, V.D.A. et al. (2014) The architecture and evolution of cancer neochromosomes, *Cancer Cell* 26: 653-667 doi:10.1016/j.ccell.2014.09.010

Sheltzer, J.M., Ko, J.H., Replogle, J.M. et al. (2017) Single-chromosome gains commonly function as tumor suppressors, *Cancer Cell* 31: 240–255 doi:10.1016/j. ccell.2016.12.004

Relationship between incorrect chromosome number and cancer is reassessed after surprising experiments (2017). Cold Spring Harbor Laboratory website (published online 12 January 2017) bit.ly/2ZZwAXy

Thompson, S.L. and Compton, D.A. (2011) Chromosomes and cancer cells, *Chromosome Research* 19: 433–444 doi:10.1007/s10577-010-9179-y

IJdo, J.W., Baldini, A., Ward, D.C. et al. (1991) Origin of human chromosome 2: an ancestral telomere-telomere fusion, *Proceedings of the National Academy of Sciences USA* 88: 9051-9055 doi:10.1073/ pnas.88.20.9051

Van Valen, L.M. and Maiorana, V.C. (1991). HeLa, a new microbial species, *Evolutionary Theory & Review* 10: 71–74

Adey, A., Burton, J., Kitzman, J. et al. (2013) The haplotype- resolved genome and epigenome of the aneuploid HeLa cancer cell line, *Nature* 500: 207–211 doi:10.1038/ nature12064

Landry, J.J., Pyl, P.T., Rausch, T. et al. (2013) The genomic and transcriptomic landscape of a HeLa cell line, *G3* 3: 1213–1224 doi:10.1534/g3.113.005777

Nelson-Rees, W.A., Daniels, D.W. and Flandermeyer, R.R. (1981) Cross-contamination of cells in culture, *Science* 212: 446–452 doi:10.1126/ science.6451928

Oransky, I. and Marcus, A. (2016) Thousands of studies used the wrong cells, and journals are doing nothing, *STAT* (published online 21 July 2016) bit. ly/39GMNVR

Neimark, J. (2015) Line of attack, *Science* 347: 938-940 doi:10.1126/

science.347.6225.938

Masters, J. (2002) HeLa cells 50 years on: the good, the bad and the ugly, *Nat Rev Cancer* 2: 315–319 doi:10.1038/nrc775

Hanahan, D. and Weinberg, R.A. (2000) The hallmarks of cancer, *Cell* 100:57–70 doi:10.1016/s0092-8674(00)81683-9

Hanahan, D. and Weinberg, R. (2011) Hallmarks of cancer: the next generation, *Cell* 144:646–674 doi:10.1016/j. cell.2011.02.013

Freeman, S. (2008) How dictators work, *How Stuff Works* (published online 2 April 2008) bit.ly/2tsgmKn

Wong, K., van der Weyden, L., Schott, C.R. et al. (2019) Cross- species genomic landscape comparison of human mucosal melanoma with canine oral and equine melanoma, *Nature* Communications 10: 353 doi:10.1038/s41467-018-08081-1

Swanton, C. (2015) Cancer evolution constrained by mutation order, *N Engl J Med* 372: 661–663 doi:10.1056/ NEJMe1414288

7 探索癌症星球

Rosenthal, R., Cadieux, E.L., Salgado, R. et al. (2019) Neoantigen-directed immune escape in lung cancer evolution, *Nature* 567: 479–485 doi:10.1038/s41586-019-1032-7

Coudray, N., Ocampo, P.S., Sakellaropoulos, T. et al. (2018) Classification and mutation prediction from non–small cell lung cancer histopathology images using deep learning, *Nat Med* 24: 1559–1567 doi:10.1038/s41591-018-0177-5

Warburg, O. (1956) On the origin of cancer cells, *Science* 123: 309–314 doi:10.1126/science.123.3191.309

Dvorak, H.F. (1986) Tumors: wounds that do not heal, *N Engl J Med* 315: 1650-1659 doi:10.1056/NEJM198612253152606

Kortlever, R.M., Sodir, N.M., Wilson, C.H. et al. (2017) Myc cooperates with ras by programming inflammation and immune suppression, *Cell* 171: 1301–1315.e14 doi:10.1016/j. cell.2017.11.013

Sambon, L. W. (1924) The elucidation of cancer, *Proceedings of the Royal Society of Medicine* 17: 77–124 doi:10.1177/003591572401701607

Folkman, J. (1971) Tumor angiogenesis: therapeutic implications, *N Engl J Med* 285: 1182–1186 doi:10.1056/ NEJM197111182852108

Folkman, J., Merler, E., Abernathy, C. and Williams, G. (1971) Isolation of a tumor factor responsible for angiogenesis, *The Journal of Experimental Medicine* 133: 275–288 doi:10.1084/jem.133.2.275

Kolata, G. (1998) HOPE IN THE LAB: A special report. A cautious awe greets drugs that eradicate tumors in mice, *New York Times* (published 3 May 1998) nyti.ms/36p1FWQ

Maniotis, A. J., Folberg, R., Hess, A. et al. (1999) Vascular channel formation by human melanoma cells in vivo and in vitro: vasculogenic mimicry, *The American Journal of Pathology* 155: 739–752 doi:10.1016/S0002-9440(10)65173-5

Wagenblast, E., Soto, M., Gutiérrez-Ángel, S. et al. (2015) A model of breast cancer heterogeneity reveals vascular mimicry as a driver of metastasis, *Nature* 520: 358–362 doi:10.1038/nature14403

Cleary, A.S., Leonard, T.L., Gestl, S.A. and Gunther, E.J. (2014) Tumour cell heterogeneity maintained by cooperating subclones in Wnt-driven mammary cancers, *Nature* 508: 113–117 doi:10.1038/nature13187

Marusyk, A., Tabassum, D., Altrock, P. et al. (2014) Non-cell- autonomous driving of tumour growth supports sub-clonal heterogeneity, *Nature* 514: 54–58 doi:10.1038/nature13556

Laelaps (2015) When monkeys surfed to South America, *National Geographic* (published online 5 February 2015) on.natgeo.com/2SVckVe

Bond, M., Tejedor, M., Campbell, K. et al. (2015) Eocene primates of South America and the African origins of New World monkeys, *Nature* 520: 538–541 doi:10.1038/ nature14120

Freeman, M. D., Gopman, J. M., & Salzberg, C. A. (2018) The evolution of mastectomy surgical technique: from mutilation to medicine, *Gland Surgery* 7: 308–315 doi:10.21037/gs.2017.09.07

Fidler I.J. and Poste, G. (2008) The "seed and soil" hypothesis revisited, *The Lancet Oncology* 9: 808 doi: 10.1016/S1470-2045(08)70201-8

Reinshagen, C., Bhere, D., Choi, S.H. et al.(2018) CRISPR- enhanced engineering of therapy-sensitive cancer cells for self-targeting of primary and metastatic tumors, *Science Translational Medicine* 10: eaao3240 doi:10.1126/ scitranslmed.aao3240

Peinado, H., Zhang, H., Matei, I. et al. (2017) Pre-metastatic niches: organ-specific homes for metastases, *Nat Rev Cancer* 17: 302–317 doi:10.1038/ nrc.2017.6

Kaplan, R. N., Riba, R. D., Zacharoulis, S. et al. (2005) VEGFR1-positive haematopoietic bone marrow progenitors initiate the pre-metastatic niche, *Nature* 438: 820–827 doi:10.1038/nature04186

Albrengues, J., Shields, M. A., Ng, D. et al. (2018) Neutrophil extracellular traps produced during inflammation awaken dormant cancer cells in mice, *Science* 361: eaao4227 doi:10.1126/science.aao4227

Sanz-Moreno, V. and Balkwill, F.R. (2009) Mets and NETs: the awakening force, *Immunity* 49: 798-800 doi:10.1016/j. immuni.2018.11.009

Ridker, P.M., Everett, B.M., Thuren, T. et al. (2017) Anti- inflammatory therapy with canakinumab for atherosclerotic disease, *N Engl J Med* 377: 1119-1131 doi:10.1056/ NEJMoa1707914

Oswald, L., Grosser, S., Smith, D. M. and Käs, J. A. (2017) Jamming transitions in cancer, *Journal of Physics D* 50: 483001 doi:10.1088/1361-6463/aa8e83

Fojo, T. (2018) Desperation oncology, *Seminars in Oncology* 45: 105–106 doi:10.1053/j.seminoncol.2018.08.001

Kaiser, J. (2019) New drugs that unleash the immune system on cancers may backfire, fueling tumor growth, *Science* (published online 28 March 2019) doi:10.1126/science. aax5021

Champiat, S., Dercle, L., Ammari, S. et al.(2017) Hyperprogressive disease is a new pattern of progression in cancer patients treated by anti-PD-1/PD-L1, *Clin Cancer Res* 23: 1920–1928 doi:10.1158/1078-0432.CCR-16-1741

Obradovi , M.M.S., Hamelin, B., Manevski, N. et al. (2019) Glucocorticoids promote breast cancer metastasis, *Nature* 567: 540–544 doi:10.1038/ s41586-019-1019-4

Greaves, M. (2018) A causal mechanism for childhood acute lymphoblastic leukaemia, *Nat Rev Cancer* 18: 471–484 doi:10.1038/s41568-018-0015-6

Gopalakrishnan, V., Helmink, B. A., Spencer, C. N. et al. (2018). The influence of the gut microbiome on cancer, immunity, and cancer immunotherapy, *Cancer Cell* 33: 570–580 doi:10.1016/j.ccell.2018.03.015

Alexander, J., Wilson, I., Teare, J. et al. (2017) Gut microbiota modulation of chemotherapy efficacy and toxicity, *Nat Rev Gastroenterol Hepatol* 14: 356–365 doi:10.1038/ nrgastro.2017.20

Richards, S.E. (2019) How the microbiome could be the key to new cancer treatments, *Smithsonian Magazine* (published online 8 March 2019) bit.

ly/37GFLii
Gharaibeh, R.Z. and Jobin, C. (2019) Microbiota and cancer immunotherapy: in search of microbial signals, *Gut* 68:385–388 doi:10.1136/gutjnl-2018-317220
Zheng, Y., Wang, T., Tu, X. et al. (2019) Gut microbiome affects the response to anti-PD-1 immunotherapy in patients with hepatocellular carcinoma, *J. Immunotherapy Cancer* 7: 193 doi:10.1186/s40425-019-0650-9
Dambuza, I.M. and Brown, G.D. (2019) Fungi accelerate pancreatic cancer, *Nature* 574: 184–185 doi:10.1038/ d41586-019-02892-y
Aykut, B., Pushalkar, S., Chen, R. et al. (2019) The fungal mycobiome promotes pancreatic oncogenesis via activation of MBL, *Nature* 574: 264–267 doi:10.1038/ s41586-019-1608-2
Saus, E. Iraola-Guzmán, S., Willis, J.R. et al. (2019) Microbiome and colorectal cancer: Roles in carcinogenesis and clinical potential, *Molecular Aspects of Medicine* 69: 93-106 doi:10.1016/j.mam.2019.05.001
Rubinstein, M.R., Baik, J.E., Lagana, S.M. et al. (2019) Fusobacterium nucleatum promotes colorectal cancer by inducing Wnt/ catenin modulator Annexin A1, *EMBO Rep* 20: e47638 doi:10.15252/embr.201847638
Orritt, R. (2016) Why has science seemingly changed its mind on night shifts and breast cancer? Cancer Research UK Science blog (published online 14 October 2016) bit. ly/2umMUpx
Yang, Y., Adebali, O., Wu, G. et al. (2018) Cisplatin-DNA adduct repair of transcribed genes is controlled by two circadian programs in mouse tissues, *Proceedings of the National Academy of Sciences USA* 115: E4777-E4785 doi:10.1073/pnas.1804493115
Guevara-Aguirre, J., Balasubramanian, P., Guevara-Aguirre, M. et al. (2011) Growth hormone receptor deficiency is associated with a major reduction in pro-aging signaling, cancer, and diabetes in humans, *Science*

Translational Medicine 70: 70ra13 doi:10.1126/scitranslmed.3001845

Bowes, P. (2016) The experimental diet that mimics a rare genetic mutation, *Mosaic* (published online 11 April 2016) bit.ly/2QODuuh

Cornaro, A. translated by Fudemoto, H. (2014) *Writings on the Sober Life: The Art and Grace of Living Long*, University of Toronto Press, p22

8 怪者生存

Noveski, P., Madjunkova, S., Sukarova Stefanovska, E. et al. (2016). Loss of Y chromosome in peripheral blood of colorectal and prostate cancer patients, *PloS ONE* 11: e0146264 doi:10.1371/journal.pone.0146264

Dumanski, J.P., Rasi, C., Lönn, M. et al. (2015) Smoking is associated with mosaic loss of chromosome Y, *Science* 347: 81–83 doi:10.1126/science.1262092

Yang, W., Warrington, N.M., Taylor, S.J. et al. (2019) Sex differences in GBM revealed by analysis of patient imaging, transcriptome, and survival data, *Science Translational Medicine* 11: eaao5253 doi:10.1126/scitranslmed.aao5253

Venkatesh, H., Morishita, W., Geraghty, A. et al. (2018) Excitatory synapses between presynaptic neurons and postsynaptic glioma cells promote glioma progression, *Neuro-Oncology* 20: vi257–vi258 doi:10.1093/neuonc/noy148.1069

Gillespie, S. and Monje, M. (2018) An active role for neurons in glioma progression: making sense of Scherer's structures, *Neuro-Oncology* 20: 1292–1299 doi:10.1093/neuonc/noy083

Gast, C.E., Silk, A.D., Zarour, L. et al. (2018) Cell fusion potentiates tumor heterogeneity and reveals circulating hybrid cells that correlate with stage and survival, *Science Advances* 4: eaat7828 doi:10.1126/sciadv.aat7828

Carter A. (2008) Cell fusion theory: can it explain what triggers metastasis? *J Natl Cancer Inst.* 100: 1279–81 doi:10.1093/ jnci/djn336

Lin, K., Torga, G., Sun, Y. et al. (2019) The role of heterogeneous environment and docetaxel gradient in the emergence of polyploid, mesenchymal and resistant prostate cancer cells, *Clin Exp Metastasis* 36: 97–108 doi:10.1007/ s10585-019-09958-1

Lu, X. and Kang, Y. (2009) Cell fusion as a hidden force in tumor progression, *Cancer Research* 69: 8536–8539 doi:10.1158/0008-5472.CAN-09-2159

Moore, A. (2012), Cancer: Escape route from a "doomed" host? *Bioessays* 34: 2-2 doi:10.1002/bies.201190072

Clarification of Cancer-Cell Transmission in Tasmania Devil Facial Tumor Disease (2012). Prince Hitachi Prize for Comparative Oncology website bit.ly/2FoF9Bu

Pearse, A., Swift, K. (2006) Transmission of devil facial-tumour disease, *Nature* 439: 549 doi:10.1038/439549a

Siddle, H.V., Kreiss, A., Eldridge, M.D. et al. (2007) Transmission of a fatal clonal tumor by biting occurs due to depleted MHC diversity in a threatened carnivorous marsupial, *Proceedings of the National Academy of Sciences USA* 104: 16221–16226 doi:10.1073/pnas.0704580104

Murchison, E.P., Tovar, C., Hsu, A. et al. (2010) The Tasmanian devil transcriptome reveals Schwann cell origins of a clonally transmissible cancer, *Science* 327: 84–87 doi:10.1126/science.1180616

Murchison, E.P., Schulz-Trieglaff, O.B., Ning, Z. et al. (2012) Genome sequencing and analysis of the Tasmanian devil and its transmissible cancer, *Cell* 148: 780–791 doi:10.1016/j. cell.2011.11.065

Pye, R.J., Pemberton, D., Tovar, C. et al. (2016) A second transmissible cancer in Tasmanian devils, *Proceedings of the National Academy of Sciences USA* 113: 374–379 doi:10.1073/pnas.1519691113

Caldwell, A., Coleby, R., Tovar, C. et al. (2018) The newly-arisen Devil facial tumour disease 2 (DFT2) reveals a mechanism for the emergence of a contagious cancer, *eLife* 7: e35314 doi:10.7554/eLife.35314

Timmins, B. (2019) Tasmanian devils 'adapting to coexist with cancer', *BBC News Online* (published online 30 March 2019) bbc.in/39GZsbl

Wells, K., Hamede, R.K., Jones, M.E. (2019) Individual and temporal variation in pathogen load predicts long term impacts of an emerging infectious disease, *Ecology* 100: e02613 doi:10.1002/ecy.2613

Karlson, A.G. and Mann, F.C. (1952) The transmissible venereal tumor of dogs: observations on forty generations of experimental transfers, *Ann N Y Acad Sci.* 54: 1197–213 doi:10.1111/j.1749-6632.1952.tb39989.x

Das, U. & Das, A.K. (2000) Review of canine transmissible venereal sarcoma, *Vet Res Commun* 24: 545 doi:10.1023/A:1006491918910

Murgia, C., Pritchard, J. K., Kim, S. Y. et al. (2006) Clonal origin and evolution of a transmissible cancer, *Cell* 126: 477–487 doi:10.1016/j.cell.2006.05.051

Murchison, E.P., Wedge, D.C., Alexandrov, L.B. et al. (2014) Transmissible dog cancer genome reveals the origin and history of an ancient cell lineage, *Science* 343: 437–440 doi:10.1126/science.1247167

Parker, H.G., & Ostrander, E.A. (2014) Hiding in plain view – an ancient dog in the modern world, *Science* 343: 376–378 doi:10.1126/science.1248812

Cranage, A. (2018) Chernobyl: Chasing a 'catching' cancer. Wellcome Sanger Institute blog (published online 7 December 2018) bit.ly/2T5sg7N

Metzger, M. J., Reinisch, C., Sherry, J. and Goff, S. P. (2015) Horizontal transmission of clonal cancer cells causes leukemia in soft-shell clams, *Cell* 161: 255–263 doi:10.1016/j. cell.2015.02.042

Metzger, M., Villalba, A., Carballal, M. et al. (2016) Widespread transmission of independent cancer lineages within multiple bivalve species, *Nature* 534: 705–709 doi:10.1038/nature18599

Yonemitsu, M.A., Giersch, R.M., Polo-Prieto, M. et al. (2019) A single clonal lineage of transmissible cancer identified in two marine mussel species in South America and Europe, *eLife* 8: e47788 doi:10.7554/eLife.47788

Greaves, M.F., Maia, A.T., Wiemels, J.L. and Ford, A.M. (2003) Leukemia in twins: lessons in natural history, *Blood* 102: 2321–2333 doi:10.1182/ blood-2002-12-3817

Greaves, M. and Hughes, W. (2018) Cancer cell transmission via the placenta, *Evolution, Medicine, and Public Health* 1: 106–115 doi:10.1093/ emph/eoy011

Desai, R., Collett, D., Watson, C.J.E. et al. (2014) Estimated risk of cancer transmission from organ donor to graft recipient in a national transplantation registry, *Br J Surg* 101: 768-774 doi:10.1002/bjs.9460

Matser, YAH, Terpstra, ML, Nadalin, S, et al. (2018) Transmission of breast cancer by a single multiorgan donor to 4 transplant recipients, *Am J Transplant* 18: 1810–1814 doi:10.1111/ajt.14766

Gärtner, H-V., Seidl, C., Luckenbach, C. et al. (1996) Genetic analysis of a sarcoma accidentally transplanted from a patient to a surgeon, *N Engl J Med* 335: 1494–1497 doi:10.1056/NEJM199611143352004

Gugel, E.A. and Sanders, M.E. (1986) Needle-stick transmission of human colonic adenocarcinoma, *N Engl J Med* 315: 1487 doi:10.1056/ NEJM198612043152314

Hornblum, A.M. (2013) NYC's forgotten cancer scandal, *New York Post* (published online 28 December 2013) bit. ly/2SSOp8X

Hornblum, A.M. (1997) They were cheap and available: prisoners as research subjects in twentieth century America, *BMJ* 315: 1437 doi:10.1136/bmj.315.7120.1437

Southam, C.M. and Moore, A.E. (1958) Induced immunity to cancer cell homografts in man, *Annals of the New York Academy of Sciences* 73: 635–653 doi:10.1111/j.1749-6632.1959.tb40840.x

Osmundsen, J.A. (1964) Many scientific experts condemn ethics of cancer injection, *New York Times* (published 26 January 1964) nyti.ms/2MYhaxo

Scanlon, E.F., Hawkins, R.A., Fox, W.W. and Smith, W.S. (1965) Fatal homotransplanted melanoma, *Cancer* 18:782–9 doi:10.1002/1097-0142

Muehlenbachs, A., Bhatnagar, J., Agudelo, C.A. et al. (2015) Malignant transformation of *Hymenolepis nana* in a human host, *N Engl J Med* 373: 1845-1852 doi:10.1056/ NEJMoa1505892

Fabrizio, A.M. (1965) An induced transmissible sarcoma in hamsters: eleven-year observation through 288 passages, *Cancer Research* 25: 107–117

Banfield, W.G., Woke, P.A., Mackay, C.M., and Cooper, H.L. (1965) Mosquito transmission of a reticulum cell sarcoma of hamsters, *Science* 148: 1239–1240 doi:10.1126/ science.148.3674.1239

9 無用的藥物

Marquart, J., Chen, E.Y. and Prasad V. (2018) Estimation of the percentage of US patients with cancer who benefit from genome-driven oncology, *JAMA Oncol.* 4: 1093–1098 doi:10.1001/jamaoncol.2018.1660

Abola, M.V., Prasad, V. (2016) The use of superlatives in cancer research, *JAMA Oncol.* 2: 139–141 doi:10.1001/ jamaoncol.2015.3931

Kuderer, N. M., Burton, K. A., Blau, S. et al. (2017) Comparison of 2 commercially available next-generation sequencing platforms in oncology, *JAMA Oncology* 3: 996–998 doi:10.1001/jamaoncol.2016.4983

Prahallad, A., Sun, C., Huang, S. et al. (2012) Unresponsiveness of colon cancer to BRAF(V600E) inhibition through feedback activation of EGFR, *Nature* 483: 100–103 doi:10.1038/nature10868

Prasad V. (2017) Overestimating the benefit of cancer drugs, *JAMA Oncol.* 3: 1737–1738 doi: 10.1001/jamaoncol.2017.0107

Salas-Vega, S., Iliopoulos, O. and Mossialos, E. (2017) Assessment of overall survival, quality of life, and safety benefits associated with new cancer medicines, *JAMA Oncol.* 3: 382–390 doi:10.1001/jamaoncol.2016.4166

Fojo, T., Mailankody, S. and Lo, A. (2014) Unintended consequences of expensive cancer therapeutics—the pursuit of marginal indications and a Me-Too mentality that stifles innovation and creativity: The John Conley Lecture, *JAMA Otolaryngol Head Neck Surg*. 140:1225–1236 doi:10.1001/ jamaoto.2014.1570

Lomangino, K. (2017) 'Not statistically significant but clinically meaningful': A researcher calls 'BS' on cancer drug spin, *Health News Review* (published online 24 March 2017) bit. ly/35riDTq

Oyedele, A. (2014) 19 of the Most Expensive Substances In the World, *Business Insider* (published online 22 September 2014) bit.ly/36kqx1W

Kim, C. and Prasad, V. (2015) Cancer drugs approved on the basis of a surrogate end point and subsequent overall survival: an analysis of 5 years of US Food and Drug Administration approvals, *JAMA Intern Med.* 175: 1992–4 doi:10.1001/jamainternmed.2015.5868

Prasad, V., McCabe, C. and Mailankody, S. (2018) Low-value approvals and high prices might incentivize ineffective drug development, *Nat Rev Clin Oncol* 15: 399–400 doi:10.1038/ s41571-018-0030-2

Prasad, V. and Mailankody, S. (2017) Research and development spending to bring a single cancer drug to market and revenues after approval, *JAMA Intern Med.* 177: 1569–1575 doi:10.1001/jamainternmed.2017.3601

Prasad, V. (2016) Perspective: The precision-oncology illusion, *Nature* 537: S63 doi:10.1038/537S63a

Perelson, A.S., Neumann, A.U., Markowitz, M. et al (1996) HIV-1 dynamics in vivo: virion clearance rate, infected cell life-span, and viral generation time, *Science* 271: 1582–6 doi:10.1126/science.271.5255.1582

The Antiretroviral Therapy Cohort Collaboration (2017) Survival of HIV-positive patients starting antiretroviral therapy between 1996 and 2013: a collaborative analysis of cohort studies, *The Lancet HIV* 4: PE349-E356 doi:10.1016/ S2352-3018(17)30066-8

Clarke, P.A., Roe, T., Swabey, K. et al. (2019) Dissecting mechanisms of resistance to targeted drug combination therapy in human colorectal cancer, *Oncogene* 38: 5076– 5090 doi:10.1038/s41388-019-0780-z

Behan, F.M., Iorio, F., Picco, G. et al. (2019) Prioritization of cancer therapeutic targets using CRISPR–Cas9 screens, *Nature* 568: 511–516 doi:10.1038/s41586-019-1103-9

Momen, S., Fassihi, H., Davies, H.R. et al. (2019) Dramatic response of metastatic cutaneous angiosarcoma to an immune checkpoint inhibitor in a patient with xeroderma pigmentosum: whole-genome sequencing aids treatment decision in end-stage disease, *Cold Spring Harb Mol Case Stud* 5: a004408 doi:10.1101/mcs.a004408

10 細胞株遊戲

Markus, C. and McFeely, S. (2018) *Avengers: Infinity War*, dir. Russo, A. and Russo, J. Marvel Studios

Enriquez-Navas, P.M., Wojtkowiak, J.W. and Gatenby, R.A. (2015) Application of evolutionary principles to cancer therapy, *Cancer Res.* 75: 4675–80 doi:10.1158/0008-5472. CAN-15-1337

Enriquez-Navas, P.M., Kam, Y., Das, T. et al. (2016) Exploiting evolutionary principles to prolong tumor control in preclinical models of breast cancer, *Science Translational Medicine* 8: 327ra24 doi:10.1126/scitranslmed. aad7842

Wang, L. & Bernards, R. (2018) Taking advantage of drug resistance, a new approach in the war on cancer, *Front. Med.* 12: 490 doi:10.1007/s11684-018-0647-7

Gatenby, R.A., Silva, A.S., Gillies, R.J. and Frieden, B.R. (2009) Adaptive therapy, *Cancer Res.* 69: 4894–903 doi:10.1158/0008-5472.CAN-08-3658

Zhang, J., Cunningham, J.J., Brown, J.S., and Gatenby, R.A. (2017) Integrating evolutionary dynamics into treatment of metastatic castrate-resistant prostate cancer, *Nat Commun.* 8: 1816 doi:10.1038/s41467-017-01968-5

Khan, K.H., Cunningham, D., Werner, B. et al. (2018) Longitudinal liquid biopsy and mathematical modeling of clonal evolution forecast time to treatment failure in the PROSPECT-C Phase II colorectal cancer clinical trial, *Cancer Discov*. 8:1270-1285 doi:10.1158/2159-8290. CD-17-0891

Luo, H., Zhao, Q., Wei, W. et al (2020) Circulating tumor DNA methylation profiles enable early diagnosis, prognosis prediction, and screening for colorectal cancer, *Science Translational Medicine* 12: eaax7533 doi: 10.1126/ scitranslmed.aax7533

Kam, Y., Das, T., Tian, H. et al. (2015) Sweat but no gain: inhibiting proliferation of multidrug resistant cancer cells with 'ersatzdroges', *International Journal of Cancer* 136: E188–E196 doi:10.1002/ijc.29158

Merlo, L.M.F., Pepper, J.W., Reid, B.J. and Maley, C.C. (2006) Cancer as an evolutionary and ecological process, *Nat. Rev. Cancer* 6: 924–935 doi:10.1038/nrc2013

Gatenby, R.A., Brown, J. and Vincent, T. (2009) Lessons from applied ecology: cancer control using an evolutionary double bind, *Cancer Res* 69: 7499–7502 doi:10.1158/0008- 5472.CAN-09-1354

Merlo, L.M., Kosoff, R.E., Gardiner, K.L. and Maley C.C. (2011) An in vitro co-culture model of esophageal cells identifies ascorbic acid as a modulator of cell competition. *BMC Cancer* 11: 461 doi:10.1186/1471-2407-11-461

Maley, C.C., Reid, B.J. and Forrest S. (2004) Cancer prevention strategies that address the evolutionary dynamics of neoplastic cells: simulating benign cell boosters and selection for chemosensitivity, *Cancer Epidemiol Biomarkers Prev* 13: 1375–84

Gatenby, R. and Brown, J.S. (2019) Eradicating metastatic cancer and the evolutionary dynamics of extinction, *Preprints* doi:10.20944/preprints201902.0011.v1

Gatenby, R.A., Artzy-Randrup, Y., Epstein, T. et al. (2019) Eradicating metastatic cancer and the eco-evolutionary dynamics of Anthropocene extinctions, *Cancer Research* doi:10.1158/0008-5472.CAN-19-1941

Heisman, R. (2016) The sad story of Booming Ben, last of the heath hens, *JSTOR Daily* (published online 2 March 2016) bit.ly/35mKZhx

Sta ková, K., Brown, J.S., Dalton, W.S. and Gatenby, R.A. (2019) Optimizing cancer treatment using game theory: a review, *JAMA Oncol* 5:96–103 doi:10.1001/ jamaoncol.2018.3395

Rosenheim J. A. (2018). Short- and long-term evolution in our arms race with cancer: why the war on cancer is winnable, *Evolutionary Applications* 11(6), 845–852 doi:10.1111/ eva.12612

Repurposing Drugs in Oncology (Re-DO) redoproject.org

11 遊戲結束

Baker, S. G., Cappuccio, A., & Potter, J. D. (2010). Research on early-stage carcinogenesis: are we approaching paradigm instability? *Journal of Clinical Oncology* 28: 3215–3218 doi:10.1200/JCO.2010.28.5460

Maley, C., Aktipis, A., Graham, T. et al. (2017) Classifying the evolutionary and ecological features of neoplasms, *Nat Rev Cancer* 17: 605–619 doi:10.1038/nrc.2017.69

Helmneh, M. Sineshaw, H.M, Jemal, A., Ng, K. et al. (2019) Treatment patterns among de novo metastatic cancer patients who died within 1 month of diagnosis, *JNCI Cancer Spectrum* 3: pkz021 doi:10.1093/jncics/ pkz021

Ambroggi, M., Biasini, C., Toscani, I. et al. (2018). Can early palliative care with anticancer treatment improve overall survival and patient-related outcomes in advanced lung cancer patients? A review of the literature, *Supportive Care in Cancer* 26: 2945–2953 doi:10.1007/s00520-018-4184-3

Weeks, J.C., Catalano, P.J., Cronin, A. et al (2012) Patients' expectations about effects of chemotherapy for advanced cancer, *N Engl J Med 367*: 1616–1625 doi:10.1056/ NEJMoa1204410

Dobzhansky, T. (1973) Nothing in biology makes sense except in the light of

evolution, *The American Biology Teacher* 35: 125–129 doi:10.2307/4444260
Berenblum, I. (1974) Carcinogenesis as a biological problem. *Frontiers of Biology,* 34, Chapter 5.6, p317
McCarthy, M. (2006) New science inspires FDA commissioner Andrew von Eschenbach, *The Lancet* 367: 1649 doi:10.1016/ S0140-6736(06)68718-7
Fight On, *The Times* (published online 30 August 2014) bit. ly/37tgEiw